JN373336

수술 없이 통증 잡는 법

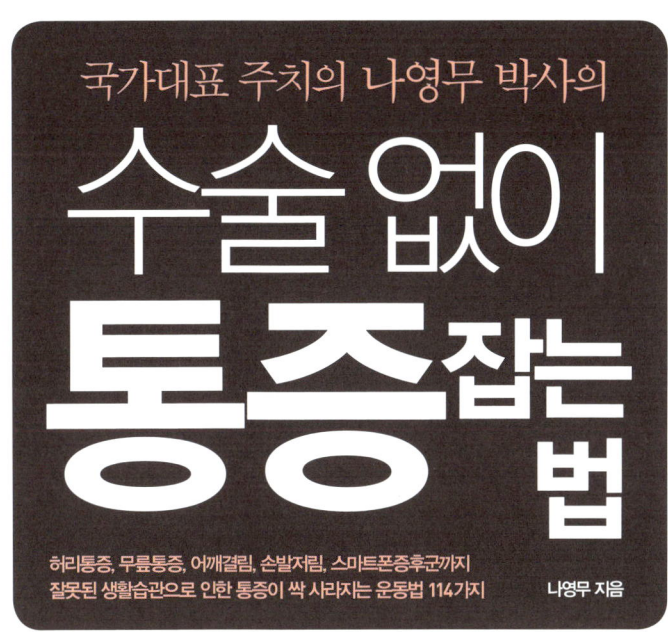

서문

통증,
내 몸이 아프다는
신호이다

인간이면 한번쯤 겪게 되는 통증은 두 개의 얼굴을 지녔다. 우선 우리 몸을 고통스럽게 하는 괴로운 존재이다. 통증으로 인해 몸의 움직임이 줄어들고, 심한 경우에는 사회적인 활동도 제한될 수 있다. 오랫동안 아프다 보면 마음도 힘들어진다. 심한 경우 우울증도 생긴다. 성격이 예민해지기도 하고 통증에 대해 겁도 난다.

하지만 좋은 점도 있다. 통증을 느낌으로써 몸이 병들어가는 것을 막을 수 있기 때문이다. 따라서 통증이 발생할 때 이를 무시하지 말고 적극적으로 해결한다면 더 큰 병을 막아 건강하고 행복하게 살 수 있을 것이다.

통증은 신체의 조직이 상하거나 병들어서 발생한다. 특히 신경근육골격계, 즉 뼈, 인대, 힘줄, 관절, 연골, 근육, 신경 등에서 생기는 통증들은 대부분 만성적이라 문제다. 예를 들어 갑자기 무릎을 계단에 부딪쳐 멍이 들어 통증을 느끼면 바로 관리를 한다. 하지만 서서히 발생하는 만성적인 통증은 무시하게 된다. 무시된 통증은 처음엔 1 정도의 약한 통증이다가 점점 심해져 나중엔 10 정도의 큰 통증으로 이어진다. 마치 기온이 하루에 1도씩 떨어질 때는 몸이 적응해서 잘 모르다가 어느덧 10도까지 떨어져야 느끼게 되는 것과 같은 이치이다. 조직이 병들어가고 있는 이때 조그마한 충격이 가해지면 몸이 갑자기 무너진다. 마치 군인이 전선을 사력을 다해 사수하다가 한 곳이 뚫리면 전선이 완전히 붕괴되는 것과 같다. 필자는 진료실에서 수많은 환자를 치료하면서 이 같은 경우를 숱하게 보아왔다.

현대인들은 오랜 시간 앉아서 컴퓨터를 하고, 장시간 운전을 하고, 스마트폰에 푹 빠져 있고, 힘든 집안일 등으로 몸을 시달리게 한다. 이에 비해 운동할 시간은 턱없이 부족하다. 근육은 뭉치고, 관절은 굳고, 인대는 늘어나며, 힘줄과 연골은 스트레스를 계속 받는다. 어쩌다가 시작한 운동 후에는 아프기도 한다. 게다가 신경을 과도하게 쓰고 스트레스를 받으면 근육이 뭉친다. 나쁜 자세는 뼈와 관절을 틀어지게 한다. 쪼그리고 앉아서 손빨래를 하면 무릎의 연골이 닳는다. 운동을 안 하면 근력도 떨어지고 근육도 굳는다. 여러 가지 이유로 인해 아프지 않을 수 없는 환경이다.

어떤 이유에서든 조직이 병들어 통증이 발생하면 운동도 힘들어지고 근육의 수축력도 약해져 결국 체력이 떨어진다. 체력이 약하면 조금만 일해도 피곤하고 또 몸을 상하게 한다. 악순환이 반복될 수밖에 없는 구조다. 이 책은 일상생활에서 발생할 수 있는 신경근육골격계의 통증에 대해서 알아보고 이를 대처할 수 있는 방법과 운동으로 체력을 키움으로써 통증을 극복할 수 있는 방법을 담았다. 경제적인 면만 노후 준비를 할 것이 아니라 육체적 건강을 위한 노후 준비를 해야 할 것이다. 이 책을 만들기 위해 수고해주신 청림출판사 관계자를 비롯한 여러분에게 고마운 마음을 전한다.

솔병원 진료실에서 나영무

✚ Contents

<u>서문</u> 통증, 내 몸이 아프다는 신호이다 / 4

⁝⁝⁝ *Part 01*
내 몸의 적신호, 생활 속 통증

<u>들어가며</u> 통증과 염증이 내 몸을 지킨다 / 12
나이 들면서 여기저기 아플 때 / 14
급성통증이거나 만성통증일 때 / 16
작은 통증을 무시했을 때 / 19

✚ 주치의 칼럼
기능성 통증이란? / 22

신경이 아픈 것과 신경성 통증은? / 24
손가락으로 누르기만 해도 아플 때 / 27
한쪽 팔다리가 저리고 아플 때 / 29
운동 후 여기저기가 쑤실 때 / 31
과도한 스트레칭으로 아플 때 / 34
만성통증으로 우울할 때 / 36
온몸이 쑤시고 아플 때 / 38
몸을 움직일 때마다 소리가 날 때 / 41

✚ 주치의 칼럼
강한 의지로 통증을 이겨내자 / 44

성격이 너무 깔끔해서 아플 때 / 46
신경 써서 머리가 아플 때 / 48
고개 숙이면 팔이 저릴 때 / 51
목을 뒤로 젖히면 아플 때 / 54
고개 돌리다가 '뚝' 소리나며 아플 때 / 57
가슴이 콕콕 쑤실 때 / 61
어깨를 도려내고 싶을 만큼 괴로울 때 / 63
팔을 들기조차 힘들 때 / 67
어깨통증이 아주 심할 때 / 72
운동하다 어깨연골이 찢어졌을 때 / 74
등이 뻐근하고 결릴 때 / 76
옆구리가 쑤시고 아플 때 / 80
허리가 아플 때 / 82
앉으면 다리가 아플 때 / 86
젊은 나이에 퇴행성 디스크일 때 / 91
무거운 물건을 들다 삐끗했을 때 / 93

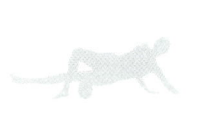  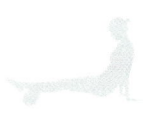 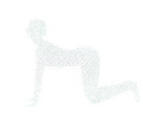 

허리를 옆으로 젖히면 아플 때 / 96
허리를 펴면 다리가 저릴 때 / 99
척추에 금이 갔을 때 / 102
팔뚝이 뻣뻣하고 저릴 때 / 106
팔꿈치가 찌릿찌릿할 때 / 108
손목이 시큰할 때 / 111
손가락이 붓고 뻣뻣할 때 / 114
손가락 마디가 퉁퉁 부을 때 / 116
엉덩이가 찌릿찌릿하고 저릴 때 / 119
골반에서 소리가 날 때 / 123
골반을 움직일 때마다 아플 때 / 127
꼬리뼈가 아플 때 / 130
양반다리를 하면 저리고 아플 때 / 132
엉치가 빠지는 것 같을 때 / 134
허벅지가 뻐근할 때 / 136
운동 후 엉덩이가 아플 때 / 139
관절염이 잘 낫지 않을 때 / 141

무릎 앞쪽이 아플 때 / 143

+ 주치의 칼럼
무릎관절염, 충분히 치료할 수 있다 / 146

하이힐 신고 삐끗했을 때 / 148
운동 중 무릎이 삐끗했을 때 / 150

+ 주치의 칼럼
활액막염이란 무엇인가? / 152

무릎 바깥쪽이 아플 때 / 154
걷고 나면 종아리가 뻐근할 때 / 157
발목을 삔 후 계속 아플 때 / 160
발바닥과 뒤꿈치가 아플 때 / 164
엄지발가락이 휘고 두꺼워질 때 / 168
발가락이 찌릿할 때 / 170
턱이 아프거나 뻣뻣할 때 / 172
온몸이 천근만근 괴로울 때 / 174
관절에 통증이 있을 때 / 184
나쁜 자세가 통증을 부른다 / 187

✚ Contents

⋮⋮⋮ *Part 02*
의욕이 너무 과해서, 운동 후 통증

들어가며 무리한 운동은 내 몸에 독이다 / 198
발목 통증의 주범, 축구 / 200
운동중독이 무서운 마라톤, 달리기 / 204
디스크를 조심해, 헬스 / 208
염좌 타박상이 빈번한, 사이클과 자전거 / 213
작은 부상 덩어리, 농구 / 216
골프 엘보를 탄생시킨, 골프 / 218
취미로 골병드는, 야구 / 223
어깨관절 부상 주의, 수영 / 226
팔꿈치 통증이 잦은, 배드민턴 / 228
무릎과 발목 인대가 아픈, 족구 / 230
무릎과 허리가 위험한, 스키 / 232
허리, 골반, 발목이 아픈, 스케이팅 / 234

⋮⋮⋮ *Part 03*
수술 없이 통증 잡는 자가 운동법 114

들어가며 바른 자세를 유지해야 아프지 않다 / 238
척추의 배열이 가장 중요하다 / 240
    척추가 굽거나 휘지 않게 하는 운동법
척추 축이 튼튼하면 몸도 건강하다 / 244
    척추 축을 강화시키는 운동법
    날개뼈 축을 강화시키는 운동법
    어깨관절 축을 강화시키는 운동법
    골반 및 고관절 축을 강화시키는 운동법
근육도 안 쓰면 약해진다 / 266
몸의 중심, 코어를 강화시키자 / 269
    코어 운동: 드로우인, 플랭크, 브리지 운동
호흡이 원활해야 몸이 산다 / 274
날개뼈가 튼튼해야 어깨와 팔이 안 아프다 / 276
    날개뼈 강화 운동법
    어깨회전근 강화 운동법
엉덩이관절이 약하면 몸의 균형이 깨진다 / 280
    골반의 유연성을 키우기 위한 운동법
    엉덩이관절의 작은 근육들을 강화시키는 운동법

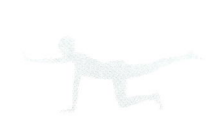

무릎 근육이 강해야 관절염에 안 걸린다 /284
　　대퇴사두근을 강화시키는 운동법
　　햄스트링근을 강화시키는 운동법

몸 전체를 지탱하는 발목이 중요하다 /289
　　발목의 안정성을 위한 운동법

효과적인 근력 운동법은 따로 있다 /294

체조와 걷기로 몸을 유연하게 만들자 /296

너무 유연해도 몸이 아프다 /298

걷기가 왜 가장 좋은 운동일까? /300

허리 척추-골반 리듬이 중요하다 /302
　　척추가 굽거나 휘지 않게 하는 운동법

날개뼈-팔뼈 리듬도 중요하다 /305
　　날개뼈를 풀어주는 운동법

O다리, X다리 교정할 수 있다 /310

기능성 평발도 고칠 수 있다 /312

까치발엔 의료용 깔창을 사용하자 /316

균형 운동으로 좋은 컨디션을 유지하자 /317

큰 근육을 잘 사용해야 통증이 없다 /318
　　통증 예방을 위해 근육의 긴장을 풀어주는
　　18가지 방법
　　손과 기구를 이용한 통증 예방 자가 마사지법
　　통증 예방을 위한 폼 롤러 마사지와 스트레칭
　　통증을 예방하는 근력 강화 운동법

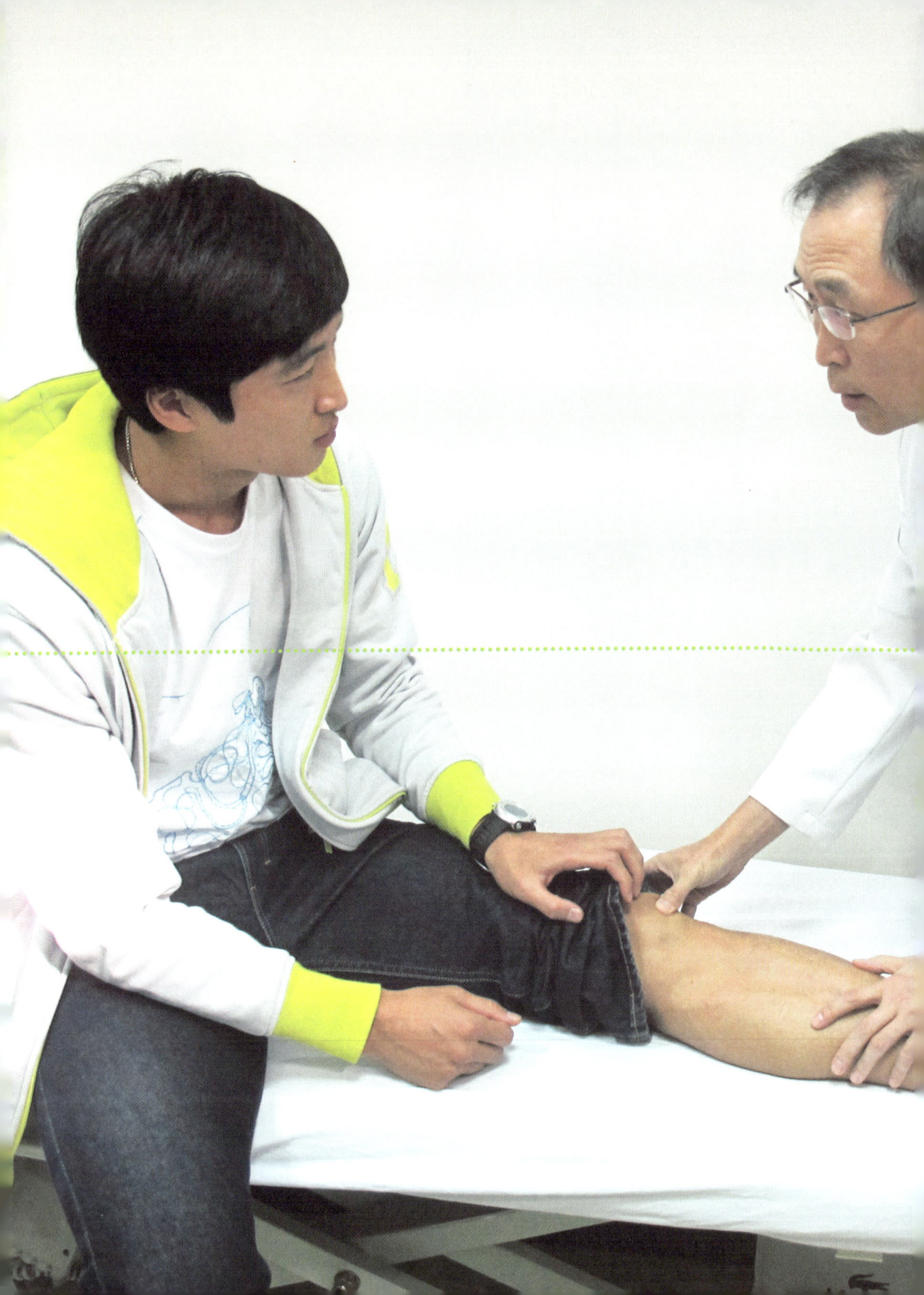

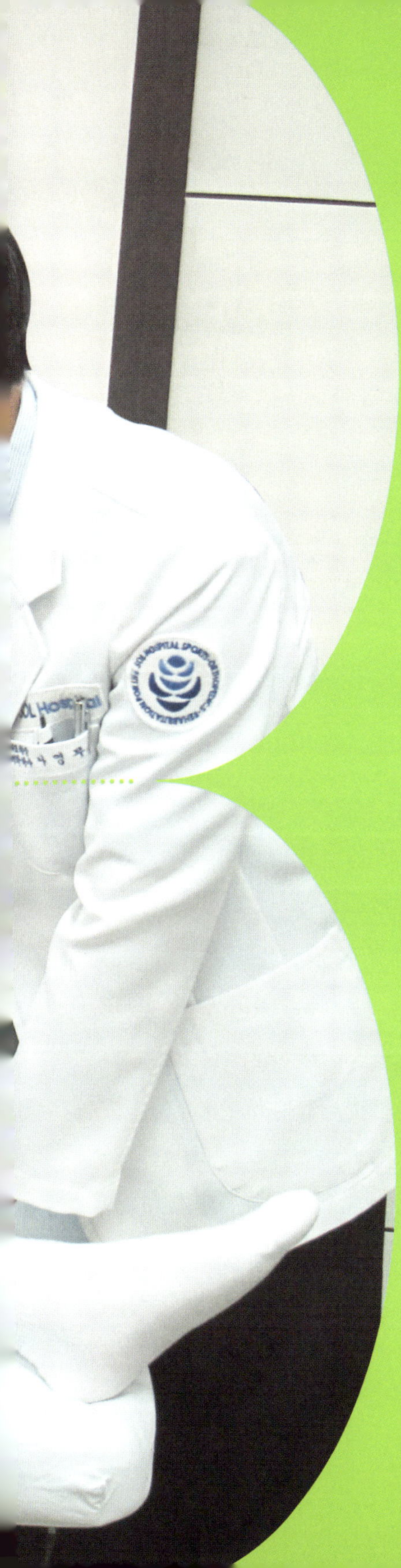

Part 01

내 몸의 적신호, 생활 속 통증

인간은 약 20세 이후부터 노화를 겪는다. 노화는 한마디로 닳고 약해지는 것이다. 따라서 작은 상처에도 몸이 예민하게 반응하고, 쉽게 염증이 발생하여 통증으로 이어진다. 하지만 우리 몸은 통증을 느끼지 못하면 자꾸 움직여서 몸을 더 망가뜨리는 결과를 가져온다. 따라서 통증과 염증은 우리 몸을 쉬고 치료하라고 보내는 신호이기 때문에 절대 무시해서는 안 된다.

들어가며

통증과
염증이 내 몸을
지킨다

인간은 약 20세 이후부터 노화를 겪는다. 노화라는 것은 한마디로 닳고 약해지는 것이다. 따라서 작은 상처에도 몸이 예민하게 반응하고, 쉽게 염증이 발생하여 통증으로 이어진다. 우리 몸의 신경근육 골격계의 통증은 주로 이러한 염증 반응에 의해 일어난다. 통증이 발생하는 부위는 신경, 근육, 근막, 관절, 인대, 힘줄, 연골 등이다.

우리는 염증을 무서워하지만 통증은 무시하기 일쑤다. 그러나 통증이 염증 때문에 일어난다는 사실은 잘 모른다. 몸을 다치거나, 병에 걸리거나, 신체에 많은 자극을 받아도 염증 반응은 일어난다. 그 정도의 차이에 따라 심한 정도가 다를 뿐이다.

우리 몸은 세포로 구성되어 있다. 다치거나 병이 들었을 때 이 세포가 손상되거나 망가진다. 그러면서 세포에 변화가 일어나고, 여기서 염증 반응이 시작된다. 만약 세균이 침입하였다면 세균을 죽이기 위한 방법이 염증이고, 손상되었을 때 손상을 치유하기 위한 것도 염증이다. 즉 염증은 우리 몸을 치유하기 위한 하나의 방법이다. 치유를 위해 통증 물질을 만들어서 아프게 하여 염증이 있는 조직을 움직이지 못하게 함으로써 안정을 취하도록 하고 정상으로 회복을 촉진하는 것이다. 그러나 통증을 무시하고 계속 움직인다면 몸에는 계속 염증과 통증이 반복되고 그 정도는 점점 더 심해질 것이다.

따라서 염증은 나쁜 것이기도 하지만 좋은 것이기도 하다. 통증을 느끼지 못한다면 자꾸 움직여서 몸을 더 망가뜨리는 결과를 가져올 수 있기 때문이다. 결국 통증과 염증은 우리 몸을 쉬고 치료하라고 보내는 신호이기 때문에 절대 무시해서는 안 된다.

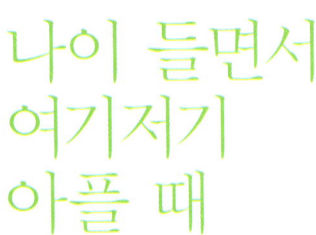

나이 들면서 여기저기 아플 때

"젊었을 때에는 잘 모르고 지나갔는데 나이가 들면서 여기저기 아픈 곳이 나타난다."

필자의 진료실을 찾아오는 40대 이상 환자들의 이구동성이다. 사실 필자도 예외가 아니다. 앉았다 일어날 때 힘들고, 스트레칭을 하려고 할 때면 '아' 하는 신음이 절로 나온다. 아침 잠자리에서 일어나면 여기저기 뼈 근하게 느껴지는 허리 통증과 함께 괴로움이 밀려온다. 건강을 위해 큰마음 먹고 등산을 갔는데 무릎이 아프고, 가벼운 달리기를 하려니 발바닥이 아파 오는 등 이러지도 저러지도 못하는 지경에 이르렀다. 모처럼 운동을 하다가 다쳤는데 잘 낫지도 않고, 계속 붓고 통증을 느끼니 마음의 짜증까지 더해져 심신이 고달프다. 과거에는 약간 다쳐도 잘 나았는데 이제는 영 그렇지가 않다. 그리고 조금만 일해도 피곤하고 잠을 자도 잔 것 같지 않고 여기저기 쑤신다. 마음은 청춘인데 몸이 늙어가는 것을 느낀다. 왕년에는 쉽게 했던 것들이 이제는 힘들다. 40대부터 조금씩 아프기 시작하더니 쉰이 되어 점점 아파오는 몸을 보면서 정신을 바짝 차리고 관리를 시작하게 된다.

우리의 몸은 슈퍼컴퓨터를 훨씬 능가하는 최첨단 자동화 시스템이다. 몸의 모든 기능이 컴퓨터처럼 정교하게 만들어져 어느 한 부위가 고장 나면 다른 부위가 대신해준다. 그래도 안 되면 또 다른 부위가 대신해주는 일이 반복되다가 도무지 대체해줄 수 없을 때 결국 병이 찾아온다. 즉 신체가 적응을 하다가 한계에 다다르면 병이 되는 것이다. 마치 군인들이 전쟁터의 전선을 지키다가 한 부분이 무너지면 걷잡을 수 없이 전선이 무너지듯이 몸이 망가지게 된다. 이런 현상의 중심에서 노화가 한몫한다.

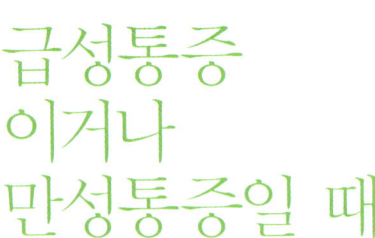

급성통증
이거나
만성통증일 때

40대 중반의 류 모 씨가 병원을 찾아왔다. 무거운 것을 들고 나르는 일이 많은 생활가구점에서 근무하는 류 씨는 평소처럼 무거운 물건을 들다가 허리를 삐끗했다. 처음에는 대수롭지 않게 여겼는데 갑자기 허리의 통증과 함께 엉치까지 아프면서 내원한 것이다.

MRI를 촬영해보니 디스크가 파열되고 탈출해 있는데다 디스크가 까맣게 퇴행성으로 변화되어 있었다(디스크가 닳으면 약해지고, 약해지니 그 부분이 찢어진다). 류 씨에게 퇴행성이 있다고 하니 "내가 왜 퇴행성입니까?" 라며 당혹스러워했다. 아마 한 번도 아픈 적이 없었던 터라 잘 믿기지 않고 억울한 생각도 들었던 모양이다. 상해보험에 가입해 보험금을 받으려고 해도 퇴행성이 있어 청구도 해보지 못할 것 같아 더욱 그런 것 같다. 지금까지 류 씨는 그야말로 체력으로 혹은 깡으로 버텨온 것이다. 아마도 가끔씩 작은 허리 통증이 있었을 것이다. 하지만 참기만 하고, 사는 게 바쁘다 보니까 그냥 넘겨버렸단다. 만성질환이 급성질환으로 반전된 것이다.

허리 통증 환자 대부분은 급성과 만성이 혼재해 있다. 만성으로 서서히 안 좋아져 있는 상태에서 갑작스런 강한 충격을 받고 급성질환으로 바뀐다. 이런 경우 증세는 급속도로 나빠진다. 의학적으로는 정상인 상태에서 급성질환이 발생할 경우 체계적이고 꼼꼼한 관리를 받으면 거의 완벽하게 낫지만, 만성질환을 가지고 있는 상태에서 조금 더 다쳐 급성화되면 그 정도는 더 심하게 나타나고 제대로 회복되지도 않는다.

간혹 어렸을 때 다쳤던 것이 나이가 들면서 후유증 형태로 나타날 수도 있다. 화장품 회사에 다니는 30대 초반의 오 씨는 하이힐을 신고 출근하다가 발목을 살짝 삐끗해 병원을 찾았다. 엑스레이를 찍어보니 관절염이 있었고, 만성적인 인대 파열이 보였다. 오 씨에게 "과거에 다쳤던 적이 있느냐?"고 물으니 "중학교 때 계단을 내려오다 발목을 심하게 다친 적이 있었다"고 말했다. 어렸을 때는 체력도 좋고 조직들이 유연해 발목 부상에도 잘 버티었겠지만 지금의 체력으로는 감당하지 못하게 된 것이다. 많은 사람들이 근골격계의 만성질환을 잘 느끼지 못하고 몸에 지닌 채 살아가는 경우가 흔하다.

급성통증은 말 그대로 통증이 갑자기 발생한 것을 말한다. 상태가 경미한 경우에는 통증이 잠시 있다가 금세 사라지지만 심한 경우는 두세 달 지속되기도 한다. 예를 들어 출입문에 손을 부딪혀 타박상으로 발생하는 통증, 발목을 삐어 인대가 찢어져 발생하는 통증, 무거운 것을 들다가 허리가 삐끗하는 것, 뼈가 부러지는 것, 교통사고 등으로 발생하는 것이 급성통증이다. 반면에 만성은 질환이나 통증이 3개월 이상 지속되는 상태를 의미한다. 만성통증은 급성통증이 치료가 잘 되지 않아 만성으로 남는 경우, 힘줄엮처럼 많이 쓰거나 많이 운동을 하여 반복된 외상으로 서서히 힘줄에 염증이 증가하는 경우를 말한다.

급성통증은 아픔을 느끼고 상당한 고통이 따르기 때문에 적극적으로 치료를 하게 되고 비교적 빨리 낫는다. 그러나 만성통증이 조금씩 진행되는 경우에는 치료를 소홀히 하게 되고 잘 낫지도 않는다. 만성통증은 아픔보다는 괴로운 느낌을 지니고 있다. 급성통증은 치료만 잘 받으면 짧은 기간 내에 고통에서 해방될 수 있다는 희망이 있다. 하지만 만성통증은 그 희망이 점점 멀어지는 것 같이 느껴진다. 좋아졌다가 다시 나빠지면 불안해지기 시작한다. 만성통증은 심리적으로 사람을 더욱 위축시키고 불안하게 만든다.

만성통증은 마치 기온이 하루에 1도씩 내려가면 하루이틀 사이에는 못 느끼다가 한 달 뒤면 30도가 내려가 있음을 아는 것과 같다. 이때에는 병이 상당히 진행되어 어찌할 도리가 없다. 이처럼 만성은 모르는 사이에 소리도 없이 찾아오는 경우가 많고 병이 상당히 깊어질 수 있어 절대 간과해서는 안 된다. 작은 통증이라도 신경을 써서 그 원인을 찾고 해결하려는 노력이 필요하다.

작은 통증을 무시했을 때

통증을 호소하는 분들을 진료하다 보면 당황스럽고 놀라울 때가 종종 있다. 70대 노인 한 분이 딸의 손을 잡고 내원한 적이 있다. 어르신의 검게 그을린 얼굴과 깊게 패인 주름, 거친 손에는 시골에서 농사를 짓는 농부의 고단함이 묻어 있었다. 오래전부터 허리 통증이 있었지만 병원 가는 것을 꺼려해 딸이 반강제적으로 모시고 온 것이었다.

검사 결과를 보니 말문이 막혔다. 척추관절염, 협착증, 근육의 두꺼워짐, 척추의 휨, 관절의 굳음, 디스크 간격의 좁아짐, 신경통로의 막힘 등 그야말로 최악의 상태였다. 필자가 "어르신, 그동안 어떻게 참고 지내셨어요?"라고 묻자 "일은 해야 하고 병원 갈 시간은 별로 없어서"라고 대답하신다. "이 정도 상태면 일을 하지 말고 충분히 쉬어야 한다"고 권해드리자, 어르신은 "그래도 놀면 뭐해. 밭을 계속 일궈야지. 그게 농부의 숙명이요."라고 말씀하신다. 그동안 자식들의 뒷바라지를 위해 극심한 고통을 참아가며 농사일을 묵묵히 해온 어르신이 안쓰럽기도 하고, 어떻게 치료를 해야 할지 한동안 막막하기만 했다.

식당을 운영하고 있는 40대 초반의 배 씨는 축구광이다. 아침이면 동네 조기축구회에 나가 열심히 공을 찬다. 한 달에 한두 번은 다른 지역으로 원정 경기도 떠난다. 또한 TV에서 중계하는 K리그는 물론 잉글랜드 프리미어리그와 스페인 프리메라리가의 열혈 시청자다. 이처럼 축구 사랑이 남다른 그가 종아리가 아파 진료실에 찾아왔다. 초음파검사를 해보니 종아리 근육이 찢어져 있었다. 그런데 자세히 살펴보니 전에도 근육이 찢어졌던 흔적이 보였다. 과거에 통증이 있었는데 통증이 다소 줄고 나면 운동장으로 달려가 또 축구를 한 것이다. 진단을 받고 난 배 씨의 말이 걸작이다. "원장님, 다음 주 지방에서 축구대회가 있는데 꼭 나가게 해주십시오" 하고 애원한다. 근육파열이 5센티미터에 달할 정도로 큰데……. 이런 분들이 제일 난감하다.

우리나라 국민들은 비교적 통증에 강하다. 잘 참는다는 말이다. 체질 탓도 있겠지만 경제적으로 어렵던 시절 먹고 살기 바빠서 병원 갈 시간도 없고, 병원 문턱도 높아 이를 꽉 깨물고 참았던 것이 습관화된 것이다. 후손들 역시 당연히 그래야만 되는 줄 알고 참는 것을 미덕으로 여기게 된 것도 한몫 했으리라 생각한다. 우리나라 사람은 그 아픈 주사도 잘 맞고, 최근 충격파 치료라는 고통스런 치료도 너끈하게 견뎌낸다. 같은 충격파 치료를 하더라도 우리나라 사람들은 '아파야 나을 거야'라고 생각하며 잘 참는 반면, 서양인들은 충격파를 할 때 거친 숨을 내쉬며 잘 참아내지 못한다.

통증은 너무 무시해도 안 되고, 너무 민감해서도 안 된다. 통증이 발생하여 2~3일 이내로 사라지는 것은 다소 무시해도 되는 통증이다. 하지만 그 이상이 되면 신경을 써서 해결해야 한다. 통증이라는 것은 염증 반응의 결과로 생긴 것이기 때문에 어떤 조직에 염증이 발생했다는 것을 의미한다. 2~3일 내로 없어지는 통증은 염증이 심하지 않아 거의 완전히 치유되었다고 볼 수 있다. 물론 잠시 통증이 있다가 없어지는 경우도 무시할 만하다. 하지만 비슷한 부위에 비슷한 통증이 다시 발생한 경우에는 그 부위에 문제가 있는지 없는지를 진단받아봐야 한다.

바쁜 일상에 쫓겨 병원에 가지 못하는 것과 자신의 건강을 너무 과신해 통증을 무시하는 것도 문제다. 평소 작은 통증들로 불편한 사람은 그것을 해결하기 위해 부단히 노력을 하지만 튼튼하다고 자부하는 사람은 작은 통증을 무시하며 병을 키우게 된다.

+ 주치의 칼럼 기능성 통증이란?

필자의 인턴 및 레지던트 시절은 고달픔의 연속이었다. 집에도 가지 못하고 병원에서 거의 지내야 했는데 날마다 과도한 업무와 수면 부족에 시달렸다. 특히 레지던트 1년차 때가 무척 힘들었다. 새벽 4시에 일어나 회진 준비로 하루를 시작했다. 환자를 살피고 병원 이곳저곳을 돌아다니며 업무를 마친 뒤 잠자리에 드는 시간이 새벽 2시였다. 노동시간이 22시간에 이르다 보니 늘 잠이 부족해 화장실이나 엘리베이터 등에서도 졸았다. 여기에 정신적 긴장감도 컸다. 필자를 찾는 호출이 언제 올지 몰라 항시 대기 상태로 지내야 했다. 밥을 먹는 속도 역시 총알처럼 빨라져 식사 시간도 1분이면 뚝딱 해치웠다.

레지던트 수련을 마칠 무렵 특별히 다치지도 않았는데 몸이 무거웠다. 물건을 들 때 힘이 들고 피로가 쉽게 왔다. 팔, 다리, 어깨, 허리의 근육을 만져보니 아프기도 하였다. 무거운 물건을 들 때에는 근육통이 생기기도 하였다. 지금 곰곰이 생각해보면 근육들이 약해지고 뭉쳐가고 있었던 것이다. 게다가 교통사고를 당한 적도 있다. 추돌사고를 당했는데도 두세 시간 정도밖에 안정을 취하지 못하고 다시 일에 계속 매달려야 했다. 목이 많이 뻐근했는데 지금까지도 목근육이 두꺼워져 있어 조금만 무리하면 목이 아파온다.

이후 군의관 훈련을 12주 받을 때에도 고생을 많이 했다. 독감을 심하게 앓기도 하고, 여기저기에서 아픈 곳이 불쑥 튀어나왔다. 체력이 극도로 나빠진 상태에서 힘든 훈련을 감당하기 어려웠던 모양이다.

기능성 통증이란 잠재해 있는 통증을 말하는데, 실제 의학 용어는 아니고 필자가 만들어낸 말이다. 현재 움직일 때, 힘을 줄 때 통증은 없지만 눌러서 아픈 것, 조금만 힘을 주면 통증이 오는 것이 여기에 해당한다. 또한 근력, 유연성, 지구력 등 체력이 떨어져 부상이나 질환으로 이어질 수 있는 상태를 말한다. 그래서 조금이라도 근력이 약해지거나 근지구력 등 체력이 떨어지면 통증으로 발전할 수 있다.

예를 들어 종아리 근육이 뭉쳐 있을 경우, 평상시 걸을 때는 통증이 없지만 많이 걷거나 계단을 이용할 때 근육의 피로가 갑자기 몰려온다. 근육이 힘들어지면 통증이 발생한다. 약한 근육일수록 피로가 빨리 온다. 피로해진 근육은 산성화로 통증 물질을 발생시킨다. 또한 약한 근육은 관절을 보호할 수 없기 때문에 우리 몸이 흔들리면서 관절 등에 무리를 주게 되고 조직들이 늘어나서 통증이 발생할 수 있다. 이렇게 기능성 통증은 쉽게 부상과 질병으로 발전할 수 있다.

평소 근육을 눌러서 아프지 않은지, 피로한 후 통증이 있는지, 평소 근력운동을 하지 않아 약하지 않은지, 관절 역시 눌러서 아픈지, 힘줄도 눌러서 아픈지를 살펴보는 것이 바람직하다. 이러한 부분들은 통증으로 발전할 수 있기 때문에 꾸준히 관리하는 것이 중요하다. 평소 마사지와 스트레칭, 근력강화운동 등을 지속적으로 해주는 것이 좋다.

운동의 효과 중 가장 기본적인 것이 혈액 순환의 촉진이다. 혈액 순환이 잘 되면 온몸에 영양분이 골고루 가고, 피로 물질 및 노폐물이 배출되어 몸이 건강해진다. 어떻게 보면 만병통치약이 될 수도 있다.

신경이
아픈 것과
신경성 통증은?

40대 여성 한 분이 진료실을 찾아와 "저는 신경성으로 진단을 받았으니 신경을 치료해 달라"고 부탁했다. 필자에게 오기 전 다른 병원에서 검사를 실시했는데 특별한 이상이 발견되지 않았지만 환자가 계속 아프다고 하니까 신경성이라는 진단을 내린 것이다.

신경이 아픈 것과 신경성 통증은 다르다. 신경이란 뇌, 척수, 말초신경을 말한다. 또한 신경은 운동신경, 감각신경, 자율신경 등으로 나뉜다. 뇌도 신경 집합이고 척수도 신경 집합이다. 운동신경은 근육에 분포해서 몸을 움직이게 하는 신경이다. 감각신경은 통증을 느끼고, 차고 더움을 느끼며, 압력을 느끼는 신경이다. 운동신경에 문제가 있어 근육에 힘을 주지 못할 때를 마비라고 부른다. 우리가 아프다고 하는 것은 감각신경에 문제가 생긴 것이다. 신경은 우리 몸의 구석구석 가지 않는 곳이 없다. 우리 몸의 신경을 다 이어보면 지구를 몇 바퀴 돌 만큼 길다.

반면 신경성이라고 하는 것은 정신과 심리를 일컫는 말이다. 예를 들어 스트레스를 받아 머리가 아프거나 어깨 근육이 긴장하여 근육통이 생기면 신경성이라고 할 수 있다. 우울증이 있을 때에도 통증이 발생할 수 있다. 성격이 지나칠 정도로 깔끔하거나 작은 스트레스에도 예민하게 반응하는 분들, 사소한 일에도 화를 잘 내는 분들은 신경성으로 통증이 올 수 있다. 신경성 통증도 오래되면 몸이 아프게 되는 경우가 많다. 따라서 가능한 한 스트레스를 받으면 어느 정도 그러려니 하고 체념하는 것도 필요하고 약간 털털하게 사는 것도 신경성 통증을 일으키지 않는 한 방법이 될 수 있다.

이 책이 주로 다루려는 것은 신경의 통증이다. 신경이 눌리거나 늘어날 때 그리고 어떤 조직에 갇혀 있을 때 자극되면서 염증 반응을 일으켜 통증이 발생한다. 허리에서 디스크가 삐져나와 신경을 누를 때, 손목터널증후군처럼 손목 속의 터널에서 신경이 상처나 뭉친 근육 같은 딱딱한 조직에 갇혀서 눌릴 때, 갇혀 있어 늘어나지 못할 때 신경이 뻣뻣해져서 아프게 된다(그림 1-1). 신경이 눌릴 때에는 뻗치거나 저린 통증으로 이어지고, 신경이 갇혀 있을 때에는 뻐근하거나 저림 현상이 나타난다.

자율신경은 우리의 몸과 마음을 이어주는 신경이다. 예를 들어 긴장을 했을 때 심장이 빨리 뛰는 것, 맛있는 것을 보았을 때 입가에 군침이 흐르는 것 등이 여기에 해당한다. 자율신경계 통증은 신경회로의 이상으로 발생한다고 여겨진다. 원인은 잘 모르지만 흉추 부위의 교감신경을 다치거나, 손목과 정강이 등의 골절이나 큰 타박상 후에 통증이 발생하는 알 수 없는 신경 통증이다. 복합부위통증증후군이라고도 하는데, 교감신경의 활성화로 통증과 부기, 뻣뻣함, 변색 등의 증상이 나타난다. 흔히 타는 듯한 느낌, 화끈거리는 통증으로 나타난다(증후군이란 원인을 모르는 병의 여러 가지 증

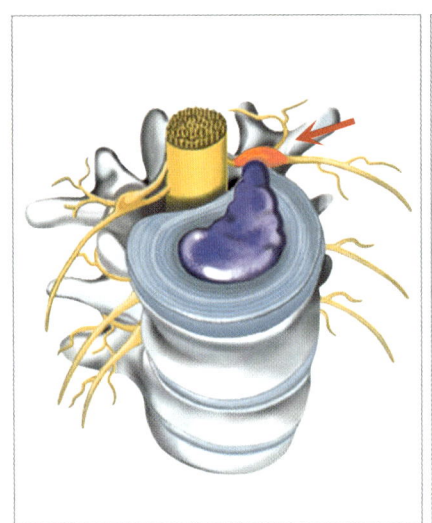 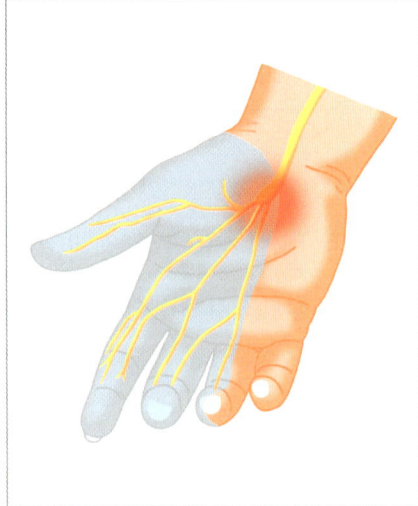

<그림 1-1> 허리 디스크에서 신경이 눌리는 경우(좌), 손목에서 신경이 눌리는 경우(우)

상들의 조합을 말한다).

연관통증은 아픈 곳이 병이 발생한 곳이 아니고, 어떤 부위에 병이 있지만 통증은 다른 부위에 나타나는 것을 말한다. 예를 들어 허리 디스크로 인해 허리의 신경이 눌릴 때 다리가 당기는 통증이 발생하거나 목 척추나 목 근육, 상승모근에 문제가 있는데 두통이 오는 경우, 목 척추나 날개뼈 근육에 문제가 있을 때 어깨가 아픈 경우가 이에 해당한다. 또한 목 디스크나 팔의 근육에 문제가 있을 때 팔꿈치의 통증을 느끼는 경우, 등 척추에 문제가 있을 때 가슴이 아픈 경우, 허리 척추나 허리 근육에 문제가 있을 때 엉치 부분이 아픈 경우, 엉치나 엉덩이 근육이 좋지 않을 때 가랑이가 아픈 경우, 허리나 엉치가 안 좋을 때 허벅지가 아픈 경우, 허벅지 바깥 근육이 안 좋을 때 무릎이 아픈 경우 등도 같은 증상들이다. 간혹 심장에 문제가 있을 때 어깨가 아플 수도 있다.

손가락으로
누르기만 해도
아플 때

30대 이상의 여성분들을 진찰하다 보면 누르는 곳마다 아프다고 호소하는 경우가 있다. "여러 군데 많이 아프시네요?" 하면 "세게 누르니까 아프지요." "눌러서 안 아픈 사람 있나요?" 하고 반문한다. 필자가 "눌러서 아프면 안 되는 겁니다" 하면 고개를 갸우뚱거린다.

평소에 아프지 않더라도 손가락으로 눌러서 통증을 느끼면 아픈 곳이다. 또한 통증이 잠재돼 있는 곳이기도 하다. 원래 손가락으로 누르면 시원한 듯한 느낌이 들어야 정상이다. 그렇다면 눌러서 아픈 것은 왜일까? 바로 그 조직이 병들어 가고 있기 때문이다.

뭉친 근육이 아프고, 염증이 있는 힘줄도 아프고, 늘어난 인대도 아프다. 초기에는 움직일 때 아프지 않더라도 누르면 아프다. 병이 점차 진행되면 가만히 있어도 움직일 때도 아프게 된다. 따라서 손으로 눌러 조금이라도 아픈 부분이 있으면 안 좋은 곳이라 생각하고 관리에 들어가야 한다.

뭉친 근육은 눌러주기만 해도 근육이 다소 풀린다. 이후에 간단한 스트레칭을 하면 더욱 효과적이다. 문제가 되는 곳은 근육이 뼈에 가서 붙는 곳이다. 대부분은 힘줄의 형태로 뼈에 가서 붙는다. 예를 들어 소위 테니스 엘보, 골프 엘보 같은 팔꿈치 통증은 일을 많이 하거나 손과 손목을 많이 쓰는 운동(골프, 테니스, 배드민턴, 스쿼시)에서 발생한다. 힘줄이 뼈에 붙는 부위에 염증이 생기기 시작해 통증이 발생하는 것이다.

평소 아프지 않더라도 눌러서 통증을 느끼는 곳이 있다면 그 부분을 손가락 등으로 마사지를 하거나, 가볍게 스트레칭을 하는 습관을 가지면 병으로 발전하는 것을 예방할 수 있다.

한쪽 팔다리가 저리고 아플 때

항공사에 근무하는 20대 여성이 한쪽 팔다리가 저리고 아프다고 호소하며 내원했다. 특별히 다친 것도 아닌데 통증이 계속돼 생활하는 데 큰 불편을 겪고 있다고 했다. 그녀는 "잘 때 똑바로 누우면 불편하고 약간 삐딱하게 누워야 편한 느낌이 든다"고 덧붙였다. 진료와 검사를 해보니 예상대로였다. 척추와 골반이 틀어져서 생긴 통증이었다. 현대 여성들에게 흔히 일어나는 대표적 통증이다.

여러 가지 원인이 있겠지만 자세가 좋지 못해 생기는 경우가 많다. 다리를 꼬고 앉거나, 한쪽 방향으로만 백과 가방을 매거나, 잘못된 앉은 자세와 서 있는 자세를 오랫동안 하다 보면 몸이 한쪽으로 틀어지게 된다. 걷거나 앉아 있을 때에도 뭔가 기운 듯하고 바지 길이도 한쪽이 짧은 듯한 느낌이 든다. 서 있을 때에나 앉아 있을 때 몸이 한쪽으로 기울면 체중이 그쪽으로 쏠리면서 무리가 많이 가게 된다. 척추의 근육도 뭉쳐서 한쪽만 커지고

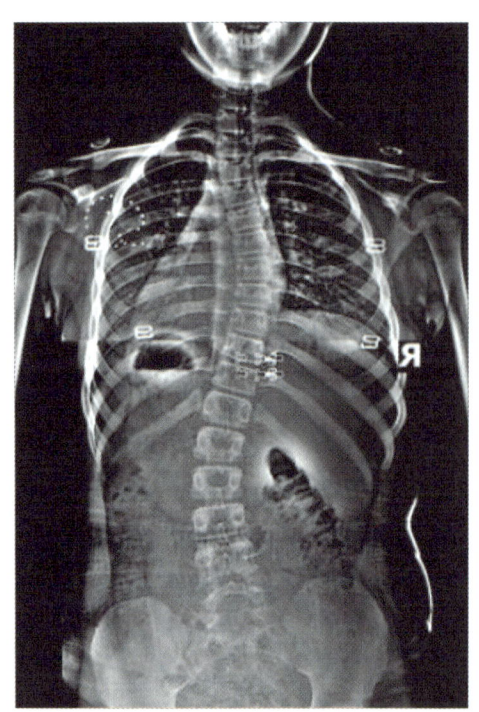

〈그림 1-2〉 몸이 한쪽으로 틀어진 사람의 엑스레이 사진

아프게 된다(그림 1-2).

이를 해결하기 위해서는 평소 자세를 똑바로 하는 습관을 들여야 한다. 허리를 최대한 위로 늘리려 하고, 슈퍼맨처럼 기지개를 펴는 운동이 도움이 된다. 서서 할 수도 있고 누워서 할 수도 있다. 틀어진 척추와 골반을 잡으려고 반대쪽으로 휘는 동작을 하다 보면 오히려 척추의 휘는 커브가 하나 더 생기게 되어 양쪽 모두 아플 수 있으므로 유의해야 한다.

운동 후 여기저기가 쑤실 때

현대인들은 바쁜 일상에 시달린다. 운동을 하고 싶어도 운동하기가 쉽지 않고, 안 하던 운동을 밀린 숙제를 하듯 어느 날 갑자기 많이 하기도 한다. 또한 운동을 안 하면 못 견디는 사람도 있다. 모두 문제다. 운동은 좋은 것이고 우리에게 건강과 행복을 가져다주는 것인데 운동으로 인해 몸을 망치고 있는 것이다.

30대 중반의 박 모 씨가 다리에 근육통을 호소하며 필자를 찾아왔다. 회사 체육대회에서 축구를 한 뒤 통증이 생겨서 내원한 것이다. 체육대회 당일에는 괜찮다가 자고 나니 아파오기 시작했다고 한다. 박 씨는 회사 업무와 잦은 출장으로 운동과는 담을 쌓고 지내다 체육대회에서 옛날 생각만 하고 무리를 한 것이다. 박 씨처럼 평소 운동을 안 하던 사람이 운동할 때 쓰는 근육을 갑자기 사용하게 되면 근육통이 생기게 된다.

이것을 지연성 근육통이라고 한다. 일반인들은 이것을 당연하게 생각한다.

그러나 결코 그렇지 않다. 지연성 근육통은 운동을 한 후 24~48시간 후에 나타나는데, 근육 손상의 결과로 생기는 통증이다. 근육의 수축에는 동심성 수축과 편심성 수축이 있는데, 편심성 수축을 할 때 지연성 근육통이 발생한다.

예를 들어 아령을 들었다 천천히 내릴 때 이두박근의 수축을 편심성 수축이라고 한다. 모든 운동에서 동심성 수축과 편심성 수축이 일어난다. 이 지연성 근육통은 단순한 통증이 아니라 근육의 손상이다. 어떤 분들은 지연성 근육통이 오면 운동으로 풀어야 한다고 운동을 계속 더 해서 근육을 더 망가뜨린다. 지연성 근육통은 안정을 취하면서 가벼운 근육마사지, 물리치료 등으로 해결을 해야 한다.

운동을 갑자기 많이 하면 당연히 조직 손상이 일어난다. 근육뿐 아니라 인대, 힘줄, 관절에도 손상이 올 수 있고, 이는 곧 통증으로 연결된다. 그런데 소위 운동중독증이라는 것이 있다. '러너스 하이(runner's high)'라는 표현이 있는데, 마라톤과 같은 장시간 운동을 하다 보면 느끼는 짜릿한 쾌감을 가리킨다.

몸속의 엔도르핀이라는 성분이 이런 효과를 가져와 일시적인 행복감을 느끼게 한다. 이 감각으로 인해 운동을 자꾸만 더 하게 되어 몸이 상해가는 것을 잘 모르게 된다. 엔도르핀에 통증을 줄여주는 효과가 있어 몸이 망가지는 것도 모르고 운동을 계속하게 되는 것이다. 이런 경우도 운동이 끝나고 나면 상했던 조직들에 통증이 발생한다.

운동을 안 하다가 하는 분들은 처음에는 가벼운 체조나 걷기 같은 운동이 좋다. 시간도 짧게, 서서히 해야 한다. 다음날은 가볍게 조깅하기, 다음날은 빠르게 달리기 순으로 운동을 해야 부상을 막고 통증을 예방할 수 있다.

웨이트 트레이닝도 첫날은 아령 5번 들기, 다음날은 6번……. 이런 식으로 운동량을 서서히 늘려가는 것이 바람직하다. 시간, 세기, 횟수 등을 서서히 늘려가야 부상이 없다. 운동중독인 분들은 통증이 심해져야 멈추곤 한다. 운동중독이더라도 치료를 받으면서 한다면 부상과 통증을 최소화할 수 있다.

과도한 스트레칭으로 아플 때

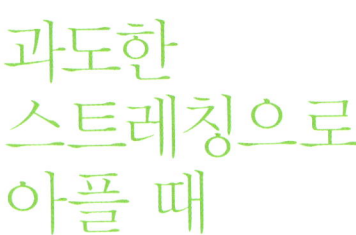

20대 후반의 미혼 여성 한 분이 어느 날 다리를 절룩거리며 진료실 문을 열고 들어왔다. 그녀는 평소에 자신의 몸이 굳은 것 같아 지인들에게 좋은 운동에 대해 자문을 구했고 요가를 추천받았다. 그녀 역시 유연성을 키우는 데 요가만한 운동이 없을 것 같아 당장 시작했다. 하지만 과도한 스트레칭으로 인해 근육이 파열되고 말았다. 안 되는 동작을 억지로 했기 때문이다. 이 여성처럼 요가를 하고 난 뒤 근육이 파열되거나 인대가 늘어나고 관절 주변이 아파서 오는 분을 심심치 않게 볼 수 있다.

스트레칭이란 본래 근육, 힘줄, 신경, 관절을 늘리는 것이다. 우리의 조직들은 어느 정도 탄력성이 있다. 근육도 그렇고 인대, 힘줄 역시 늘어나는 성질을 지니고 있다. 그러나 과도한 스트레칭이 일어나면 근육, 힘줄, 인대, 관절 등이 찢어져 아프기도 하고 신경을 자극하여 통증이 생긴다. 그러나 스트레칭을 많이 해서 아픈 경우는 그리 흔하지 않다. 문제는 근육이 뭉쳐 있거나 근육, 힘줄, 인대 그리고 신경이 유착되어 있을 때다. 유착이란 늘어나야 하는 조직들이 딱딱하게 굳어 있다는 뜻이다. 유착된 조직은 탄력성이 적어 스트레칭 시 작은 힘에도 조직 주위가 찢어질 수 있다. 일반인은 물론 프로 운동선수에게도 이렇게 유착된 조직이 온몸 여기저기에 있다. 유착된 상태에서 바로 스트레칭을 하게 되면 당연히 통증이 발생하고 그 조직을 더 상하게 만든다.

스트레칭할 때에는 반드시 몸의 어느 부분이 굳어 있는지, 근육이 유착되어 있는지, 관절이 뻣뻣한지를 확인한 후에 하는 것이 바람직하다. 예를 들어 뭉친 근육은 가볍게 손가락이나 팔로 마사지를 해서 풀고 난 뒤 스트레칭을 시작해야 한다.

스트레칭을 할 때 범하는 잘못이 또 있다. 스트레칭할 때 반동을 주는 것이다. 반동을 주면서 하는 스트레칭은 매우 위험하다. 간혹 강한 힘으로 갑자기 스트레칭이 되면 조직이 찢어질 수 있기 때문이다. 스트레칭할 때 '뚝' 소리가 나며 아픈 것은 대개 두 가지다. 굳은 조직이 부딪히면서 나는 소리일 수도 있고, 소리가 나면서 심한 통증을 느낀다면 조직이 찢어진 것이다. 스트레칭 시에는 통증이 없도록 해야 한다. 통증이 있다는 것은 손상이 일어나고 있다는 것을 의미하기 때문이다.

약간 아플까 말까 하는 수준에서 늘어나는 느낌이 있도록 하는 것이 좋다. 한 번 할 때에는 최소 30초에서 60초까지 해야 한다. 30초 이내로 하면 오히려 반사적으로 조직이 더 뻣뻣해질 수 있다. 또한 천천히 진행해야 한다. 빠르면 더 다칠 수 있다.

만성통증으로 우울할 때

오랜 기간 동안 통증으로 시달린 분들을 보면 표정이 밝지 않고 힘들어 보인다. 통증이 만성화되다 보면 마음이 편할 수 없기 때문이다. 통증이 만성화되면 불안해지기 시작하고, 심한 경우에는 우울감 또는 우울증으로 발전되기 쉽다.

그런데 우울감이 있으면 통증은 더 심해진다. 통증에 대해 예민해지고 자나 깨나 통증에 마음이 집중된다. 특히 밤이 되면 더욱 통증이 심해진다. 통증으로 인해 몸이 망가질 것 같은 불안감이 엄습해오고, 이러다 영영 불구가 되는 것은 아닌가 걱정도 된다. 조금만 더 아파도 불안은 더 심해지면서 악순환에 빠진다. 심리적으로 통증에서 영원히 헤어나지 못하게 되는 것이다. 치열한 전쟁터인 현대 생활에서 약간의 스트레스를 받아도 통증이 심해지며, 조금만 일해도 통증은 더 심해진다. 참으로 안타까운 일이다. 여기저기 병원을 다녀 봐도 큰 효과가 없고, 약을 먹어도 잘 듣지 않는다.

이럴 때 '운동'이라는 처방전을 드리고 싶다. 가벼운 체조로부터 시작한 뒤 걷기 등 힘들어도 매일 꾸준히 규칙적으로 하다 보면 도움이 될 수 있다. 운동의 가장 큰 효과는 혈액 순환의 촉진이다. 혈액 순환이 좋아지면 아픈 조직들은 영양을 공급받아 서서히 회복될 수 있다. 또한 운동은 마음을 편하게 해준다. 운동이 건강을 가져다 줄 수 있을 거라는 믿음이 정신 건강에도 도움이 되는 것으로 과학적으로 증명되었다.

이러한 운동의 긍정적인 효과는 몸의 면역력을 증가시켜 통증으로부터 회복시킬 가능성을 높인다. 통증에 대해 끝까지 포기하지 말고 운동을 통해 적극적으로 극복하려는 노력이 중요하다.

온몸이
쑤시고
아플 때

필자의 진료실을 찾아오는 환자들의 표정은 다양하다. 일부 환자들은 약간 짜증스런 모습으로 미간을 찌푸리며 진료실에 들어서는데 얼굴 표정이 어둡고 힘이 없어 보인다. 필자가 "어디가 불편하세요?" 라고 질문을 하면 "다 아파요" 하고 말한다. 허리가 아프며 목도 아프고 어깨가 결리고 무릎도 시큰거린다고 한다. 치워도 끝이 없는 집안일과 기타 잡일 등으로 인해 연세가 드신 분들이 많이 호소하는 증상의 특징이다.

온몸이 아프다고 하는 것은 우선 신경-근육-골격계에 문제가 있을 가능성이 높다. 우리가 흔히 말하는 근육통, 근육 뭉침, 근막통증후군, 근육 파열, 퇴행성관절염, 힘줄염, 힘줄 파열, 연골 손상, 연골판 파열, 연골연화증, 인대 손상, 디스크 탈출, 디스크 파열, 척추협착증, 힘줄주위염(건초염), 활액막염, 좌골신경통, 류머티스질환, 척추측만증, 긴장성 두통, 말초신경염, 섬유근통증후군 등이다. 어떤 사람은 한 가지만 아프고, 어떤 사람은 두세

가지가 다 아프다.

근육이 뭉쳐 근육 통증이 올 때에는 결리고 뻐근하거나 답답함을 느끼곤 한다. 아침에 일어나서 몸이 뻣뻣한 증세도 근육의 문제다. 근육이 뭉치면 힘도 없어지고, 몸에 자꾸 긴장이 생긴다. 근육이 뭉쳐 있는 경우 날씨가 궂으면 여기저기 온몸이 아프고 괴롭다. 손을 많이 써서 팔뚝의 근육들이 뻣뻣하고 긴장이 크면 손가락이 저려온다. 날개뼈 주위 근육이 뭉치면 팔 쪽으로 저리기도 한다. 엉덩이 근육이 뭉치면 다리 쪽이 신경통처럼 저리기도 한다. 많이 뭉쳐 딱딱한 경우에는 그 부위를 도려내고 싶을 정도로 괴롭다.

섬유근통증후군은 소위 온몸이 아픈 병으로 여자에게서 많이 발생한다. 11개 부위 이상에서 눌렀을 때 아프고, 피곤함, 수면장애, 근지구력 감소, 과민성 대장 증상, 관절의 부기 등이 동반된다. 원인은 잘 모르며 류머티스 질환의 하나다.

운동을 하다가 혹은 힘든 일을 하다가 근육이 쭉 올라오는 느낌이 들 때에는 근육의 파열을 의심해야 한다. 근육에서 '뻑' 소리가 나면서 강한 통증이 급격하게 발생하고 힘이 빠질 때에는 근육이 많이 찢어졌다고 의심해보아야 한다.

몸의 균형이 깨질 때, 예를 들어 척추의 측만과 골반의 틀어짐으로 인해 몸의 좌우 균형이 깨지는 경우 뭔가 몸이 틀어진 느낌이 들면서 한쪽 팔다리, 몸통이 아픈 것을 느낄 수 있다. 몸의 기둥인 척추가 휘게 되면 붙어 있는 근육도 틀어지면서 근육이 힘을 제대로 낼 수 없고, 쉽게 피로해지고 꼬이면서 잘 뭉치게 된다. 통증이 발생하는 것이다.

근육의 연장인 힘줄도 마찬가지다. 힘줄도 틀어지는데, 스트레스를 많이 받으면 염증이 발생하고 결국 통증이 생긴다. 관절 역시 틀어지면 관절을 이루는 뼈끼리 부딪히게 돼 관절 통증을 유발한다. 붙어 있는 인대 역시 틀어진 관절로 인해 무리가 되어 늘어나거나 염증 반응이 생겨 통증이 일어난다. 기계의 나사 하나가 빠져서 얼라인먼트(정렬 상태)가 깨지면 연쇄적으로 주변의 구조들이 틀어지고, 결국 기계가 고장 나게 되는 것과 같은 이치다.

몸을 움직일 때마다 소리가 날 때

몸을 움직일 때마다 우두둑우두둑 소리가 나는 사람이 있다. 필자도 가끔 어깨를 돌릴 때, 허리를 돌릴 때 소리가 난다. 늙어가는 것일까?

우리 몸에서 소리가 나는 것은 뭔가가 부딪히기 때문이다. 뭐가 부딪힐까? 딱딱한 것이 부딪힌다. 뭐가 딱딱할까? 굳은살이 딱딱하다. 뭐가 굳을까? 뭉친 근육이 오래되면 굳는다. 힘줄도 오랜 염증으로 유착되면 굳는다. 인대를 다친 후에 흉이 지면서 굳는다. 이렇게 굳은 조직이 서로 부딪히면서 소리가 나는 것이다. 여러 개의 조직이 마찰되면 염증이 생기고 두꺼워지고 굳는다. 또한 근육이나 힘줄이 뼈에 가서 붙는 부위가 잡아당겨지면서 염증이 생기고 유착되어 굳는다.

소리가 잘 나는 부위는 뒷목(고개를 돌릴 때 소리가 난다)과 어깨를 돌릴 때다(그림1-3, 1-4). 다리를 올리거나 돌릴 때에도 골반에서 소리가 난다. 무릎을 굽히거나 펼 때, 발목이나 손목, 몸통을 돌릴 때에도 '두둑' 소리가 난다.

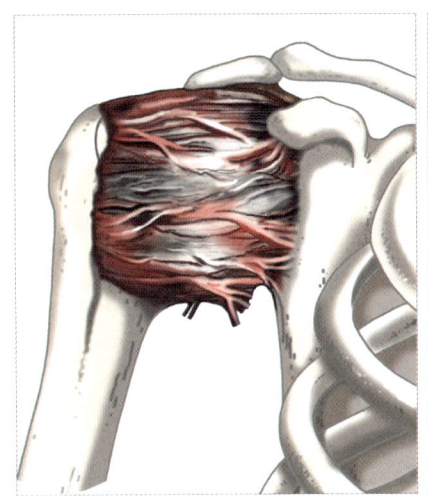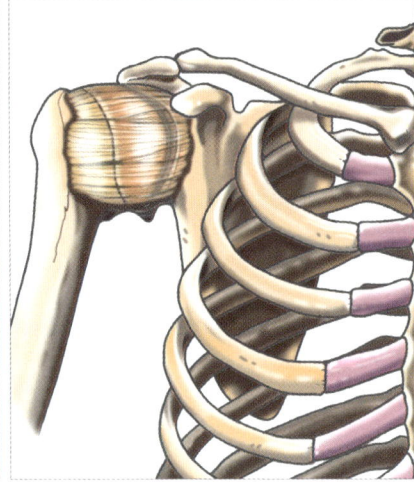

〈그림 1-3〉 오른쪽의 정상 어깨에 비해 왼쪽은 여러 개의 조직이 유착되어 딱딱해지고 굳은 어깨로, 움직일 때마다 조직이 부딪혀 소리가 난다.

소리가 난다는 것은 좋은 증상이 아니다. 심하면 통증도 같이 유발될 수 있다. 통증이 있다면 염증 반응이 활발하게 일어나고 있음을 의미한다. 소리가 나는 부위는 그만큼 좋지 않다는 것이므로 빨리 그 부분을 풀어주는 것이 바람직하다. 굳어 있기 때문에 함부로 스트레칭을 하다가는 굳은

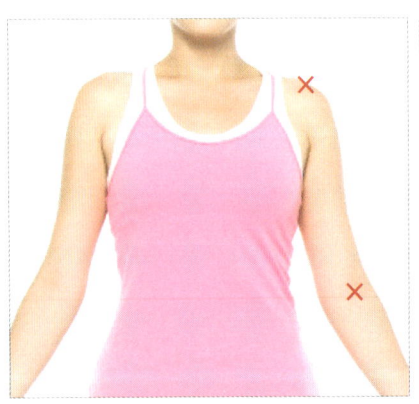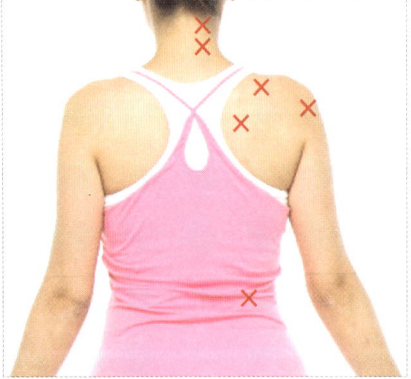

〈그림 1-4〉 소리가 잘 나는 부위들

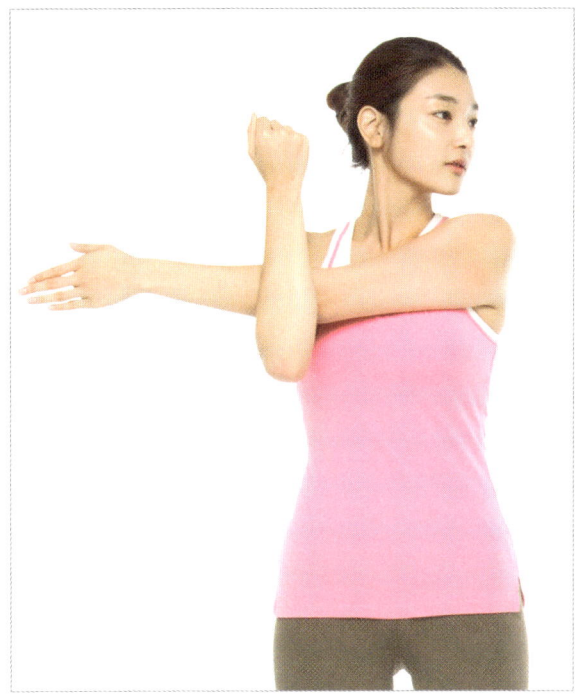

〈그림 1-5〉 어깨 스트레칭의 한 가지 예

부분이 찢어질 수 있다. 따라서 손가락을 이용한 마사지를 통해 다소 풀어주는 것이 좋다. 물론 다 풀어지지는 않지만 반복적으로 누르면서 강하게 마사지를 하고 이후 가볍게 스트레칭을 해주면 좋다(그림 1-5).

주치의 칼럼 — 강한 의지로 통증을 이겨내자

우리의 몸과 마음은 떼려야 뗄 수 없는 관계에 있다. 마음은 몸을 조절하고, 몸이 마음을 좌지우지하기도 한다. 예를 들어 과도한 긴장을 하게 되면 카테콜아민이라는 호르몬이 분비돼 교감신경의 활성화로 혈관이 수축하고 근육들도 긴장하게 된다. 긴장한 근육은 뻣뻣해지고, 이것이 지속될 경우에 근육이 뭉치게 된다.

사람들이 일상생활에서 과도하게 긴장하거나 스트레스를 받으면 교감신경의 영향을 받아 근육이 뭉칠 수 있다. 뿐만 아니라 내부 장기들에도 영향을 미쳐 고혈압이나 당뇨병 같은 질병들을 발생시킨다. 결국 마음이 몸을 망가뜨릴 수 있는 것이다.

반대로 몸이 힘들거나 통증이 발생해 만성화되면 불안해지고 우울감이 생길 수 있다. 심하면 통증에 대한 무서움이 발생하는 공황 상태에 이를 수도 있다. 점점 심리적으로 약해지고, 심한 경우에는 정신적으로도 문제가 생겨 정신질환에 걸릴 수도 있다. 우울감이 생기면 통증은 더 심해진다. 성격이 예민해지고 집중력도 떨어지며, 마음에 여유가 없고 신경질적으로 발전할 수 있다. 이렇게 마음이 약해지면 몸 또한 더 망가질 수 있다. 따라서 이 같은 통증의 악순환을 제거하는 것이 중요하다. 우선 통증이 만성화되지 않도록 급성기 때 치료를 잘 하고, 몸을 혹사시켜 조직이 서서히 망가지지 않도록 하는 것이 중요하다.

사람은 누구나 통증과 질병을 이겨낼 능력을 가지고 있다. 그중 가장 중요한 것이 강한 의지와 함께 긍정적인 마음으로 통증을 이겨내려고 노력하는 자세다. 주말에 심한 설사를 하며 복통이 있다가도 직장에 출근하는 월요일 아침에는 똑같은 설사를 하더라도 복통이 줄어드는 것을 느낄 수 있다. 이것이 바로 마음가짐이다. 출근은 해야 하기 때문에 통증을 극복하려는 마음이 몸을 다소 회복시키는 것이다. 통증을 너무 과소평가하지도 말고 너무 과대평가하지도 않으면서 어떻게든 해결하려고 노력하면 희망이 보인다.

필자도 그런 경험이 있으며, 많은 통증 환자들을 진료하면서 긍정적인 마음가짐으로 통증을 이겨내려는 강한 의지를 지닌 분들이 더 빨리 회복되는 것을 곁에서 지켜봤다.

지난 1월 교통사고를 당해 필자의 병원에 입원한 고등학생 박 모 군을 바라보면 흐뭇하다. 박 군을 처음 봤을 때 그의 몰골은 말이 아니었다. 얼굴엔 핏기도 없고 뼈만 앙상한 채 음식을 먹지 못했고, 휠체어에서도 몸을 제대로 가누지 못할 정도였다. 치료와 함께 힘든 재활이 시작됐다. 정상으로 회복되기까지 최소 6개월이 넘게 걸릴 것으로 예상했지만 박 군은 두 달도 채 되기 전에 병원 이곳저곳을 걸어 다닐 만큼 빠른 회복세를 보였다. 여기에는 박 군 특유의 긍정적인 마인드가 큰 힘으로 작용했다. 박 군의 성격은 밝고 쾌활하다. 휠체어 신세를 지고 있을 때 엘리베이터 도우미를 자처하고 나서 다른 환자들을 안내해주는 등 병원 생활을 즐겁게 했다. 자신의 처지를 비관하기보다는 주어진 현실을 받아들이고 마음을 편하게 가진 것이다. 치료의 효과를 신뢰하며 적극적으로 따라와준 것도 빠른 회복을 도왔다.

사실 통증이라는 것은 나쁜 것이기도 하고 좋은 것이기도 하다. 나쁜 점은 우리 몸을 괴롭게 만들고 심지어 사회생활에 큰 지장을 줄 수도 있기 때문이다. 하지만 통증이 없었다면 우리는 벌써 죽어 있을지도 모른다. 통증이 있기에 몸의 이상 신호로 알고 부랴부랴 진단 및 치료에 임하기 때문이다. 따라서 통증은 '신이 준 선물'이며, 이를 무시하지 말고 바로바로 치료를 해야 한다. 통증을 두려워하지 말고 적극적으로 해결하려는 자세가 치료에 도움이 된다.

성격이 너무
깔끔해서
아플 때

40대 가정주부 유 모 씨는 성격이 매우 깔끔하다. 깔끔하다 못해 결벽에 가깝다. 집 안에 먼지가 하나도 없어야 하고, 모든 물건들은 잘 정돈돼 있어야 한다. 그래서 유 씨의 하루 일상은 쉴 틈 없이 분주하기만 하다. 빨래면 빨래, 청소면 청소, 내부 인테리어 등 유 씨는 자신의 손이 꼭 닿아야만 직성이 풀린다. 자연스레 온몸이 아플 수밖에 없어 병원 신세를 져야 했다. 손이 저리고, 허리가 뻐근하며, 어깨가 결리고, 무릎도 아프다.

사람에게는 정해진 체력이 있다. 자기의 체력을 넘어가는 일이나 운동을 하게 되면 몸이 피로하고 근육골격계 조직들이 상하기 시작한다. 근육은 긴장을 반복해 뭉치기 시작하고, 결국 굳어버린다. 허리가 뻐근하고 어깨가 결리고 손이 저린다. 관절을 많이 사용하여 연골이 닳고 염증이 생기기 시작하면 붓게 된다. 힘줄에도 염증이 발생하고 점차 두꺼워지면 몸에서 소리가 나고 아프기 시작한다. 인대 역시 과도한 스트레스로 늘어나게 되고 관절도 흔들리게 된다.

깔끔한 성격으로 몸은 더 긴장하게 되고, 심해지면 스트레스 호르몬이 분비되어 몸의 대사에 이상을 초래할 수 있다. 심장, 콩팥, 췌장 등 내부 장기에 영향을 주어 성인병을 유발할 수도 있다. 모든 것이 정돈되지 않고 깨끗하지 않으면 조바심이 난다. 스트레스를 받으면 몸의 면역력이 떨어질 수 있다. 다른 병의 근원이 될 수 있다.

물론 집 안이 특급 호텔의 객실처럼 티끌 하나 없이 깔끔하게 정리돼 있으면 더할 나위 없이 좋을 것이다. 하지만 너무 지나치면 몸을 상하게 할 수 있기 때문에 완급을 조절할 필요가 있다.

필자가 대하는 환자분들 가운데는 유 씨 같은 분들이 더러 있다. 그때마다 제발 일을 좀 줄이라고 충고해 드린다. 자신의 건강을 위하여…….

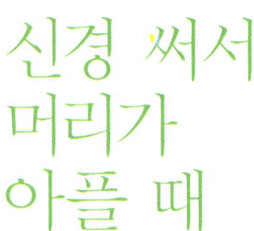

신경 써서 머리가 아플 때

머리에 통증이 있어 CT와 MRI를 찍어봐도 이상이 없다고 한다. 아파 죽겠는데 검사에서는 이상이 없다고 하니 답답할 노릇이다.

일상생활에서 스트레스를 받다 보면 머리가 아파지는 것을 누구나 한 번쯤은 경험해보았을 것이다. 많은 사람들이 자신은 편두통이 있다고 생각한다. 뒷목이 뻣뻣해지면서 어깨도 무겁고 괴롭다. 뒷목을 넘어서 귀 뒤쪽과 얼굴 옆으로도 퍼진다. 한쪽 머리가 아프다 보면 마치 편두통처럼 느껴진다. 그래서 편두통으로 착각을 하는 경우가 있다. 심하면 어지럽기도 하고 구역질까지 나기도 한다.

신경을 쓴다는 것은 스트레스를 받고 긴장을 하는 것이다. 긴장이나 스트레스는 스트레스 호르몬인 카테콜아민을 분비시켜 혈관을 수축시키고 근육을 긴장시킨다. 스트레스 호르몬은 우리의 몸을 보호하기 위한 몸의 작용이다. 예를 들어 교통사고 같은 큰 충격과 위급한 상황이 닥쳤을 때 우

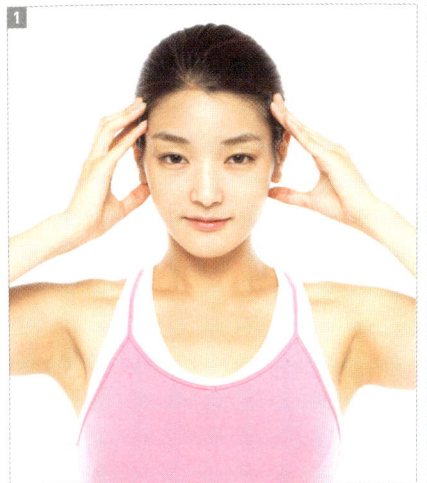

손가락을 모아서 귀 윗부분 근육을 마사지해준다.

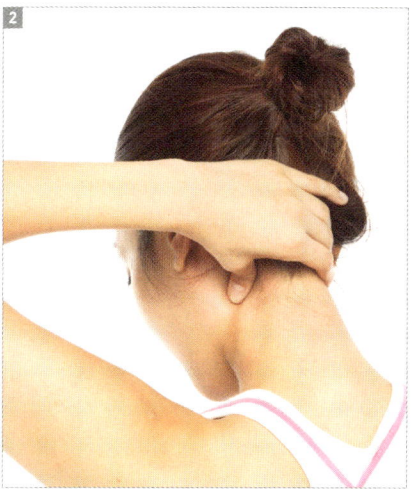

엄지와 검지로 머리와 목 사이를 눌러준다.

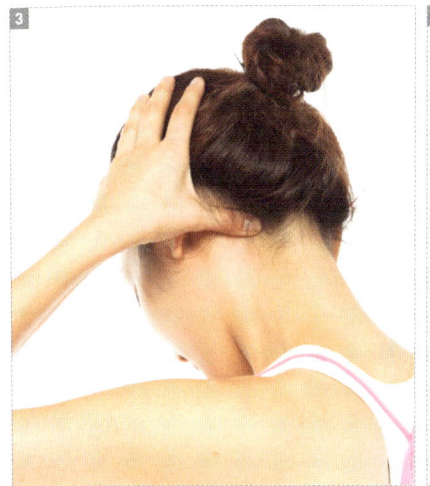

엄지로 머리 아래 근육이 돌출된 부분을 눌러준다.

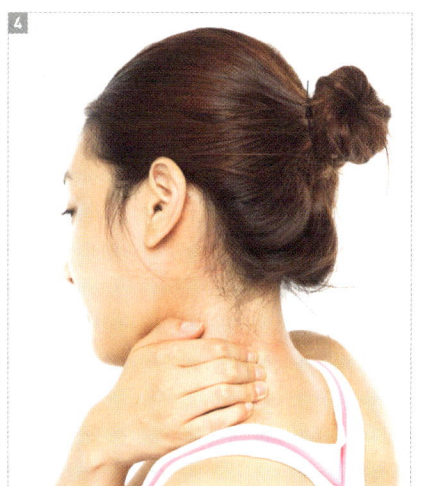

목과 어깨 사이의 근육의 굳은 부분을 잡아당기면서 손끝으로 마사지해준다.

〈그림 1-6〉 두통을 가라앉히는 두피 및 목 근육 마사지

리가 정신을 바짝 차릴 수 있는 것은 이런 스트레스 호르몬 덕분이다. 그만큼 우리의 몸이 상하는 것을 막아주는 중요한 호르몬이다. 그러나 스트레스가 반복적으로 계속되면 스트레스 호르몬이 몸을 망가뜨리게 된다. 과도한 근육의 긴장이 결국 근육을 뭉치게 하고 혈관을 더 수축시켜 혈액순환을 방해하고 상하게 하는 것이다.

두피에도 근육이 있다. 어깨 근육이 뭉치듯 머리의 근육도 뭉쳐 통증을 유발한다. 이러한 두통을 긴장성 두통이라고 한다. 이를 해결하기 위해서는 스트레스를 최대한 피해야 한다. 그러나 쉽지 않은 일이다. 가능한 한 스트레스 상황을 빨리 잊으려고 노력하는 것이 중요하다. 또한 조급해하지 말고 한 번에 한 가지만 해결하려는 습관을 갖는 것도 좋다. 이와 함께 10개를 다 가지고자 하는 욕심을 버리고 6개만 취하려는 마음도 필요하다.

두통이 발생하면 손가락으로 두피 마사지를 하면 도움이 된다. 아울러 목 근육을 푸는 마사지도 필요하다(그림 1-6). 특히 목과 머리가 이어지는 부분을 눌러주기만 해도 두통이 다소 가라앉을 수 있다.

고개 숙이면 팔이 저릴 때

30대 여성이 목에 통증을 느껴 병원을 찾아왔다. 목 통증과 함께 고개를 숙일 때 머리가 아프고, 가끔 팔도 저린다고 호소했다. 가정주부인 그녀는 아이들을 학교에 보내고 난 뒤 컴퓨터에 푹 빠져 지냈다. 연예계의 시시콜콜한 정보와 함께 각종 인터넷 쇼핑몰 등을 둘러보는 재미가 쏠쏠해서다. 그러나 반갑지 않은 손님이 찾아왔으니, 컴퓨터 화면이 아른거려 고개가 컴퓨터 앞으로 나가는 이른바 거북목 자세가 그것이다. 바로 통증의 시발점이다.

엑스레이를 찍어보니 목 척추 5번과 6번 사이가 좁아져 있고, MRI를 촬영해보니 목 디스크가 있었다. 고개를 숙일 때 머리가 아픈 것은 근육이 뭉쳐서 발생하기도 하지만 목 디스크가 있어도 아프다. 디스크가 삐져나오면 목, 어깨, 팔로 가는 신경을 누르게 된다. 눌린 신경은 통증을 느낀다. 심하면 팔의 힘이 빠지기도 한다. 그래도 목 디스크는 허리 디스크에 비해 치

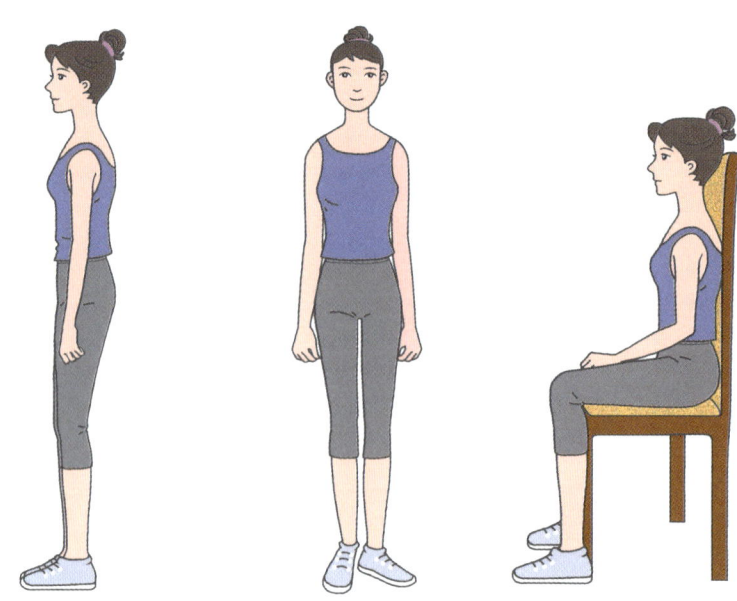

〈그림 1-7〉 자세만 똑바로 해도 목 디스크의 50퍼센트는 치료가 된다. 서 있거나 앉아 있을 때 배를 약간 집어넣고 허리를 위로 올리면서 어깨를 펴고 턱을 뒤로 당겨야 한다. 옆모습을 볼 때 귀와 어깨를 잇는 선이 일직선이 되면 좋은 자세다.

료가 잘 되는 편이다. 자세만 똑바로 해도 50퍼센트는 치료가 된다. 턱을 뒤로 당기고 옆모습을 볼 때 귀와 어깨를 잇는 선이 일직선이 되면 좋은 자세다(그림 1-7).

특히 잠을 잘 때 베개를 낮게 베야 한다. 시중에서 파는 베개는 다소 높다. 일반 솜 베개의 솜을 절반 정도 뺀 뒤 목에 푹 씌워서 베면 목 척추의 커브에 좋다(그림 1-8).

자는 자세도 매우 중요하다. 옆으로 자거나 엎드려 자게 되면 목 척추가 틀어지기 때문에 피해야 한다. 또한 세수나 머리를 감을 때, 양치질을 할 때에도 고개를 숙이지 않은 채 서서 하는 것이 좋다. 컴퓨터를 하기 위해 의자에 앉을 때에는 목 받침이 있는 의자를 선택하여 머리를 받침대에 대는

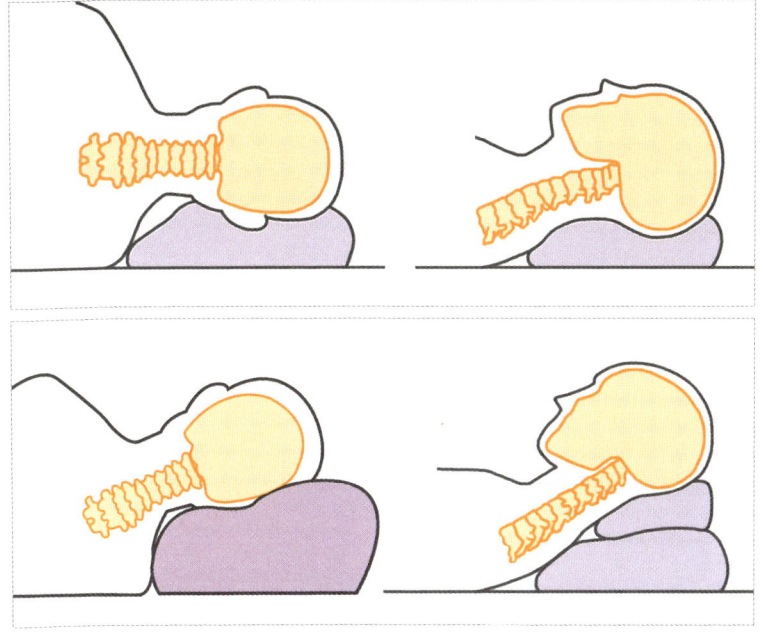

〈그림 1-8〉 잠잘 때 바른 자세(위)와 나쁜 자세(아래)

것이 좋다. 모니터는 가급적 큰 것으로 하고 고개가 숙여지지 않도록 높이는 것이 바람직하다. 노안으로 컴퓨터 글씨가 잘 안 보일 때 노안용 안경 착용도 자세를 바로 하는 데 도움이 된다. 운전을 할 때에도 의자에 앉는 것처럼 자세를 취하는 것이 좋다. 버스를 탈 때 졸다가 고개가 앞으로 숙여지면 증세가 악화될 수 있다.

목을
뒤로 젖히면
아플 때

30대 중반 김 모 씨의 직업은 자동차 정비사다. 김 씨는 고개를 약간 뒤로 젖히면서 일을 많이 하는 편이다. 그러던 어느 날 일을 마치고 퇴근할 무렵 처음으로 뒷목에 통증이 발생했는데, 이젠 고개를 뒤로 젖혀 일할 때에도 목에 통증을 느끼고 가끔은 어지럽다고 호소했다. 또한 가만히 있을 때는 통증이 줄다가 고개를 돌리거나 뒤로 젖히는 순간 통증이 발생한다고 덧붙였다. 엑스레이를 찍어보니 목 척추에 뼈가 자랐다. 이른바 척추관절염이다.

목을 뒤로 젖힐 때 통증이 나타나는 것은 근육이 뭉쳐서이기도 하지만 목 척추의 관절이 부딪히면서 발생하기도 한다. 척추의 뒤쪽에 있는 관절을 후관절이라고 하는데, 고개를 뒤로 젖히면 이 척추의 관절이 부딪히기 시작한다. 관절에 염증이 생기고 점차적으로 관절의 뼈가 커진다. 커진 뼈는 주위 조직을 누르고, 심하면 신경 통로로 자라 나와서 신경을 누르기도 한

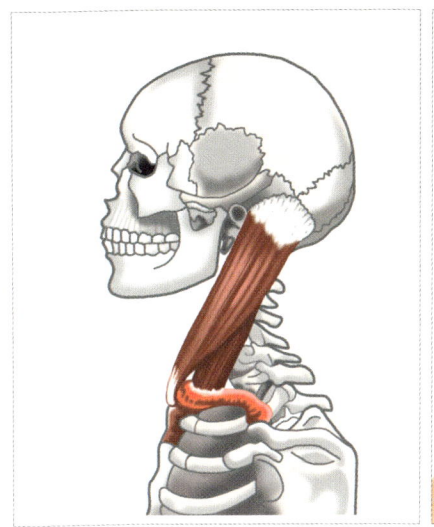 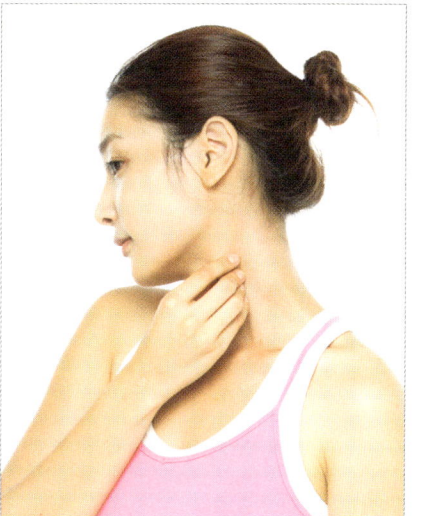

〈그림 1-9〉 흉쇄유돌근

다. 이것을 퇴행성척추증, 척추관절증, 척추관절염이라고 한다. 뼈가 심하게 자라면 신경 통로를 막아 협착증을 일으키기도 한다. 목을 뒤로 젖혀서 발생하는 질환이기 때문에 목을 뒤로 젖히는 동작을 최소화해야 한다. 일할 때 목 보호대를 하면 증세를 다소 가라앉힐 수 있다.

대학생 이 모 군도 목 뒤쪽에 통증이 생겨 내원했다. 이 군은 목을 돌리거나 뒤로 젖힐 때 아프다고 했다. 진료를 해보니 주범은 잠을 자는 자세였다. 평소 엎드려서 자주 잔 것이 통증을 일으켰다. 이 군처럼 엎드려 자는 습관을 가진 분들은 고개가 틀어져서 관절에 스트레스를 주기도 한다. 목에는 흉쇄유돌근이라는 근육이 목에서 시작해 쇄골에 가서 붙는다(그림 1-9). 근육 방향이 비스듬하기 때문에 엎드려 자면 고개가 틀어진다. 근육의 한쪽이 짧아지고 다른 쪽은 늘어나는 경향이 생기기 때문이다. 짧아진 근육은 고개를 한쪽으로 기울게 하여 기울어진 쪽의 척추관절을 서로 부

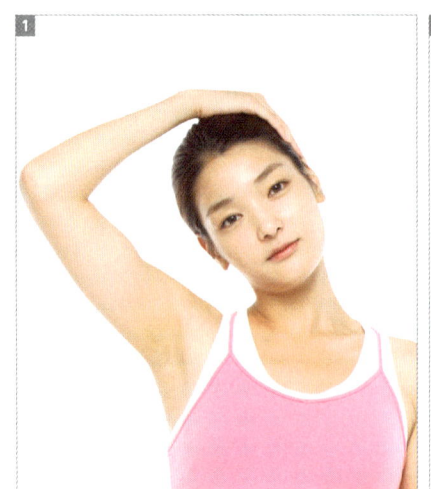
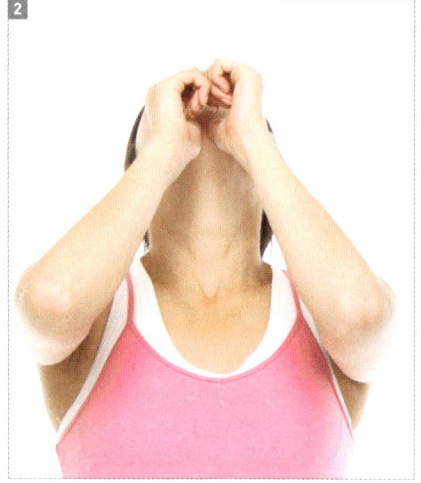

한쪽 손으로 귀 윗부분을 잡고 천천히 머리를 당긴다. 20초씩 3회 반복한다.

양 엄지손가락으로 턱을 밀어올리듯 눌러준다. 20초씩 3회 반복한다.

〈그림 1-10〉 목 스트레칭 및 목 마사지

딪히게 한다. 관절이 망가질 수 있는 것이다. 이런 경우 평소 이 근육을 가볍게 마사지하고 스트레칭을 해주면 병의 진행을 막을 수 있다(그림 1-10).

고개 돌리다가 '뚝' 소리나며 아플 때

목의 통증으로 인해 병원을 찾는 이유도 다양하다. 40대 회사원 양 모 씨는 잦은 야근으로 매일 늦게 귀가한다. 간혹 집에서도 회사 업무를 보는 편이다. 컴퓨터로 서류 작업을 마친 뒤 잠자리에 들었는데 아침에 일어나 고개를 돌리다가 '뚝' 소리가 나며 심하게 아팠다.

남편의 은퇴 후 한적한 시골에 아담한 전원주택을 지어 생활하고 있는 50대 후반의 여성도 집안일과 텃밭 관리 등 서울에 살 때보다 고개를 숙인 채 하는 일이 많아졌다. 이 여성도 어느 날 자고 일어났는데 통증이 심해 목을 돌리기가 어려웠다. 교통사고를 당해 고개가 앞으로 왔다 갔다 하는 손상을 입은 학생도 다음날 목이 아파 꼼짝하지 못해 병원에 찾아왔다. 고개를 숙여도 아프고 돌릴 수가 없다. 뒤로 젖히는 것도 아프다.

우리가 삐었다고 하는 표현은 염좌를 말한다. 근육이 삐고 인대가 삔다. 인대라는 것은 뼈와 뼈를 이어주는 역할을 한다. 갑자기 목이 흔들리거나

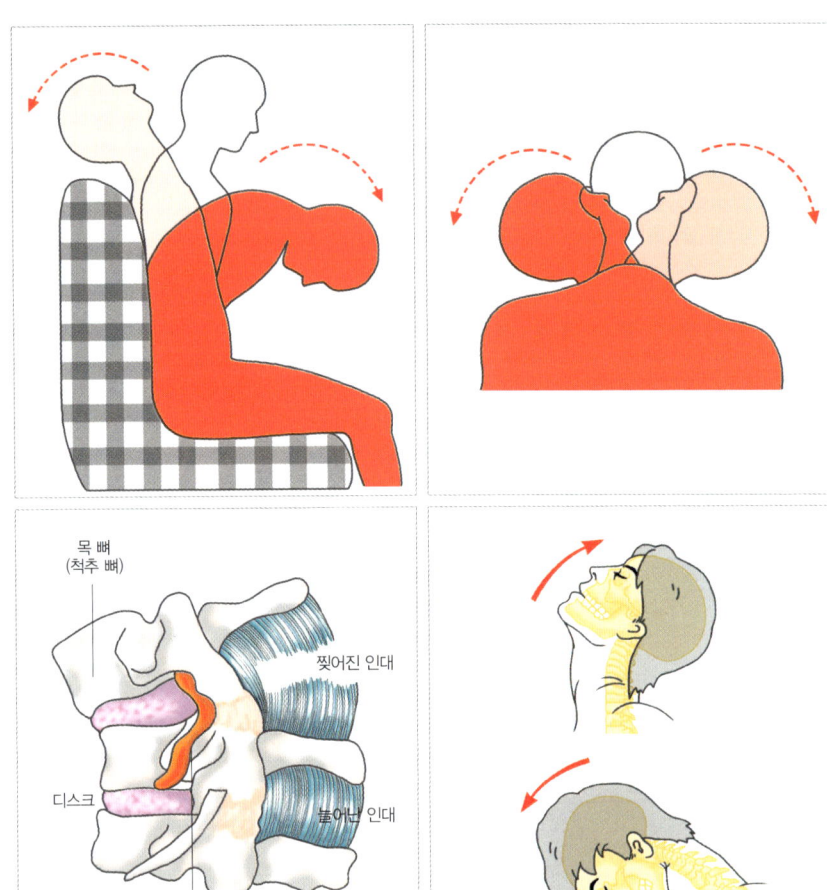

〈그림 1-11〉 인대는 뼈와 뼈를 이어주는 역할을 한다. 갑자기 목이 흔들리거나 척추가 틀어진 자세를 취할 때 척추 뼈에 붙어 있는 인대에 심한 스트레스가 가해진다. 가끔 스트레칭을 하다가 인대가 더 늘어나서 찢어지는 경우도 있다.

척추가 틀어진 자세를 취할 때 척추 뼈에 붙어 있는 인대에 심한 스트레스가 가해진다(그림 1-11). 가끔 스트레칭을 하다가 인대가 더 늘어나서 찢어지는 경우도 있다.

목 척추의 인대는 매우 많다. 허리도 마찬가지다. 척추 뼈의 앞과 뒤에, 척

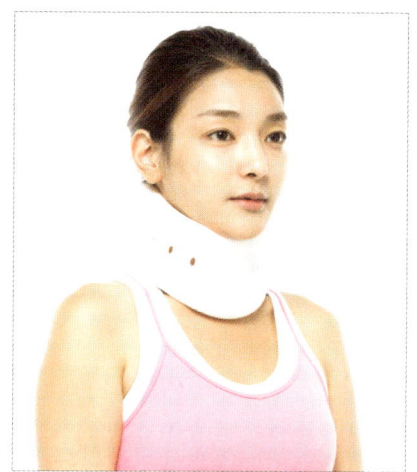

〈그림 1-12〉 목 보호대

추관절 마디마디에 다 붙어 있다. 척추가 중요한 뼈대인 만큼 붙어 있는 인대도 많다. 이처럼 많은 인대가 척추의 뼈를 안정시킨다. 인대가 삔다는 것은 인대가 늘어나거나 찢어지는 경우다. 가벼운 경우는 늘어나지만, 심한 경우는 찢어지는 것이다. 찢어지는 순간에는 꼼짝하지 못할 정도로 무지무지 아프다. 목 척추의 인대는 허리와 마찬가지로 뒤쪽에 많기 때문에 주로 고개를 숙일 때 아픈 경우가 제일 많다.

고개를 돌릴 때 척추의 관절이 틀어지면서 붙어 있는 인대가 스트레스를 받아 아프다. 근육이 삐었을 때에는 보통 2~3일 이내에 통증이 줄어들며 사라진다. 그러나 인대를 다치면 일주일 이상 가고 후유증 또한 만만치 않다. 인대가 아물면서 두꺼워져 척추를 틀어지게 할 뿐만 아니라 소리까지 나게 한다.

근육이 삐면 냉찜질을 하면서 아픈 근육을 살살 마사지를 해준다. 샤워기 물을 세게 틀어 목 근육에 물마사지를 하는 것도 좋다. 첫날은 찬물로 하지만 다음 날부터는 더운물과 찬물로 번갈아 하면 더욱 좋다. 인대를 삐었다고 생각이 들면 냉찜질을 약 2~3일간 해주는 것이 좋다. 소염제를 며칠간 복용하는 것도 도움이 된다. 고개가 더 이상 움직이지 않도록 목 보호대를 착용하는 것도 좋은 방법 가운데 하나다(그림 1-12). 이런 과정을 통해 통증이 줄어들면 고개를 살살 움직여준다. 근육과 달리 후유증이 많이 발생하기 때문에 수시로 거울을 보면서 고개가 한쪽으로 기울지는 않았는지 확인하는 것도 중요하다.

인대를 다칠 경우에는 근육 역시 같이 다치게 마련이다. 삘 때 근육이 튼튼해서 목의 움직임을 막아줄 수 있다면 인대는 다치지 않는다. 근육이 막지 못하면 인대에 충격이 온다. 같이 다친 근육은 가볍게 손가락 등을 이용하여 마사지를 해준다.

가슴이 콕콕 쑤실 때

앞가슴이 아프면 우선 놀라기부터 한다. 심장이나 폐 같은 중요한 장기가 있기 때문이다. 혹시 심장에 문제가 생긴 것은 아닐까? 폐병인가? 오만 가지 생각이 들며 겁이 덜컥 난다. 사실 겁나는 건 필자도 마찬가지다.

자세가 앞으로 구부정한 20대 여성이 진료실로 들어왔다. 얼굴이 하얗게 질린 채 걱정이 가득했다. 가슴이 아픈데 내과에 가봐도 문제가 없다는 말만 되풀이하며 대책을 세워주지 않는다고 토로한다. 일단 심장과 폐에 문제가 없으니 큰 걱정은 하지 말라고 위로했다. 혹시 뼈나 인대에 문제가 없는지 초음파 검사를 해보았다. 다행히 근육이 약간 두꺼워져 있고, 관절이나 인대 부위에는 단순한 염증이 조금 있었다.

그녀의 문제는 구부정한 자세였다. 앞으로 구부정하기 때문에 앞쪽 가슴에 있는 근육들이 짧아지고 뭉쳐 있어 갈비뼈와 앞가슴 뼈 사이의 관절이 부딪히면서 통증이 발생한 것이다. 갈비뼈 사이에는 소위 갈비살이라는 근육들이 많고, 갈비뼈는 앞가슴 뼈와 등 척추 뼈와도 관절을 이루고 있다. 나쁜 자세로 인해 발생한 통증이다.

치료는 우선 앞가슴을 펴고 등을 펴는 올바른 자세를 취해야 한다. 아픈 근육 부분은 마사지 등으로 효과를 볼 수 있다. 관절 부분의 염증은 약물 치료나 물리치료 등으로 해결한다.

어깨를 도려내고
싶을 만큼
괴로울 때

얼마 전 필자와 가깝게 지내는 지인 10여 명이 모여 저녁을 함께 했다. 세상 돌아가는 이야기, 자녀 이야기 등으로 담소를 나누다 건강 이야기로 화제가 모아졌다. 참석한 사람 가운데 9명이 어깨 결림 통증을 느끼고 있었다. 마흔이 넘으면 경험하지 않은 사람이 없을 정도로 매우 흔한 것이 어깨 결림이다. 과연 '어쩔 수 없는 통증일까?' 하는 물음표가 필자의 머리를 떠나지 않았다.

통증의 원인도 다양하다. 컴퓨터를 오래 하고 나서, 무거운 물건을 들고 나서, 운전을 오랫동안 하고 나서, 옆으로 잠을 자고 나서 아픔이 찾아온다. 통증도 통증이지만 지내기가 너무 괴롭다. 어깨를 도려내고 싶은 충동을 느끼며 짜증까지 난다. 어깨 결림은 주로 목과 어깨 관절 사이의 부분에서 많이 나타난다(그림 1-13).

대부분 통증은 근육으로부터 시작된다. 과도한 긴장으로 인해 근육이 뭉

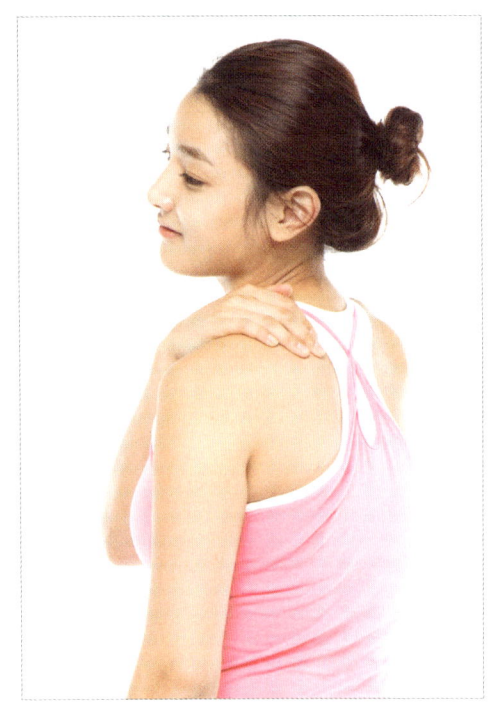

〈그림 1-13〉 어깨 결림은 주로 목과 어깨관절 사이에서 많이 나타난다.

치는 경우, 근육이 약한 경우, 근육이 딱딱해진 경우, 근육이 파열된 경우가 여기에 해당된다.

목과 어깨 관절 사이, 어깨와 날개뼈 사이, 목과 날개뼈 사이에 있는 근육들의 문제가 어깨 결림의 원인이다. 목의 척추가 틀어져 있을 때에도 붙어 있는 근육들이 제 위치에 있지 못하고 비정상적으로 움직이면서 서로 부딪혀 통증이 발생할 수 있다. 날개뼈는 어깨를 움직이는 데 하나의 축이 된다. 따라서 날개뼈의 움직임이 부드러워야 어깨도 부드럽게 움직일 수 있다. 반대로 날개뼈 부위가 굳어 있으면 어깨 통증이 반드시 찾아온다. 어깨를 회전시키는 회전근이 전부 날개뼈에서 시작되기 때문이다. 통증이

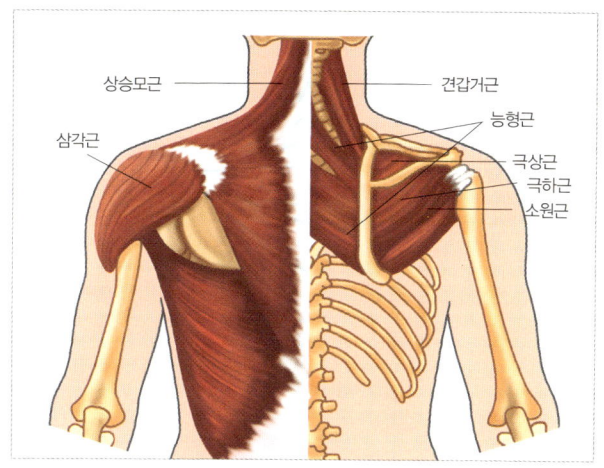

〈그림 1-14〉 통증이 잘 오는 부위들

잘 오는 부위는 상승모근, 견갑거근, 극상근, 극하근, 소원근, 능형근, 삼각근 등이다(그림 1-14).

또한 어깨의 뒤쪽에도 통증이 잘 오는 부위가 있는데, 이곳은 삼두박근, 광배근, 대원근 등 세 개의 근육이 서로 지나가는 곳이다(그림 1-15). 여기는 근육들끼리 마찰하면서 통증을 유발하고, 조직이 두꺼워져 누르면 통증이 대단하다. 평소 아프지 않더라도 위 근육들의 부위를 누르면 통증을 느낀다. 이 근육들이 만성적으로 뭉치면 어깨 움직임이 원활치 못해 오십견이 올 수도 있다. 또한 이 근육들이 만성적으로 뭉치면 유착되어 딱딱해진다. 딱딱해진 근육과 근막들이 움직일 때 서로 부딪히면서 소리를 내게 된다. 근육통이 오면 평소 가볍게 근육을 손으로 마사지하고 스트레칭하는 습관을 들이는 것이 좋다. 진통제 복용은 아주 통증이 심할 때 외에는 권하고 싶지 않다. 진통 효과로 통증이 없으면 병을 근본적으로 해결할 수 없기 때문이다. 이런 경우 오히려 더 악화시킬 수도 있다. 근육통이 계속되어

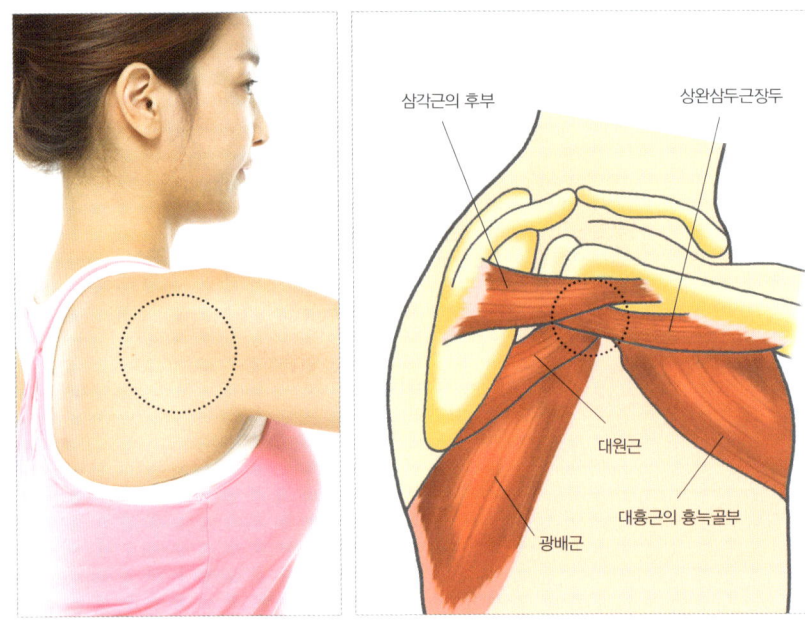

〈그림 1-15〉 어깨의 뒤쪽에 통증이 잘 오는 부위가 있는데, 이곳은 삼두박근, 광배근, 대원근 등 세 개의 근육이 서로 지나가는 곳이다. 근육들끼리 마찰하면서 통증을 유발하고, 조직이 두꺼워져 누르면 매우 아프다.

뭉치거나 딱딱해지지 않도록 해야 한다. 일단 딱딱해지면 치료도 쉽지 않기 때문이다.

팔을 들기조차 힘들 때

42세의 하 모 씨는 여성 에어로빅 강사로 일하고 있다. 활동적인 직업을 가져서인지 성격도 시원하고 매사에 자신감이 넘쳐 보였다. 그러던 하 씨가 어느 날 팔을 들기도 어렵고 어깨를 돌릴 때에는 찢어질 듯이 아파 필자를 찾아왔다. 오십견으로 보였다. 하 씨는 필자에게 "내 나이가 40대 초반인데 왜 오십견이 오냐?"고 물었다. 하 씨는 평소 힘이 세서 무거운 것도 잘 들고 힘든 일을 도맡아서 했다고 한다. 초음파검사를 해보니 어깨의 회전근 힘줄이 찢어져 있었다.

회전근이란 어깨를 돌리는 데 사용하는 근육과 힘줄이다(그림 1-16). 너무 자주 돌리면 힘줄과 뼈가 서로 마찰이 되어 힘줄에 염증이 생기고, 심해지면 닳고 더 심해지면 헤지듯이 찢어진다. 바로 어깨회전근 힘줄 파열이다. 아픈 어깨는 움직임이 줄어들고, 줄어든 움직임은 어깨를 굳게 만든다. 이것이 오십견이다. 사실 오십견이라는 표현은 정확한 용어가 아니다. 오십

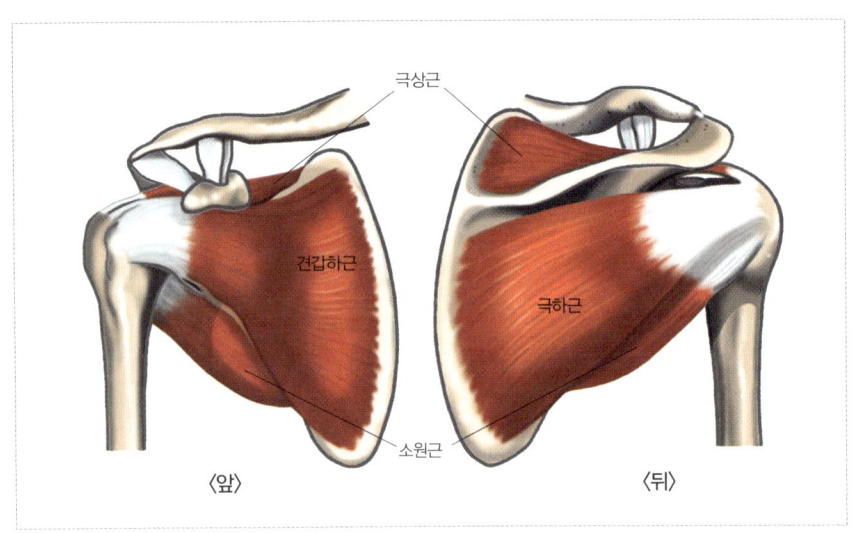

〈그림 1-16〉 회전근

대의 나이에 잘 온다고 해서 오십견이라는 명칭을 얻었을 뿐, 실제로는 동결견(얼은 것처럼 굳은 어깨)이 맞는 표현이다. 그리고 오십견은 병명이 아니고 증상이다. 실제 병의 원인은 힘줄의 파열일 수도 있고, 근육이 뭉쳐서 올 수도 있으며, 어깨관절낭의 염증으로, 또한 근육의 불균형으로 생길 수도 있다. 어깨관절낭의 염증에 의해 오는 경우를 유착성 피막염이라고 한다. 모두 일을 많이 해서 오는 병이라고 할 수 있다.

뿐만 아니라 운동을 잘못해도 발생하게 된다. 벤치프레스를 많이 하는 젊은이들에게도 올 수가 있다. 최근 연구에 의하면, 오십견의 50~70퍼센트 이상이 어깨회전근 힘줄의 손상으로 인한 것이다.

어깨회전근은 4가지다. 어깨회전근의 가장 중요한 작용은 팔뼈를 날개뼈와 팔뼈가 이루는 어깨관절에 밀착시켜주는 역할이다. 어깨관절의 축을 이루는 가장 중요한 근육과 힘줄이다. 하지만 이 근육들은 매우 작아 조금

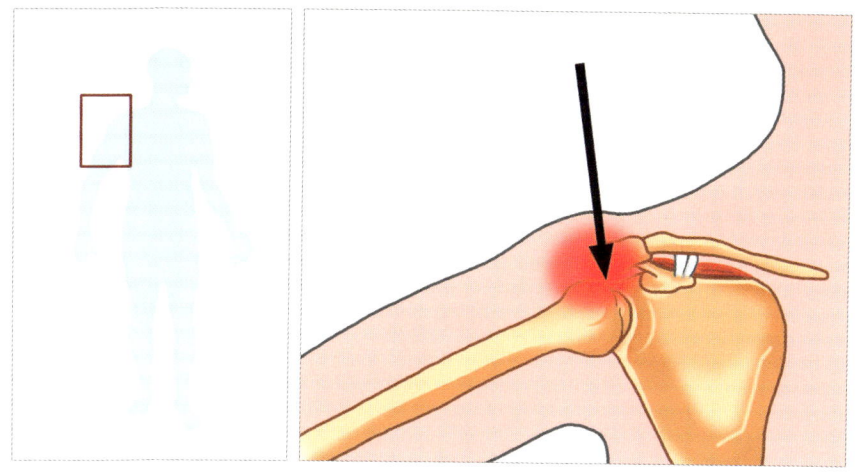

〈그림 1-17〉 어깨회전근 힘줄이 뼈 사이에서 충돌에 의해 손상될 수 있다.

만 근력운동을 하지 않아도 금세 약해진다. 약해진 근육은 축을 불안정하게 한다. 즉 팔뼈가 어깨관절에 밀착되게 하지 못하고, 팔뼈가 흔들리게 된다. 위아래, 좌우로 흔들리면서 뼈와 부딪히게 되는 것이다(그림 1-17).

특히 이두박근, 삼두박근, 삼각근 같은 큰 근육만을 강화시키면(벤치프레스처럼) 팔뼈가 위로 올라가 날개뼈와 부딪히게 되어 힘줄이 찢어질 수 있다. 흔들리는 상태에서 어깨를 돌리는 동작을 많이 해도 힘줄이 뼈와 부딪혀 찢어질 수 있다.

자세가 구부정한 경우에도 회전근에 염증이 발생되고 손상될 수 있다. 구부정한 자세에서는 팔뼈가 어깨관절에서 앞으로 약간 빠져 있게 된다. 즉 관절이 어긋나 있는 것이다. 결국 힘줄에 염증과 찢어짐이 발생하기가 쉽다. 옆으로 자는 사람의 경우에도 어깨관절이 어긋나 회전근 힘줄에 염증과 손상이 생길 수 있다.

치료를 위해서는 우선 어깨를 많이 쓰는 것을 줄여야 한다. 무거운 것을

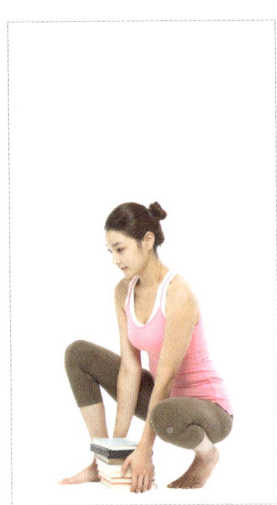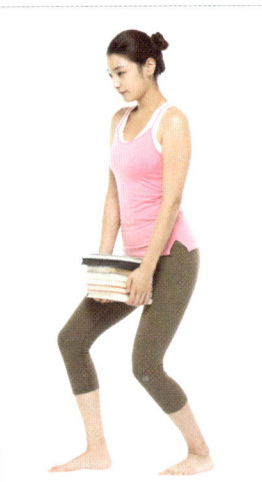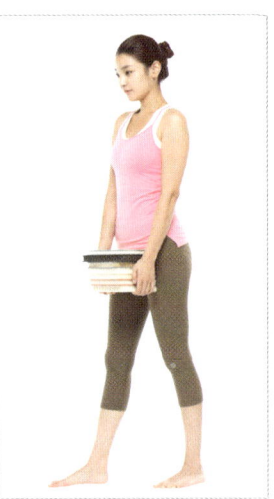

<그림 1-18> 무거운 것을 들 때나 팔을 크게 사용할 때 팔꿈치를 몸통에 붙인 채로 하고, 들려고 하는 물건이 항상 몸에 가까이 위치해야 한다. 허리는 바로 펴고 다리의 힘으로 들어올린다.

들 때나 팔을 크게 사용할 때 팔꿈치를 몸통에 붙인 채로 하고(그림 1-18), 옆으로 자지 말아야 하며 구부정한 자세를 바로 펴려는 노력이 필요하다. 팔을 높이 올리는 것, 운전하다가 뒷좌석의 물건을 빠른 동작으로 잡는 자세 등은 피해야 한다. 그래야만 더 이상의 손상을 막을 수 있다. 염증만 있다면 바르는 소염제를 사용하고, 손으로 마사지를 하는 것도 도움이 된다. 찢어진 힘줄을 낫게 하는 것이 먼저이고, 다소 호전되면 어깨의 움직임을 만드는 운동요법이 필요하다. 찢어져 있고 염증이 심한 상태에서 무조건 운동하는 것은 병을 악화시킬 수 있기 때문에 각별히 주의해야 한다. 물론 단순히 근육만 뭉치고 피막염만 있는 상태에서는 초기부터 운동요법이 필요하다. 예방 차원에서 평소 어깨회전근을 강화시켜주는 운동요법도 꾸준히 하면 도움이 된다(그림 1-19).

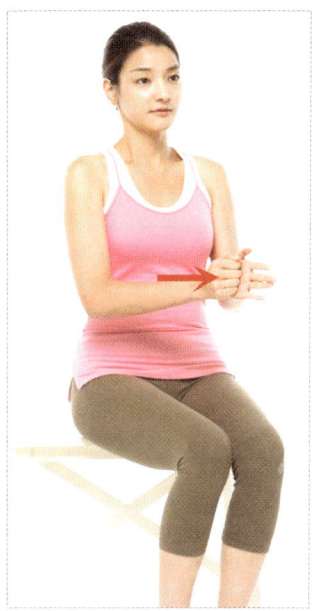 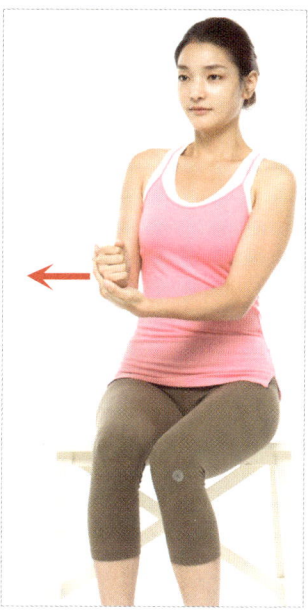

〈그림 1-19〉 회전근 강화 운동
어깨와 팔꿈치는 몸에 붙이고 주먹을 쥔 손을 안쪽과 바깥쪽으로 힘을 준다.
이때 반대쪽 손은 저항을 하면서 좌우로 천천히 움직인다.

어깨통증이 아주 심할 때

40대 남성이 어느 날 극심한 어깨 통증을 호소하며 내원했다. 오십견은 아닌 것 같은데 어깨를 90도 이상 올리기가 어렵다고 했다. 통증 때문이다. 일을 많이 하는 것도 아니고 팔을 많이 쓰는 것도 아닌데 어깨에서 목 쪽으로 오는 선상에서 어깨에 가까운 부위가 튀어나와 있고, 가끔 선반에서 물건을 꺼내려 하면 통증이 유발되었다. 과거 병력을 물어보니 어렸을 때 축구를 하다가 땅바닥에 넘어지면서 어깨를 크게 다쳤던 적이 있었다. 이제는 옆으로 누워 자기만 해도 어깨가 아프고 부어오른다. 뼈가 닿는 느낌도 들고 심하게 아프다. 어깨관절염인 것이다. 우리가 보통 말하는 어깨관절은 팔뼈와 날개뼈가 만나서 이루는 부분인데, 이 환자가 아픈 부위는 쇄골과 날개뼈가 만나서 이루는 관절이다.

바로 견봉쇄골관절이다(그림 1-20). 이 관절은 많이 사용해 염증이 오는 것보다는 다치고 나서 큰 충격으로 인해 관절이 손상된 후 관절염이 오는 경

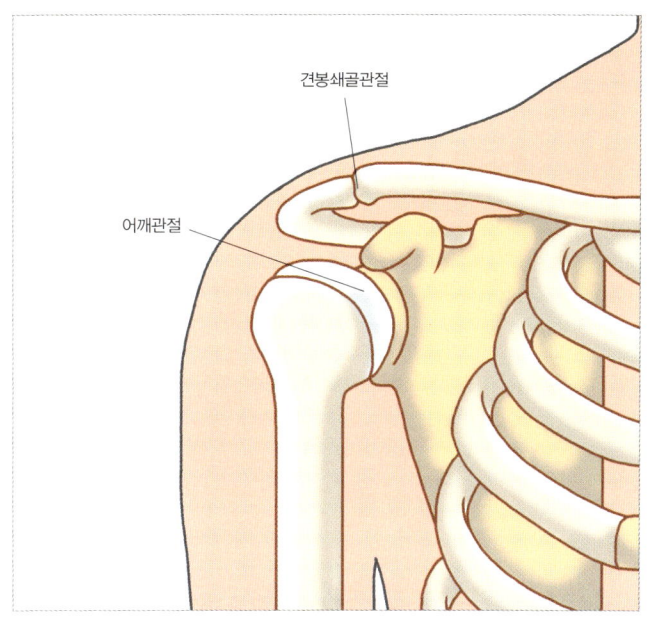

〈그림 1-20〉 견봉쇄골관절
이 관절은 많이 사용해 염증이 오는 것보다는 다치고 나서 큰 충격으로 인해 관절이 손상된 후 관절염이 오는 경우가 많다.

우가 많다. 물론 다칠 만큼 많이 사용하면 찾아오기도 한다. 관절을 이루는 뼈끼리 서로 부딪히고 마찰되어 염증이 발생한다. 심하면 관절이 붓고 두꺼워진다. 통증이 지속되면 어깨관절의 움직임도 제한돼 2차적으로 오십견이 올 수 있다. 견봉쇄골관절염의 경우 90도 이상 팔을 들어 무거운 것을 들거나 옆으로 자는 동작은 피해야 한다. 보통 관절염의 기준에 따라 치료를 요한다. 그러나 치료가 매우 어렵고 까다로운 부위 가운데 하나다. 소염제를 바르면서 가벼운 마사지를 충분히 하고, 근육성에 의한 오십견과 달리 어깨관절 운동을 통증이 없는 범위 내에서 가볍게 해주는 것이 좋다. 염증이 많을 때는 소염제 복용도 필요하지만 냉찜질을 자주 해주는 것이 좋다. 자세가 앞으로 구부정하지 않도록 어깨를 펴는 자세가 중요하다.

운동하다 어깨연골이 찢어졌을 때

필자의 후배 의사는 이른바 몸짱이다. 평소 헬스를 열심히 한다. 가슴 근육도 크고 어깨 근육도 탄탄하다. 운동을 해도 만능이다. 많은 사람들이 부러워할 만큼 몸이 좋다. 그러나 뜻하지 않은 문제가 발생하였다. 어깨에 통증이 조금씩 생기더니 이제는 팔을 올릴 때마다 통증이 발생한다. MRI를 찍어보니 어깨관절의 연골인 관절순이라는 조직이 찢어져 있었다(그림 1-21). 어깨가 튼튼한데 왜 연골이 찢어져 있을까?

문제는 벤치프레스에 있었다. 이두박근, 삼각근, 삼두박근이 강해지다 보면 상대적으로 어깨회전근이 약해져 근육의 균형이 깨질 수 있다. 팔뼈를 위로 올리는 결과로 회전근 힘줄이 뼈에 부딪혀 손상이 오고, 강한 이두박근은 관절순 연골을 잡아당기면서 찢어지게 만든다. 강해진 이두박근과 큰 알통이 화근이었던 것이다. 찢어진 연골은 혈액 순환이 잘 되지 않아 회복이 더디고 완전히 낫기도 힘들다. 후배는 당분간 좋아하던 테니스는

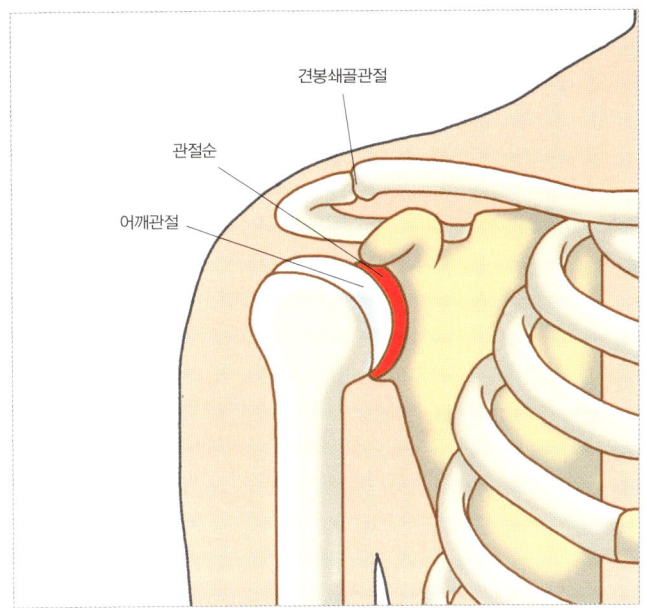

〈그림 1-21〉 관절순

물론 골프도 하기 어려워졌다.

소위 몸짱이라고 하는 분들이 가끔 이 연골이 손상돼 병원을 찾아온다. 그러나 대부분은 야구를 하거나 테니스를 하는 분들에게서 많이 발생한다. 이를 회복하기 위해서는 특수한 혈장주사요법이나 재활운동을 꾸준히 해야 한다.

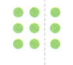

등이
뻐근하고
결릴 때

'등이 결린다' '등에 담이 들었다' 는 표현을 많이 한다. 이것도 경험해보지 않은 사람이 없을 정도로 흔히 나타나는 증상이다. 컴퓨터를 오래 하고 나서, 이사를 하고 나서, 힘든 일을 하고 나서, 청소를 하고 나서 통증을 호소한다. 또한 몸통 회전을 하는 골프를 비롯해 탁구, 테니스, 배드민턴 등 운동을 하고 난 뒤에도 나타난다. 자고 나면 등이 뻐근하고, 어깨를 펴려고 하면 등 쪽에서 통증도 오고 몸통이 잘 움직여지지 않는다. 대부분 근육통이다.

보통 등은 목의 끝 부분에서 허리가 시작되기 전까지를 말한다. 여기에는 근육, 등 척추, 갈비뼈, 날개뼈 등이 있고, 갈비뼈 내부에는 심장과 내장이 들어 있다. '등에 담이 들었다' 는 표현은 근육의 문제다. 근육이 뭉쳤거나 굳어서 통증이 오는 경우를 말한다(그림 1-22).

대부분 자세가 나쁠 때 근육이 과도한 긴장을 하게 되고 결국 뭉쳐서 근

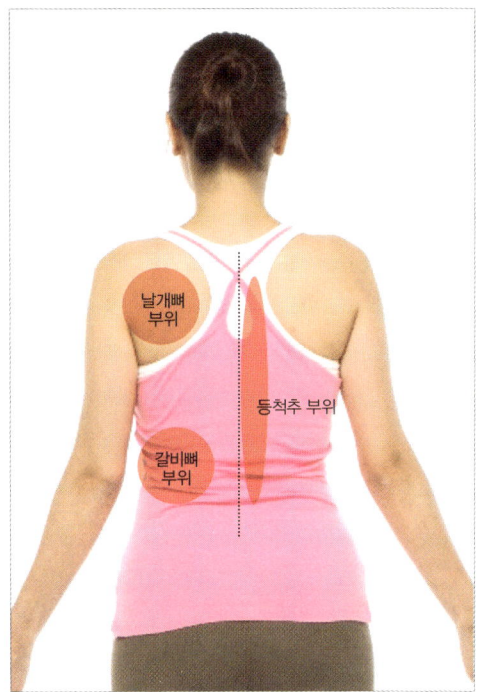

〈그림 1-22〉 등 근육에서 통증이 오는 부위

육통이 오게 된다. 뭉친 근육들이 뻣뻣해지고 갑작스런 동작이 일어나면 근육들끼리 충돌해 쥐어짜는 듯한 통증이 발생하고 오래 지속된다. 보통 짧게는 2~3일, 심한 경우에는 일주일 이상 지속된다.

또한 뭉치고 뻣뻣하고 굳은 근육은 뼈를 틀어지게 하여 관절도 아프게 할 수 있고, 인대도 틀어지게 하여 통증을 악화시키기도 한다. 결국 등의 통증은 근육으로부터 시작이 되었다고 해도 과언이 아니다. 어떤 경우는 목도 아프고 어깨, 날개뼈도 아프다. 등의 윗부분에 목과 어깨 및 날개뼈가 이어져 있기 때문이다. 목, 어깨, 날개뼈와 등을 이어주는 근육이 뭉친다면 이 네 부분이 모두 아플 수 있다.

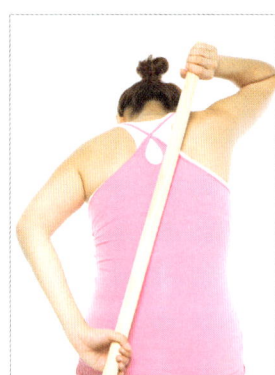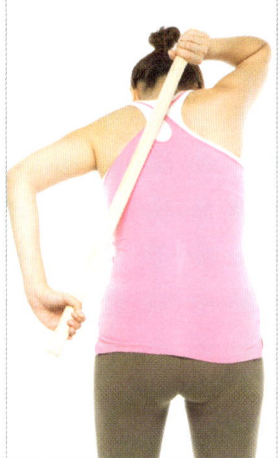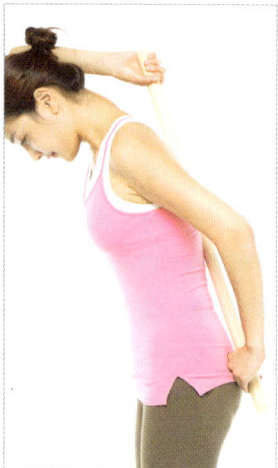

봉을 이용한 등 마시지

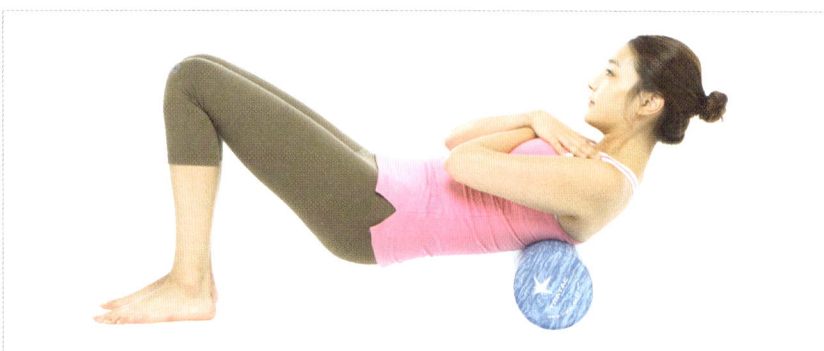

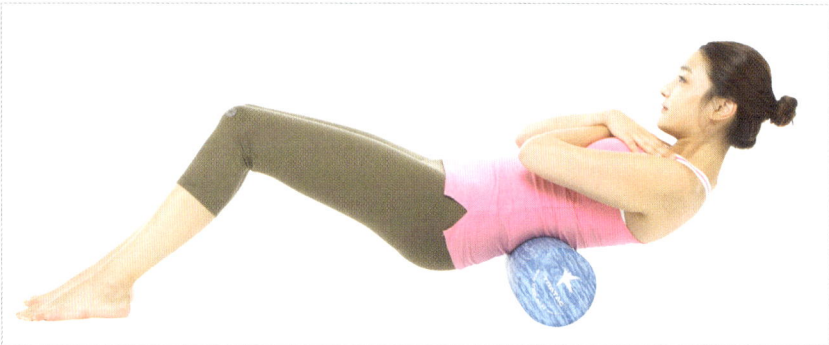

폼 롤러를 이용한 등 마사지

〈그림 1-23〉 기구를 이용한 등 마사지

그리고 아주 드물지만 갈비뼈와 척추를 이어주는 관절에 문제가 발생하는 경우도 있다. 척추가 좌우로 틀어진 척추측만증의 경우에는 갈비뼈와 척추 뼈 사이의 관절도 틀어질 수 있다. 통증도 일어날 수 있는데 염증이 있는 관절이 부으면서 아파오는 것이다.

간혹 심장, 폐, 담낭 등 내장기관이 안 좋을 때에도 연관통으로 등에 통증이 발생할 수 있다. 심장의 문제는 협심증 또는 심근경색일 수도 있기 때문에 내과적인 진찰이 반드시 필요하다.

근육통으로 인한 등 결림에는 스트레칭, 폼 롤러나 봉을 이용한 마사지 등이 효과적이다(그림 1-23).

옆구리가 쑤시고 아플 때

필자의 진료실을 찾아오시는 환자분 가운데 옆구리 통증을 호소하시는 분들이 꽤 많다. 원인도 여러 가지다. 시골에서 고추와 버섯, 오이 등 농사일을 오랫동안 해오신 60대 어르신께서는 옆구리가 자주 결린다고 하신다. 10대 여학생은 집과 독서실에서 공부를 장시간 하고 나면 옆구리가 아프다고 한다. 20대 골프 선수는 하루 8시간의 연습을 하고 난 뒤 옆구리가 결리고 뻐근하다고 한다. 또한 PC방에서 컴퓨터 게임에 열중하고 있는 청소년들도 허리 통증과 함께 옆구리 통증으로 인해 병원을 찾아온다.

도대체 왜 아픈 것일까? 옆구리가 결리는 것은 배 속의 콩팥이나 위 같은 장기나 내장에 문제가 있을 때 발생할 수 있다. 그 외에는 대부분 근육통 때문이다. 그래서 우선적으로는 내과적으로 이상이 없는지를 살펴보아야 한다.

내과적으로 문제가 없다면 자세의 문제가 틀림없다. 갈비뼈와 척추, 골반을 이어주는 근육들은 방향이 비스듬하게 되어 있어 몸통을 회전시켜주는 역할을 한다. 이 근육들이 과도하게 스트레스를 받으면 근육의 손상이 오거나 뭉쳐서 통증이 발생한다.

밭일은 한쪽으로 기울이면서 하는 경향이 많다. 척추측만증이 있는 학생은 한쪽 척추가 기울어져 있다. 몸통 회전을 많이 하는 골프 선수는 한쪽으로 스윙을 하다 보면 척추와 골반이 틀어질 수 있다. 특히 PC방에서 열심히 게임을 하는 학생들은 자세가 나빠 한쪽으로 기울어지는 경향이 있다. 한쪽으로 기울어진, 한쪽을 잘 안 쓰는 근육들은 짧아져 있다. 오랜 시간이 지나면 짧아진 근육들은 짧아진 채로 굳는다. 유착이 되는 것이다. 결국 통증이 발생하면서 결리고 저리고 뻐근한 느낌이 드는 것이다.

또한 틀어진 척추는 관절이 서로 부딪히면서 관절통을 호소하기도 한다. 척추관절염까지 발생하고 퇴행성이 빨리 온다. 뼈에 노화가 빨리 올 수 있다. 올바른 자세를 위하여 매 10분마다 슈퍼맨 자세로 기지개를 펴듯 스트레칭을 해주자. 앉아서도 스트레칭을 할 수 있다.

회전운동을 많이 하는 운동선수는 반대쪽으로도 회전운동을 가끔씩 해주자. 마사지는 손가락으로 옆구리 근육을 잡아서 비틀듯이 눌러주면 굳는 것을 다소 막을 수 있고 통증도 감소시킬 수 있다.

허리가
아플 때

허리의 통증은 가장 흔한 통증 중의 하나로 전 인류 가운데 안 아파본 사람이 없을 정도다. 인류를 괴롭히는 지긋지긋한 고통 중의 하나가 바로 요통이다. 아픈 곳도 다양해서 허리 위가 아프다가 골반 쪽이 아프다. 허리를 숙일 때 아프기도 하고, 젖힐 때 아프기도 하며 돌릴 때 통증이 오기도 한다. 어떻게 관리해야 할지 난감하다.

허리의 통증 역시 척추 뼈, 척추관절, 허리 근육, 인대, 디스크, 신경 등에서 시작된다. 어떤 사람은 근육만 아프고, 어떤 사람은 관절만 아프기도 하고, 어떤 사람은 이 구조들이 모두 아프기도 한다. 허리 척추는 매우 복잡한 구조로 되어 있고, 서로 밀접하게 붙어 있어 연관성이 많다. 특히 체중이 실리는 부분이자 몸 움직임의 중심축이기 때문에 문제가 많이 발생한다. 그리고 사람은 걸어서 생활을 하는 구조로 돼 있는데 현대 생활에서 앉아 있는 시간이 많아지고, 정신적인 스트레스도 늘어남에 따라 허리 통

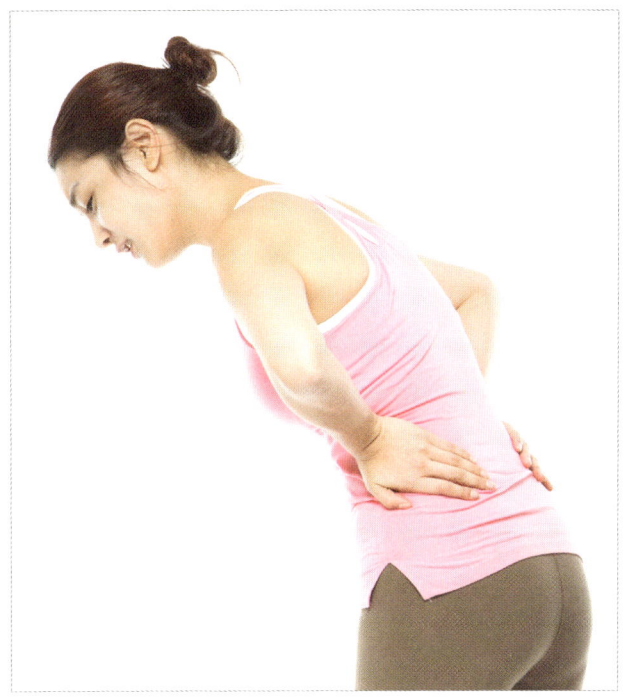

〈그림 1-24〉 디스크 탈출 시 허리를 숙이면 허리, 엉덩이, 다리에 통증을 느낀다.

증이 잘 발생한다.

허리를 숙일 때 통증을 느끼는 대표적인 병이 디스크 탈출이다. 허리를 숙일 때 디스크가 뒤로 밀려나와 신경을 압박하여 허리의 통증을 일으킨다. 물론 다리까지 당길 수도 있고 허리만 아플 수도 있다.

허리의 근육들은 골반뼈의 뒷부분에 가서 붙는다. 허리의 근육이 뭉치고 굳어서 딱딱해지면 늘어나기가 힘들고, 상대적으로 스트레칭이 너무 과하게 되면서 늘어나거나 일부는 찢어지기도 하면서 통증이 발생한다. 특히 굳은 근육이 뼈에 붙어 있는 부분이 스트레칭될 때 통증이 심하다. 굳어 있는 인대와 유착된 인대 역시 허리를 구부릴 때 늘어나면서 통증이 생긴

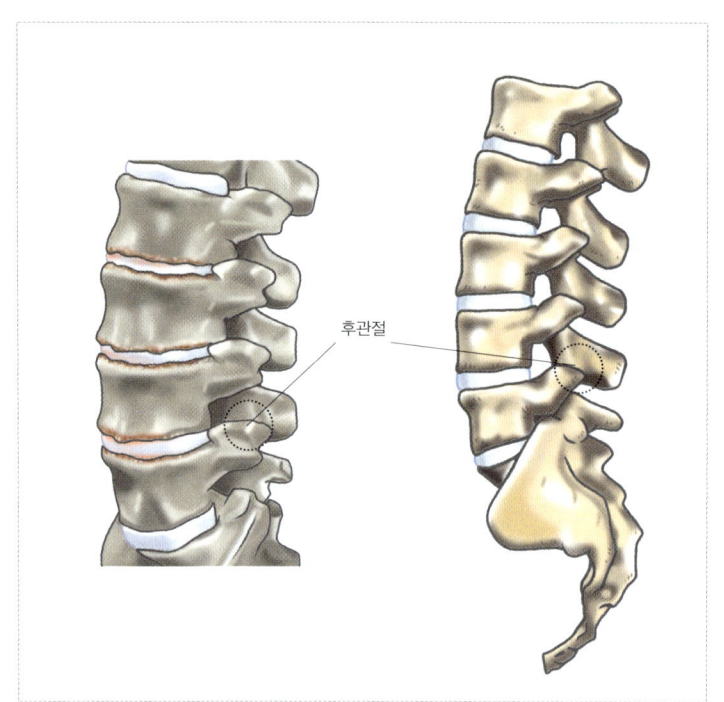

〈그림 1-25〉 척추의 뒤쪽에 있는 후관절은 허리를 뒤로 젖힐 때 관절끼리 서로 부딪혀 통증을 일으킨다.

다(그림 1-24). 정상적인 근육과 인대는 스트레칭 시에 통증이 없고 시원함을 느낀다.

허리를 펴거나 뒤로 젖힐 때 통증이 오는 것은 척추의 관절에 문제가 있을 때가 많다. 특히 뒤로 젖힐 때 통증이 찾아온다. 척추의 후관절은 뒤쪽에 있어서 허리를 뒤로 젖힐 때 관절이 서로 부딪혀 통증을 일으킨다(그림 1-25). 척추관협착증이 있을 때에도 허리를 펴거나 뒤로 젖히면 허리의 통증이 발생하기도 한다. 협착증의 특징은 걸을 때 다리 저림 현상이 나타나는 것이다.

서 있을 때 발생하는 허리의 통증은 허리를 펴는 근육에 피로가 몰려 왔을 때나 장시간 서 있을 때 주로 생긴다. 허리를 돌릴 때에는 여러 부위에서 통증이 발생할 수 있다. 근육이 틀어지고 인대가 꼬이고 관절이 부딪히면서 통증이 올 수 있다. 디스크 탈출의 경우에도 허리를 돌릴 때 통증을 야기할 수 있다.

간혹 척추분리증과 척추전방전위증이 있는 분들이 있다. 분리증이라는 것은 선천적이든 후천적이든 척추 뼈에 금이 간 상태를 말한다. 선천적으로는 타고날 때부터 금이 가 있는 경우이며, 후천적으로는 많이 써서 뼈에 피로골절이 발생하는 것이다. 분리증만 있으면 허리에 통증만 느낀다. 만약 분리된 부분이 밀리면 전위증(위 척추가 아래 척추에 대해 앞으로 밀리는 것)이 발생한다. 이때에는 척추의 신경 공간이 좁아져 협착증을 일으킨다. 이와 같이 허리 통증은 다양하게 나타난다. 관절, 디스크, 근육, 인대 모두 아플 수 있기 때문에 진단도 어렵고 치료도 어려운 질병 중의 하나다.

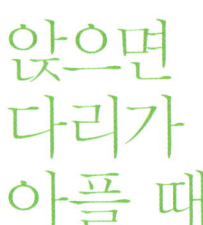

앉으면 다리가 아플 때

"허리를 숙일 때 아프면서 다리까지 통증이 뻗칩니다. 앉아 있을 때 더 심합니다."

40대 중반 남성이 진료실을 찾아 필자에게 호소한 내용이다. 이는 앞에서 말한 바와 같이 디스크 탈출에 의한 신경의 통증이다. 척추의 디스크는 연골이다. 무릎관절의 물렁한 연골과는 달리 좀 더 딱딱하다. 척추의 체중을 지탱하기 위해서 그렇게 만들어졌다. 이 딱딱한 디스크로 척추에 가해지는 무게를 이기지 못하면 닳거나 찢어지거나 밀려난다. 보통 디스크가 있다는 것은 디스크가 신경 통로 쪽으로 삐져나와(탈출) 신경을 누를 때를 말한다. 척추 신경을 누르는데, 이 신경은 두 가지로 나뉜다. 허리로 가는 가지 신경과 다리로 가는 가지 신경이다.

허리로 가는 가지 신경을 누르면 허리에 통증이, 다리로 가는 가지 신경을 누르면 다리에 뻗치는 통증이 발생한다. 두 신경 모두 눌릴 수도 있고, 하

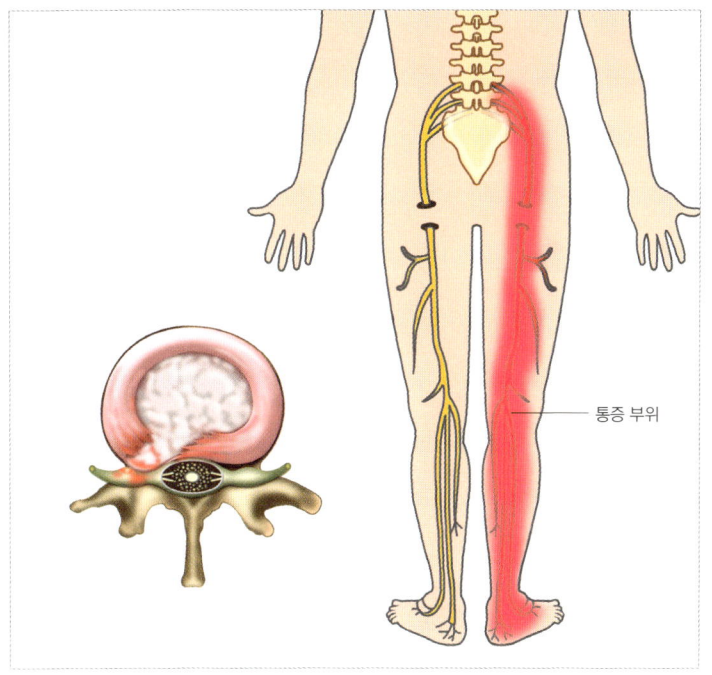

〈그림 1-26〉 디스크가 탈출하는 방향에 따라 통증이 다르게 나타난다.
가운데로 나오면 허리만 아프고, 옆으로 탈출하면 다리까지 아프다.

나만 눌릴 수도 있다. 허리로 가는 가지 신경만 눌리면 허리만 아프다. 그리고 디스크가 탈출하는 방향에 따라 통증이 다르게 나타날 수 있다. 가운데로 나오면 허리만 아프고 옆으로 탈출하면 다리까지 아프다(그림 1-26). 또한 디스크 탈출의 정도에 따라 다르다. 팽륜, 돌출, 탈출 등으로 나눌 수 있는데 탈출이 가장 심한 것이고, 팽륜은 초기라고 볼 수 있다. 디스크가 확인되면 우선 자세부터 세심하게 신경을 써야 한다. 누워 있는 자세에선 디스크에 가해지는 압력이 '0'이다. 서면 100kg, 앉으면 200kg, 허리를 구부리는 자세에선 300kg까지 가해진다. 따라서 앉아 있는 자세를 피하고 세수를 할 때에도 허리를 펴고 하는 것이 중요하다. 어쩔 수 없이 앉아야 할

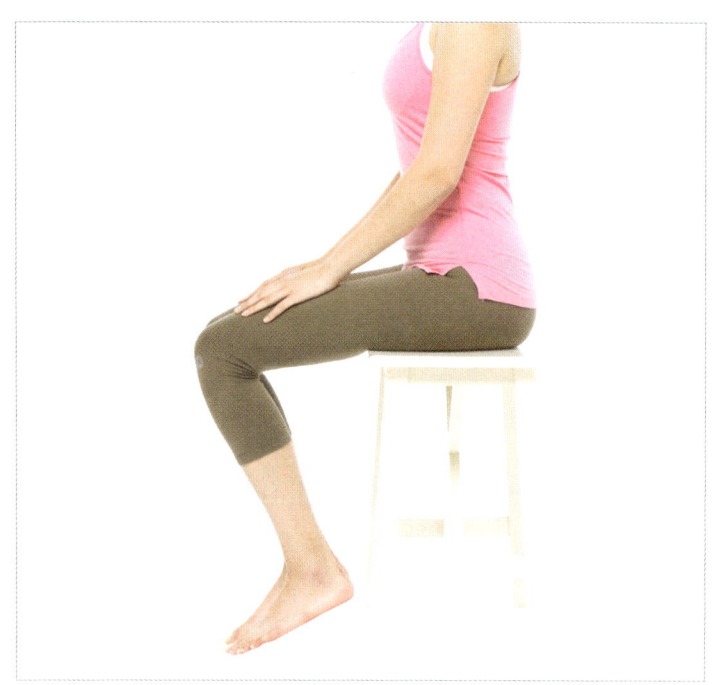

〈그림 1-27〉 디스크 상태에서 어쩔 수 없이 앉아야 할 때는 허리를 펴서
S라인을 만들고, 무릎을 내리고 앉는 것이 바람직하다.

때 허리를 펴서 'S' 라인을 만들고, 무릎을 내리고 앉는 것이 바람직하다(그림 1-27). 누웠다가 일어날 때에도 옆으로 몸을 돌린 후 일어나는 것이 좋다. 침대 생활이 좋다. 바닥에서 일어나다가 병을 악화시킬 수 있고 이부자리를 개다가 또 악화될 수 있기 때문이다. 바닥에 앉는 것은 좋지 않다. 허리를 돌리는 것도 디스크를 악화시킨다. 버스를 타는 것보다 지하철을 타고 서 있는 것이 낫다. 걸으면 디스크에 가해지는 압력이 70kg으로 감소한다. 디스크에 압력만 덜 받으면 더 나빠지지는 않으며, 염증 반응을 다소 줄일 수 있다. 또한 자연치유를 유도할 수 있다. 디스크가 있으면 허리의 근육도 반사적으로 긴장하여 근육통이 발생하고 뭉칠 수 있다.

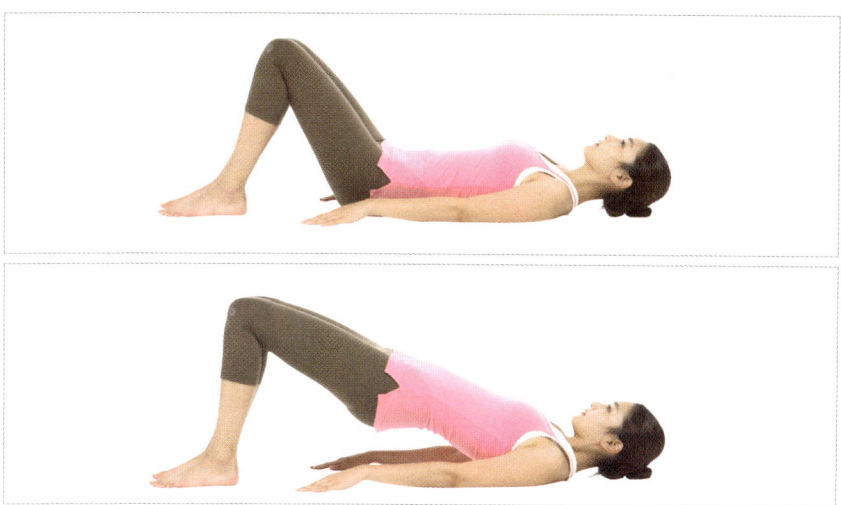

무릎을 세우고 편안하게 눕는다. 엉덩이를 들어올린 상태로 10초간 유지한다.

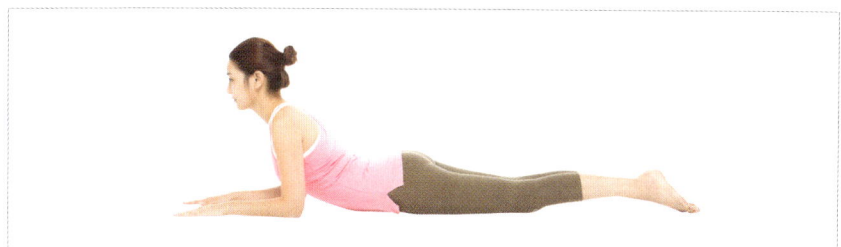

엎드려서 양팔을 바닥과 수직이 되게 놓고 10초간 자세를 유지해준다.

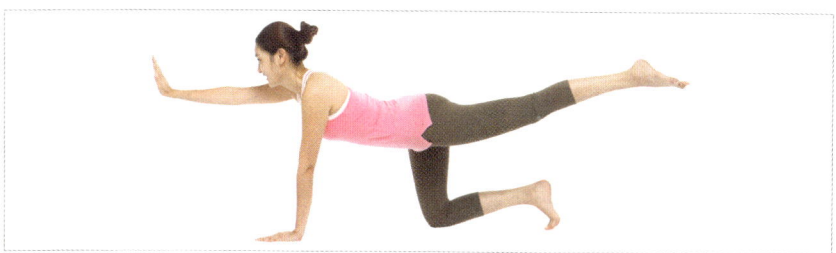

한쪽 팔은 앞으로 나란히, 한쪽 다리는 뒤로 쭉 뻗는다. 팔과 다리를 바꿔가면서 흔들리지 않게 자세를 유지한다.

〈그림 1-28〉 척추신전운동

디스크를 치료하기 위하여 가장 중요한 점은 바른 자세를 유지하는 것과 척추의 근력을 강화하는 것이다. 근력운동으로 가장 기본적인 자세는 배꼽을 20퍼센트 정도 살짝 집어넣고 배꼽을 위로 들어 올린 뒤 항문을 오므리고, 엉덩이에 같이 힘을 주며 10초 동안 유지하는 것을 반복한다. 이 운동을 약 한 달간 지속하여 척추 중심 근력을 키운 후 누워서 브리지 운동을 해준다. 특히 척추의 신전운동을 해주는 것이 바람직하다(그림 1-28). 척추 근력이 강하면 디스크를 보호해주면서 디스크가 자연치유되도록 도와준다.

또한 하체의 근력과 함께 골반의 유연성을 키우는 방법도 추천할 만하다. 허리를 덜 쓰게 해주고 허리의 움직임을 약간 대신해주기 때문이다. 그리고 긴장된 근육을 풀어주는 것도 필요하다. 디스크가 터져도 올바른 자세, 치료, 유연성, 근력을 강화시키는 등 재활만 꾸준히 잘하면 축구도 할 수 있다.

젊은 나이에 퇴행성 디스크일 때

남 모 씨는 스물한 살의 팔팔한 대학생이다. 어느 날 노골적인 허리 통증을 호소하며 병원을 찾아왔다. 과거 병력을 물어보니 고등학교 때부터 허리가 조금씩 아프기 시작했다고 한다. 당시 엑스레이를 찍었는데 척추만 조금 휘었을 뿐 큰 이상은 없었다고 한다. 남 씨는 괜찮다고 하니까 별다른 신경을 쓰지 않고 그냥 지냈다. 하지만 이제는 참을 수 없는 고통이 밀려와 필자의 진료실 문을 두드렸다.

MRI를 찍어보았더니 요추 4번과 5번 사이의 디스크가 새까맣게 나왔다. 바로 퇴행성 디스크였다. 진단 결과를 받아본 남 씨는 "퇴행성이라고요?" 하며 황당하고 어이없는 표정을 지었다. 나이도 젊은데 퇴행성이라는 것이 믿기지 않은 모양이다. 사실 '퇴행성'이라는 말만 들어도 기분이 아주 나쁘다. 일명 노화라는 것이니…….

디스크가 퇴행성이라는 것은 닳아가고 있다는 것이다. 계속 스트레스를 받다 보니 디스크가 닳고 헤지고 심하면 찢어지기도 한다. 디스크는 내부에 수핵과 수핵을 둘러싸고 있는 섬유륜(섬유처럼 질긴 조직)으로 구성된다. 퇴행성이 오면 수핵에 있는 수분이 빠져 나가고 쿠션 기능을 잃게 되고 섬유륜은 닳아버린다. 섬유륜에는 통증을 느끼는 신경이 있다. 섬유륜 조직이 상하면서 섬유륜이 아프고, 그것이 허리의 통증을 느끼게 하는 것이다. 닳은 디스크는 점차 높이가 낮아져 척추 신경 공간을 좁게 만들어 협착증까지 일으킬 수 있다.

자세가 나빠 척추디스크에 압력이 많이 가해지는 경우, 척추의 근력이 약해 척추를 받쳐주지 못해 디스크에 충격이 많이 가는 경우, 허리의 회전이 많아 디스크에 무리가 가는 경우에 퇴행성 디스크가 찾아온다.

젊은 사람의 경우에는 다시 돌릴 수 있는 기회가 있다. 자세를 바로 하고 척추의 근력을 키우는 것이다. 앞서 디스크 탈출에서 말한 바와 같이 자세를 똑바로 하면 디스크에 가해지는 압력을 줄일 수 있다. 그리고 거꾸로 매달리기도 디스크에 가해지는 압력을 줄이는 데 도움을 줄 수 있다. 디스크에 가해지는 압력을 줄이면 디스크에 숨통이 트여 혈액 순환이 다시 되어 회복할 수 있는 것이다. 바른 자세에서 척추 근력을 키우면 힘의 전달이 디스크에 가해지지 않고 근육을 통하기 때문에 디스크의 압력을 줄일 수 있고 근육의 활동으로 혈액 순환을 촉진시킬 수 있어 좋다.

무거운 물건을 들다 삐끗했을 때

30대 남성이 무거운 이삿짐을 들다가 허리를 삐끗했다. 처음엔 가볍다고 생각했는데 일주일 이상 통증이 지속돼 내원했다. 필자도 수년 전 화분을 들다가 삐끗하였는데 허리를 펼 수 없을 정도로 통증이 발생하였다. 좀 이상해서 MRI를 찍어보니 요추 3번과 4번 사이의 디스크가 찢어진 것으로 판독이 나왔다. 별것 아닌 것 같았는데 다소 속이 상했다. 벌써 몸이 약해지나? 노화가 진행되나? 은근히 불안하고 걱정이 되었다.

우리는 보통 허리를 삐끗했을 때 근육이나 인대가 삐었다고 생각한다. 소위 염좌라고 하는데, 맞는 말이다. 근육이나 인대가 삐었을 경우에는 대부분 일주일 이내로 통증이 가라앉는다. 하지만 일주일을 넘어 3~4주 이상 심한 통증이 지속되는 경우에는 디스크의 파열(찢어짐)을 의심해야 한다. 갑자기 디스크에 강한 압력이 가해지거나 강한 회전력으로 인해 디스크가 찢어지는 것이다. 디스크는 연골이다. 보통 우리가 생각하는 물렁뼈와는

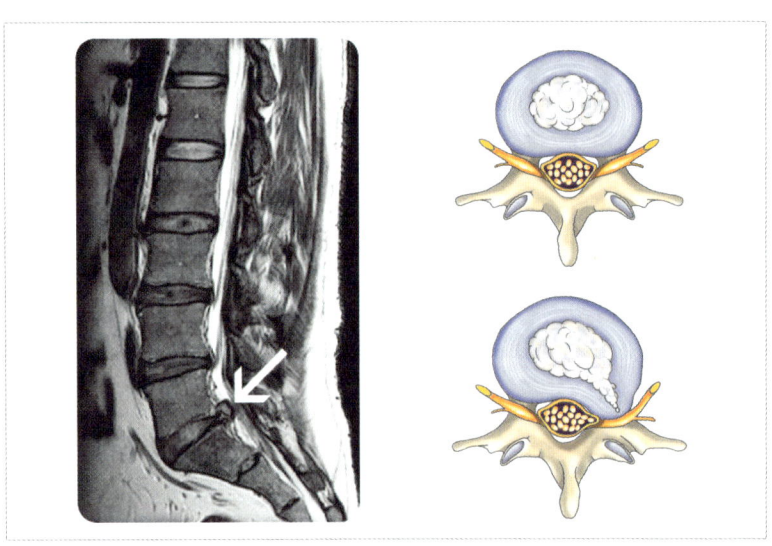

〈그림 1-29〉 디스크 탈출은 디스크 내부에 있는 수핵이 삐져나오는 것을 말한다. 반면에 디스크 파열은 수핵을 둘러싸고 있는 섬유륜이 찢어지는 것이다. 이때 매우 심한 통증이 동반된다. 앉았다 일어날 때가 특히 더 심하다. 허리를 숙이면 더욱 심해지고, 허리를 움직이기도 힘들다.

달리 연골이면서 강한 힘을 버틸 수 있도록 질긴 섬유조직과 수핵으로 구성돼 있다(그림 1-29).

보통 디스크 탈출이라고 하는 것은 디스크 내부에 있는 수핵이 삐져나오는 것을 말한다. 반면에 디스크 파열은 수핵을 둘러싸고 있는 섬유륜이 찢어지는 것이다. 이때 매우 심한 통증이 동반된다. 앉았다 일어날 때가 특히 더 심하다. 허리를 숙이면 더욱 심해지고, 허리를 움직이기도 힘들다.

찢어진 디스크는 아물게 되면 통증이 줄어든다. 찢어진 디스크도 일반 조직과 마찬가지로 아물면 흉터가 남는다. 즉 조직에 흉이 져서 두꺼워지면 주변 조직을 압박할 수 있다. 후유증으로 신경을 누를 수도 있고, 한참 세월이 흐른 후 협착증으로 발전될 수도 있다. 디스크의 높이가 낮아져 신경 공간이 줄어들고, 흉이 진 조직이 신경 공간을 막으면서 협착증을 불러오게 된다. 찢어진 디스크는 아물 때까지 더 찢어지지 않게 보호를 해야 한다. 3~4주간 절대 안정이 필요하고, 디스크 탈출 때처럼 자세를 더 철저하게 취해야 한다. 허리의 움직임을 제한하기 위해 코르셋 같은 보조기를 착용하는 것이 필요하다.

허리를
옆으로 젖히면
아플 때

배가 나오고 살이 찐 40대 남성이 허리를 뒤로 혹은 옆으로 젖히면 통증이 밀려와 내원했다. 그의 허리 사이즈는 40인치가 넘는다. 똑바로 앉아 있는 것도 서 있기도 힘들다. 배는 자꾸 앞으로 밀려나가는 것 같고 허리는 젖혀진다고 한다. 몸을 바로잡을 수가 없다(그림 1-30).

18세 골프선수 김 모 군은 1년 전부터 허리가 아팠다. MRI 검사에도 특별한 이상은 없었다고 한다. 그런데 임팩트 순간만 되면 허리가 아팠다. 설비를 전문으로 하는 50대 한 모 씨도 마찬가지다. 직업 특성상 허리를 젖혔다가 굽혔다 하는 동작을 반복하면서 통증이 발생한 것이다.

척추에는 두 개의 관절이 있다. 하나는 디스크가 있는 관절이고, 하나는 뒤쪽에 있는 후관절이다. 문제는 이 후관절에 있었다. 후관절은 허리를 뒤로 젖힐 때나 옆으로 많이 구부릴 때 서로 부딪히게 되고, 반대편에서는 벌어진다. 부딪히는 부분은 부딪혀서 아프게 되고, 벌어지는 부분에서는 늘

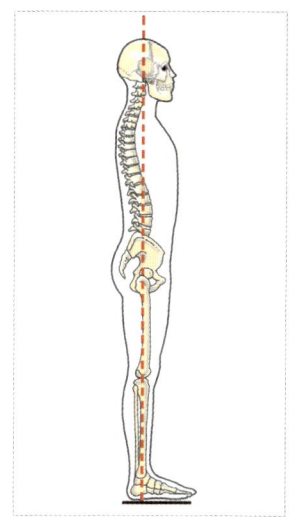

〈그림 1-30〉 서 있을 때 좋은 자세

어나면서 통증이 발생한다.

배가 나오면 허리가 뒤로 젖혀지면서 후관절이 서로 부딪히게 되고, 골프선수는 한쪽으로 허리를 심하게 돌리게 되어 한쪽에서 후관절이 부딪힌다. 즉 관절에 염증이 생기기 시작하고, 심해지면 뼈가 자라나서 커진다. 그래서 더 부딪히게 된다. 커진 관절은 신경 공간으로 자라나서 신경 공간을 막아 협착증까지 일으킬 수 있다.

치료를 위해서는 우선 척추를 곧게 펴고 위아래로 슈퍼맨처럼 늘이는 운동이 필요하다. 허리를 뒤로 혹은 옆으로 젖히는 동작을 최대한 피하도록 의식적으로 노력해야 한다. 척추의 운동도 디스크 치료와는 반대로 굴곡 운동을 주로 해주는 것이 바람직하다(그림 1-31).

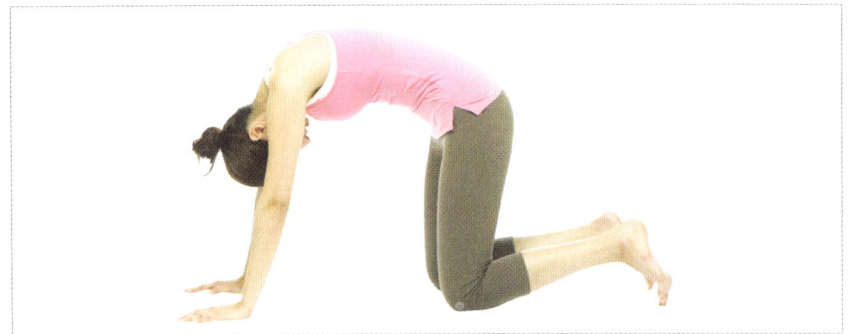

고양이처럼 등을 둥글게 말아준다.

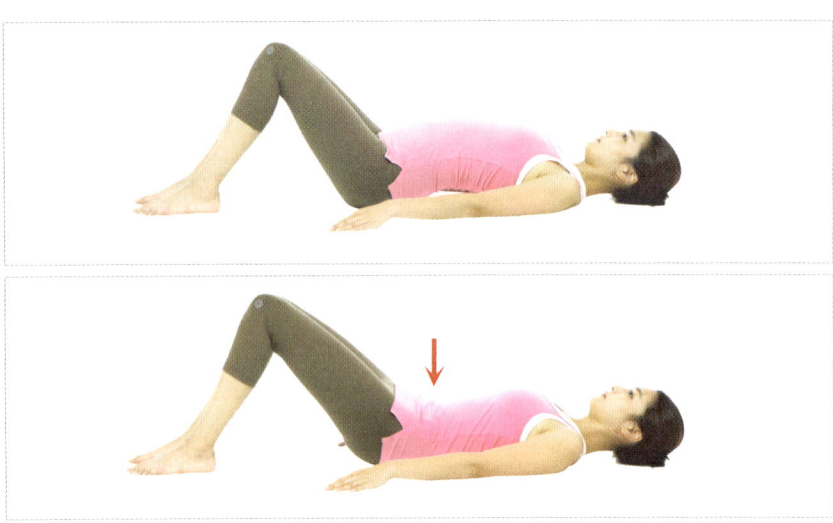

허리를 바닥에서 살짝 들었다가, 바닥을 10초간 눌러준다.

〈그림 1-31〉 척추굴곡운동

허리를 펴면 다리가 저릴 때

50대 후반의 민 씨는 우리나라 가정주부의 전형이다. 시부모님과 남편, 자녀 3명 등 여섯 식구 뒷바라지를 묵묵히 해왔다. 집안 청소와 빨래, 설거지에다 다림질 등 민 씨의 하루 일과는 눈코 뜰 새 없이 바빴다. 자녀들이 모두 대학까지 졸업해서 과거에 비해 일은 조금 줄었지만 깔끔한 성격 탓에 몸을 가만두지 않는다. 식당을 운영하는 50대의 또 다른 여성은 30여 년 동안 편히 쉬지 못한 채 중노동에 시달렸다. 음식을 요리하고, 주방을 관리하고, 내부를 청소하는 등 몸이 열 개라도 부족할 지경이었다.

환갑을 바라보는 두 분 모두 이제 살 만해지면서 여유가 생기자 운동을 좀 하려고 헬스클럽을 찾았다. 가장 기본적인 러닝머신부터 시작하기로 했다. 그런데 웬일인가? 걷기부터 시작하는데 10분만 걸으면 엉덩이부터 다리까지 저려오기 시작하는 것이다. 좀 쉬면 낫고 다시 걸으니 또 다리가 당겨온다. 왜 운동을 하는데 아플까?

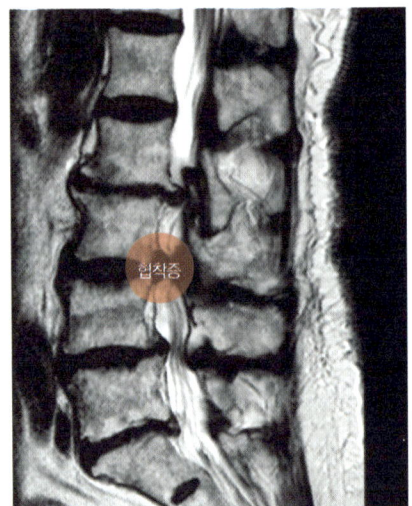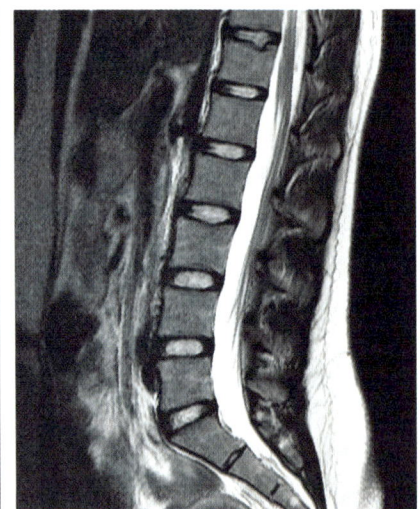

〈그림 1-32〉 좁아진 신경통로(좌)와 정상 신경통로(우)

바로 척추의 신경 공간이 좁아지는 협착증 때문이다(그림 1-32). 협착증은 허리를 구부리면 괜찮은데 허리를 펴거나 걸으면 다리가 저리는 것이 특징이다. 척추 신경 공간이 좁아지는 것은 타고 나는 경우가 있고, 퇴행성 척추관절염으로 신경 공간을 막은 경우, 디스크가 닳아 디스크 공간이 좁아져 신경 공간이 좁아지는 경우, 신경 공간 내에 인대가 두꺼워져 신경 공간을 막는 경우 등이 있다. 거의 대부분 일을 많이 해서, 즉 척추를 많이 써서 염증 반응이나 퇴행성으로 발생하는 것이다.

협착증이 있는 분들은 척추의 굴곡운동을 해주는 것이 좋다(그림 1-33). 신전운동은 증세를 악화시킨다. 걷기보다는 자전거 타기, 평지보다는 약간 비탈진 길을 걷는 것이 바람직하다.

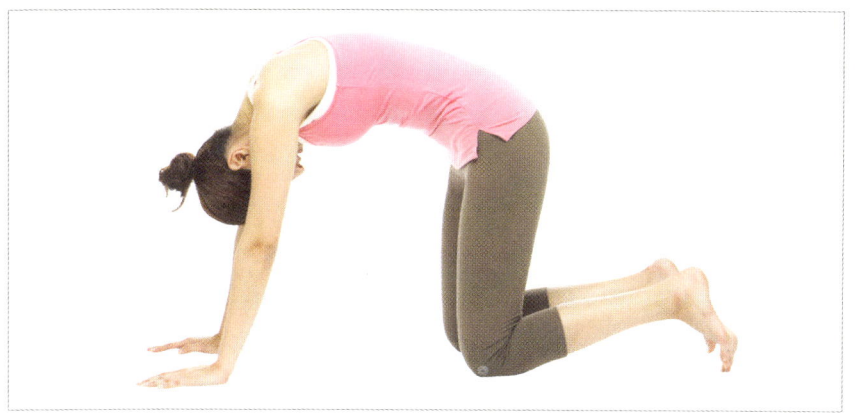

고양이처럼 등을 둥글게 말아준다.

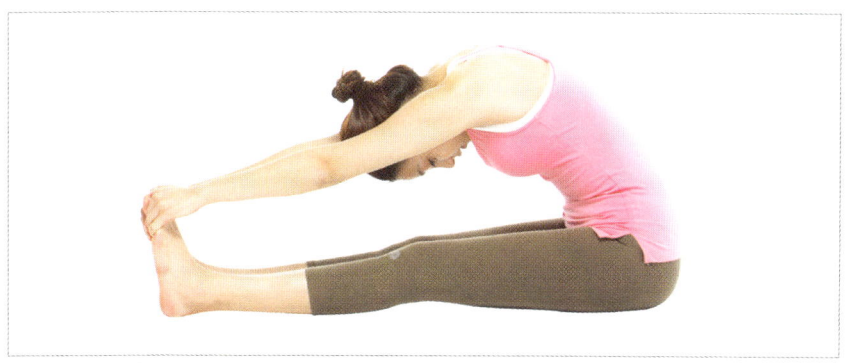

호흡을 내쉬면서 발끝을 잡고 몸을 앞으로 숙인다. 20~30초간 자세를 유지한다.

<그림 1-33> 척추굴곡운동

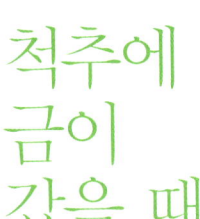

척추에 금이 갔을 때

척추에 금이 가 있다는 말을 들으면 놀란다. 중요한 척추인데 너무 무섭기도 하다. 허리도 아프고, 다리가 가끔 저리기도 한다. 이를 골절이라 하지 않고 척추분리증이라고 한다. 척추체와 척추 후관절이 이어지는 부분에 금이 간 것인데 선천적으로 금이 간 경우가 있고, 무리가 가해져 피로골절 형태로 나타나기도 한다. 금이 간 척추는 심해지면 금이 간 부분의 위 척추가 앞으로 밀려나간다. 이를 척추전방전위증이라고 한다. 전위증이 발생하면 신경 통로가 좁아져 협착증 같은 증세가 나타난다(그림 1-34).

단순하게 금만 가 있는 경우에는 척추가 불안정해지기 때문에 척추의 근력을 강화시키면 매우 좋아진다. 자세가 조금이라도 나빠지면 통증이 발생한다. 금만 가 있는 분리증이 앞으로 밀려나는 전위증으로 발전하지 않도록 하는 것이 중요하다.

전위증의 경우에는 협착증으로 발전하기 때문에 신경 치료가 필요하며, 역

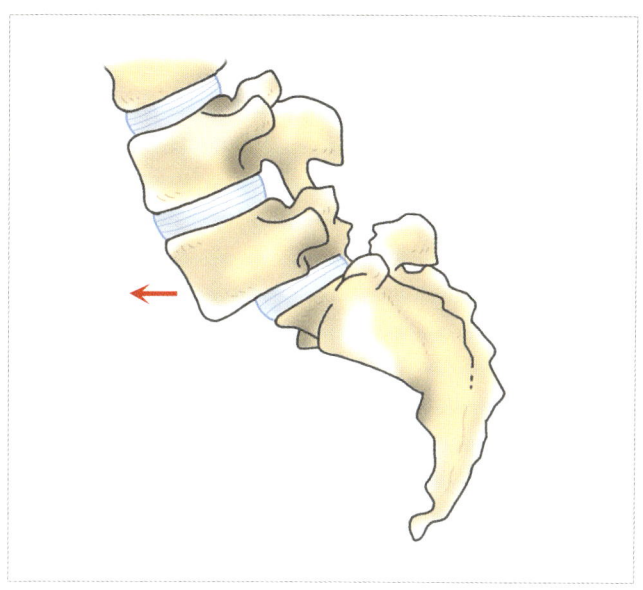

〈그림 1-34〉 **척추전방전위증** 척추체와 척추 후관절이 연결된 부위가 분리되어 척추체가 앞으로 밀려난 경우이다.

시 더 밀리지 않도록 척추 근력의 보강 운동이 중요하다(그림 1-35, 1-36). 협착증이 심해지면 척추에 쇠를 박아 불안정하지 않도록 하는 수술적 치료가 필요할 수 있다. 척추분리증과 전방전위증은 척추가 불안정한 상태이기 때문에 절대 허리를 뒤로 젖혀서는 안 되며 척추 근력 강화를 철저하게 해야 한다. 근육으로라도 버텨야 하는 것이다.

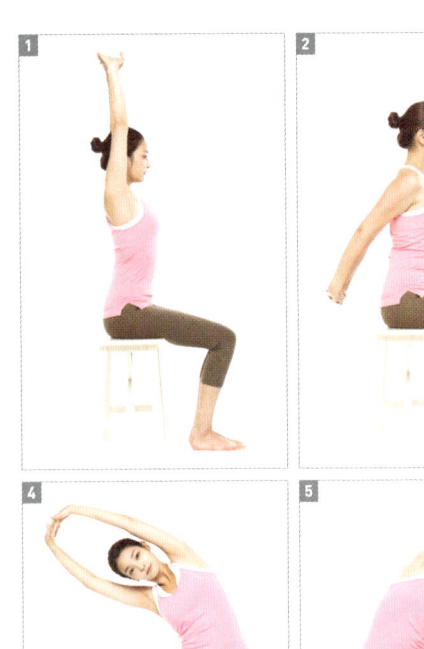
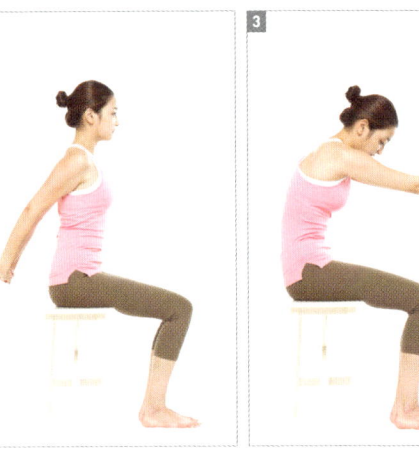
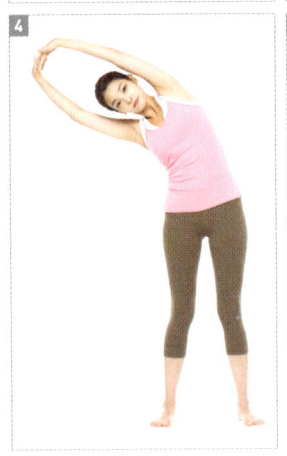
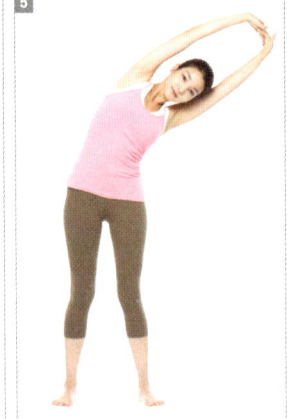
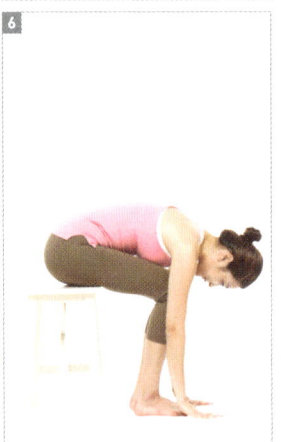

〈그림 1-35〉 척추 스트레칭

1 손을 깍지 끼고 위로 쭉 펴준다. 10~20초씩 3회 반복한다.

2 손을 뒤로 하고 깍지를 낀 후, 가슴을 펴면서 자세를 유지한다. 10~20초씩 3회 반복한다.

3 머리와 등을 숙이면서 깍지 낀 손을 앞으로 뻗는다. 10~20초씩 3회 반복한다.

4,5 양손을 깍지 끼고 위로 쭉 편 후, 등이 앞으로 굽혀지지 않게 자세를 유지하면서 좌우로 구부려준다. 10~20초씩 3회 반복한다.

6 의자에서 엉덩이가 떨어지지 않게 유지하면서 몸통을 구부려 손이 바닥에 닿게 한다. 10~20초씩 3회 반복한다.

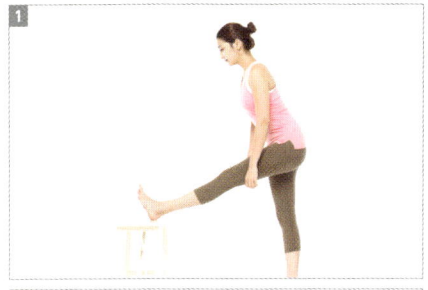
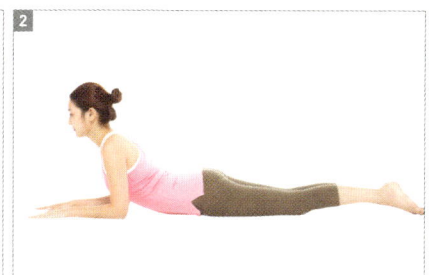
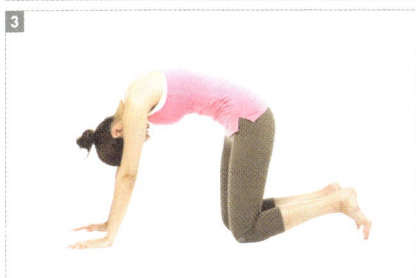
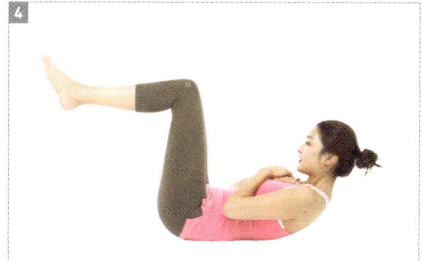
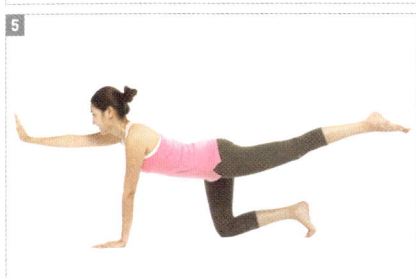
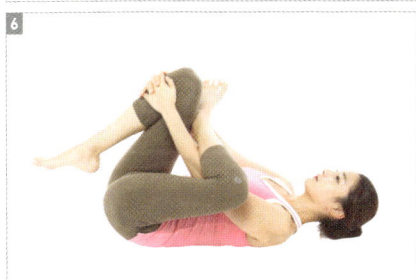
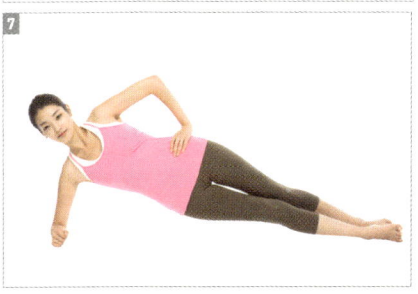

〈그림 1-36〉 척추 근력 강화 운동

1 무릎을 편 상태로 다리를 의자에 올린 후 허리를 펴고 몸을 앞으로 숙인다. 30초씩 3회 반복한다.

2 엎드린 후 팔을 구부려 팔꿈치로 어깨를 들어올린다. 힘을 쓰지 말고 편하게 힘을 빼고 한다. 10초씩 10회 반복한다.

3 머리를 숙이고 등을 둥글게 말아준다. 30초씩 10회 반복한다.

4 사진과 같이 팔을 가슴에 모으고 어깨가 바닥에서 떨어질 정도로 복근을 이용하여 몸을 들어올린다. 20회씩 3번 반복한다.

5 등은 곧게 펴고 왼쪽 다리를 들고 오른쪽 팔을 몸과 같은 높이로 들어올린다. 시선은 손을 향한다. 양쪽을 번갈아가며 시행한다. 10초씩 10회 반복한다.

6 발목 복숭아뼈 부위를 반대쪽 무릎 위에 얹고 무릎을 구부려주고 손을 깍지 끼고 살며시 당겨준다. 30초씩 3회 반복한다.

7 허리를 펴고 발부터 목 부분까지 똑바로 편 자세를 유지한다. 10초씩 10회 반복한다.

팔뚝이 뻣뻣하고 저릴 때

오랫동안 글씨를 쓰거나, 컴퓨터로 워드 작업을 많이 하고 난 후 손가락을 비롯해 팔뚝이 뻑뻑하고 저리는 것을 느낀 적이 있을 것이다. 혈액 순환이 잘 되지 않나 하며 혈액 순환제를 복용하기도 한다. 그러나 가장 많은 원인은 근육이 뭉치기 때문이다. 손가락으로 가는 근육은 팔꿈치나 팔뚝에서 시작한다. 그래서 손가락이 아프거나 혹은 저리면서 팔뚝, 팔꿈치까지 아프기도 한다. 근육은 사슬처럼 이어져 있기 때문에 한 근육이 뭉치면 인접한 다른 근육도 영향을 받는다.

평소 손을 많이 쓰거나 힘쓰는 일을 많이 하는 경우에 잘 발생한다. 팔뚝이 딴딴하고 누르면 아픈 증상이 있고, 쓰지 않고 있을 때에는 저릿한 느낌이 든다. 손가락까지 뻣뻣하고 저림은 물론이다. 40대의 한 남성은 아령 운동을 열심히 하여 팔뚝이 딴딴해졌다고 좋아하며 자랑을 한다. 그런데 그에게 기분 나쁜 팔 저림 현상이 불쑥불쑥 찾아오곤 했다. 근육이 좋아

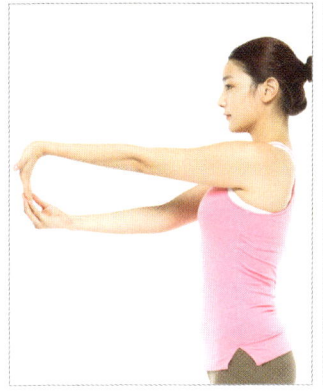 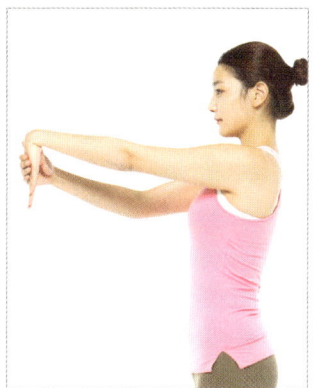

팔을 펴고 손끝을 20~30초간 당겨준다.

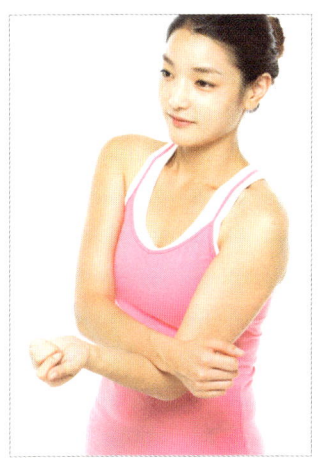 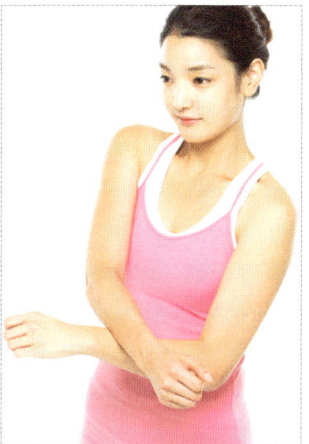

손바닥을 돌려가며 팔뚝의 근육을 마사지하듯 문질러준다.

〈그림 1-37〉 팔뚝과 팔 마사지

저서 그런 게 아니고 뭉쳐서 그런 것이다. 즉 나쁜 근육을 만든 것이다. 딴딴한 근육이 꼭 좋은 게 아닌데……. 일하는 중간중간 마사지와 스트레칭으로 풀어야 한다(그림 1-37).

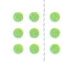

팔꿈치가
찌릿찌릿할 때

팔꿈치가 아프면 '엘보가 왔다'고들 한다. 세수하거나 물건을 들 때 아프다. 어떤 사람은 팔꿈치 안쪽이 아프고, 어떤 사람은 바깥쪽에 통증을 느낀다. 바깥쪽이 아픈 것은 테니스 엘보라고 한다. 의학적 용어로는 외측상과염이다. 테니스에서 백핸드를 주로 할 때 손목이 안쪽으로 구부러져 있으면 바깥쪽 손등 쪽의 힘줄이 늘어난 상태에서 충격이 가해져 늘어난 근육과 힘줄이 손상되는 것이다(그림 1-38).

반대로 골프 엘보는 팔꿈치의 안쪽이 아픈데, 손목이 젖혀진 상태에서 손바닥 쪽 근육과 힘줄이 늘어난 상태에서 충격이 가해지면서 손상을 받는 것이다. 테니스, 골프, 배드민턴 등 운동을 할 때 아프기도 하지만 컴퓨터를 오래 하거나, 빨래와 청소 등 집안일을 할 때, 손을 많이 사용하는 일을 과하게 할 때도 생길 수 있다.

손가락과 손목을 구부리는 근육과 힘줄은 대부분 팔꿈치 안쪽에서 시작

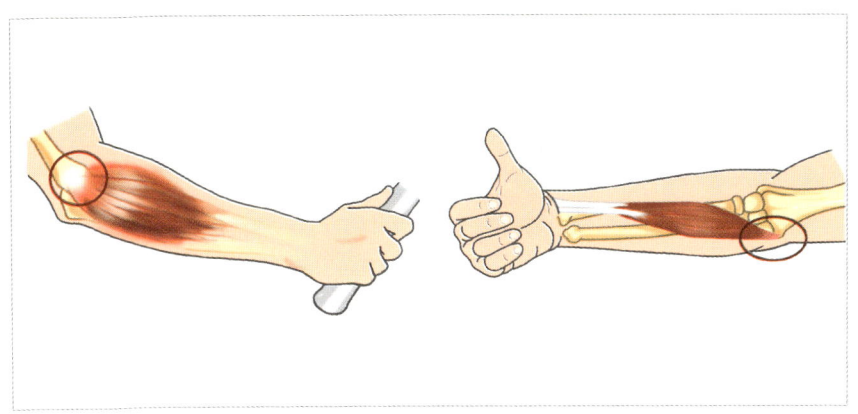

〈그림 1-38〉 테니스 엘보(좌)와 골프 엘보(우)

하여 손가락까지 이어진다. 반대로 손가락과 손목을 펴는 근육과 힘줄은 바깥쪽에서 시작하여 손가락까지 연결된다. 이들 근육과 힘줄에 과부하가 걸리면 팔꿈치 부분의 힘줄이 뼈에 가서 붙는 부분에서 마찰로 인해 염증이 생기게 되고 심하면 찢어진다. 앞서 말한 팔뚝의 근육이 뭉쳐도 엘보가 올 수 있다.

이 질환은 한번 발생하면 치료가 매우 어렵다. 힘줄이라는 조직이 혈액 순환이 잘 안 되는 조직인데다 손을 안 쓰면서 생활을 할 수 없기 때문이다. 따라서 일상생활을 하면서 치료와 관리하는 방법을 습득하는 것이 중요하다. 평소 팔뚝, 손목, 손, 손가락 근육과 힘줄의 마사지와 스트레칭이 필요하다. 〈그림 1-39〉와 같은 동작들을 30분마다 잠깐씩 해주면 치료가 되고 예방도 된다.

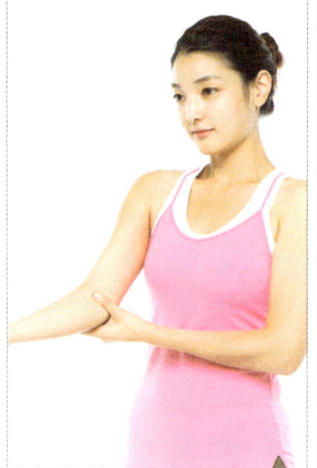 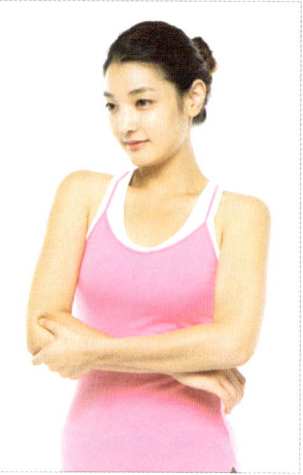

팔꿈치의 안쪽과 바깥쪽 통증이 있는 부위를 문질러준다.

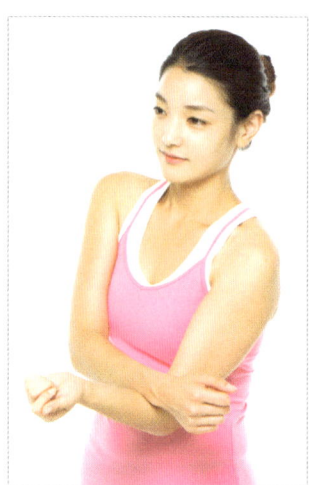 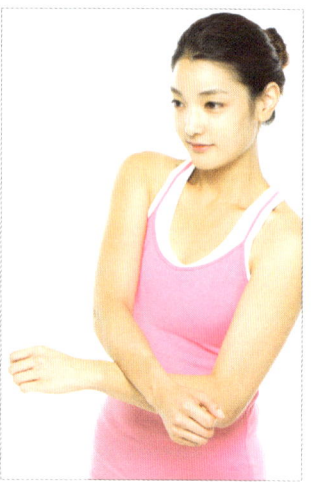

손바닥을 돌려가며 팔뚝의 근육을 마사지하듯 문질러준다.

〈그림 1-39〉 팔꿈치와 팔 마사지

손목이 시큰할 때

한 달 전 남자 아이를 출산한 산모가 손목이 붓고 아파서 진료실을 찾아왔다. 엄지손가락을 움직일 때마다 손목 부위가 시큰거리고 아파 힘을 줄 수가 없다고 한다. 그리고 손목이 가는 항공사 여승무원이 손목이 아파서 손을 제대로 쓸 수 없다고 호소한다. 또한 10대 골프 선수는 골프 클럽을 들고 손목을 코킹할 때마다 아프고, 손목을 돌리면 '우두둑' 소리까지 난다고 한다.

모두 손목을 지나가는 힘줄의 염증 때문이다. 엄지손가락은 우리가 손을 쓸 때 전체 손가락 사용의 40퍼센트 정도를 차지한다. 가장 많이 사용하는 것이다. 산모는 임신 중 몸 전체가 부어 있다. 분만 후에도 부기가 바로 빠지지는 않는다. 부은 조직은 그 자체로 약하다. 약한 조직은 쉽게 손상받을 수 있다. 분만 후에 충분히 쉬지 못하고 기저귀 빨래에다 신생아 목욕시키기 등 손이 가야 하는 일들이 많다. 결국 힘줄이 뼈와 부딪혀 염증

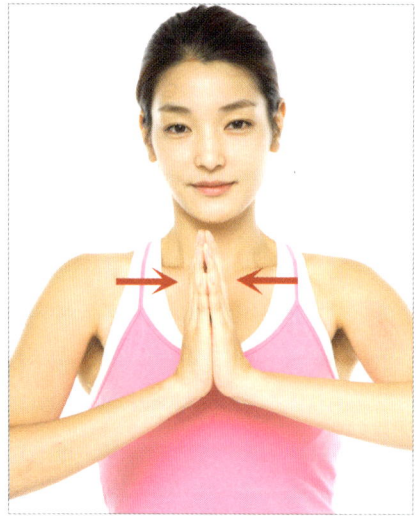 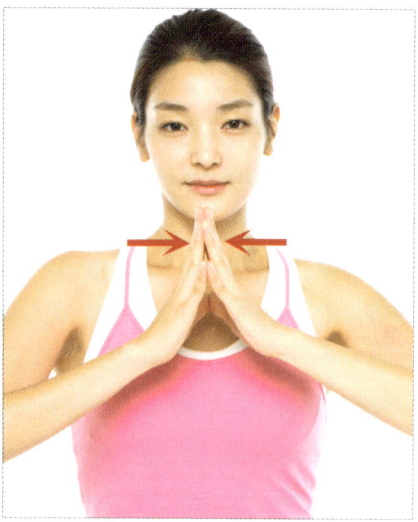

〈그림 1-40〉 손목이 약한 사람을 위한 손목 힘줄 강화 운동. 방법은 손을 합장한 상태로 서로 민다.

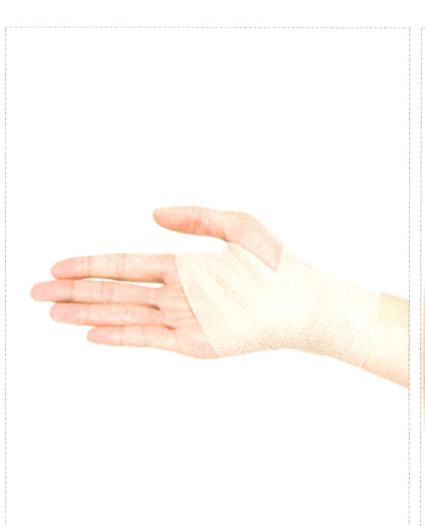 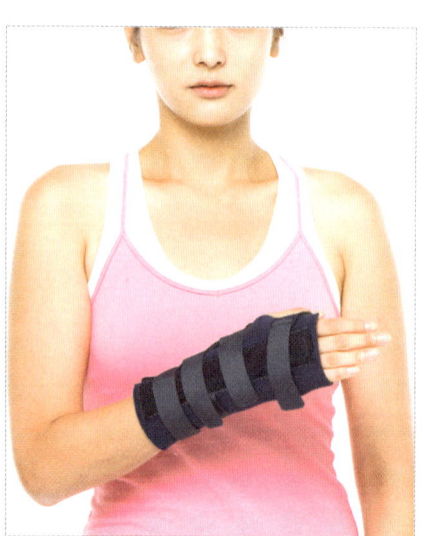

〈그림 1-41〉 테이핑(좌)과 손목보호대(우)

이 생긴다. 이를 드퀘르벵 병이라고 한다.

항공사 승무원은 고객들에게 서빙을 하느라고 손을 무척 많이 사용한다. 약한 근육은 결국 힘줄에 부담을 주어 손목에 있는 힘줄들에 염증을 일으킨다. 손목에는 여러 개의 손가락으로 가는 힘줄들이 밀집해 있다. 손을 많이 사용하면 이 힘줄들끼리 서로 부딪히게 된다. 처음에는 가벼운 염증이 일어나고 점차 상처가 나게 된다. 상처는 아물면서 흉이 지고 두꺼워진다. 두꺼워진 조직은 부딪히면서 소리가 나고 통증 역시 생길 수 있다. 예방이 최고다. 평소 손목이 약하다고 생각되시는 분들은 손을 합장한 상태로 미는 것 같은 손목 힘줄 강화 운동을 해보자(그림 1-40).

마사지도 힘줄이 유착되는 것을 다소 막을 수 있다. 치료 역시 힘줄이라 빨리 낫지 않는다. 손을 안 쓸 수 없기 때문에 손목보호대 같은 보조기나 테이핑을 이용해 손목을 보호해줄 필요가 있다(그림 1-41).

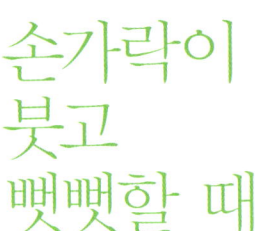

손가락이 붓고 뻣뻣할 때

가야금을 연주하는 30대 남성이 왼쪽 엄지손가락에 통증을 호소하며 필자를 찾아왔다. 평소 엄지손가락이 붓고 뻣뻣하며, 손가락을 굽혔다 펼 때 잘 펴지지 않고 통증과 함께 딸깍 하면서 펴진다고 한다. 이른바 방아쇠 수지다. 오랜 기간의 염증이 치료되지 않아 힘줄들이 두꺼워진 것이다. 마치 관절염을 앓으시는 분들의 무릎이 두꺼워지는 것처럼 말이다. 단지 엄지손가락만이 아니다. 이러한 증상은 모든 손가락에 나타날 수 있다. 골프 연습을 많이 하는 초보 골퍼들은 세게 잡는 그립으로 인해 3~5번째 손가락에서 같은 증상이 나타날 수 있다.

음식점을 운영하는 50대 여성은 손가락 마디마디가 모두 두꺼워져 있고 통증도 심하다. 특히 세 번째 손가락이 굽혔다 펼 때 딸깍거리면서 아프다. 이 역시 오랜 기간의 염증으로 인해 두꺼워진 힘줄이 힘줄을 잡아주는 조직에 부딪히면서 나는 소리다. 이미 통증이 생기면 치료가 매우 어렵다.

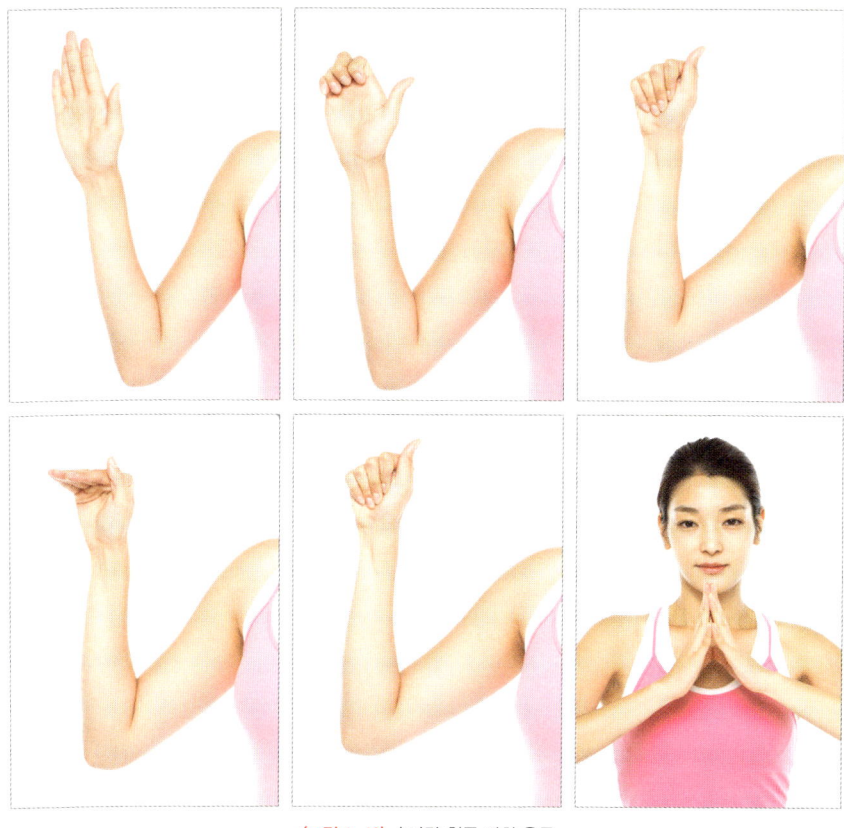

〈그림 1-42〉 손가락 힘줄 강화 운동

심하면 수술적인 치료가 필요할 수도 있다.

손가락을 덜 사용해서 최대한 힘줄의 염증을 줄이고, 마사지로 굳은 부분을 풀어주면 다소 효과가 있다. 평소 손가락을 많이 사용하고 손가락이 뻣뻣하고 붓고 하는 분들은 마사지와 손가락 힘줄 강화 운동 등을 해주면 좋다(그림 1-42).

손가락 마디가 퉁퉁 부을 때

손가락 마디가 두꺼워지고 통증이 생기면 류머티스 관절염이 아닌가 생각하곤 한다(그림1-43). 손가락 마디는 관절이다. 무릎에 관절염이 생기듯이 손가락 마디에도 관절염이 발생할 수 있는데 관절염까지 가는 경우는 흔치 않다. 대부분이 활액막염이다. 즉 관절을 싸고 있는 막에 염증이 생기며 두꺼워지는 것이다. 많은 사람들이 류머티스 관절염과 혼동하여 걱정을 많이 하기도 한다. 류머티스 관절염은 손가락의 중간 마디가 퉁퉁 붓고 모양이 틀어지는데 비해, 많이 써서 퇴행성으로 활액막염이 오는 경우는 손가락 끝마디에 잘 생긴다.

이 역시 평소 손가락 마디 마사지를 해주면 좋고 손가락 근력 운동도 해주어야 한다. 평소 손가락을 많이 사용하고 손가락이 뻣뻣하고 붓고 하는 분들은 마사지와 손가락 힘줄 강화 운동 등을 해주면 좋다(그림 1-44, 1-45).

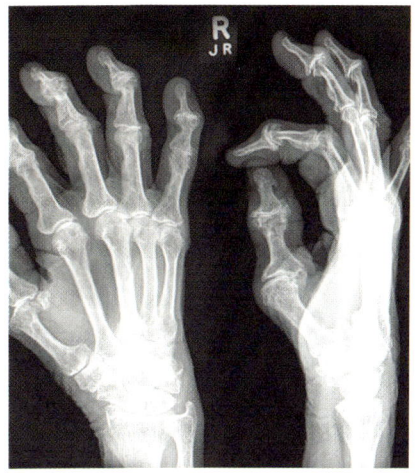 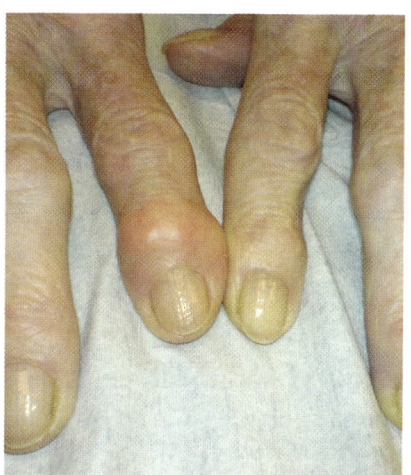

〈그림 1-43〉 류머티스관절염 환자의 엑스레이 사진과 손가락

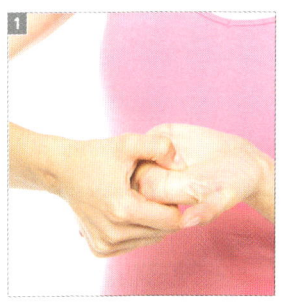 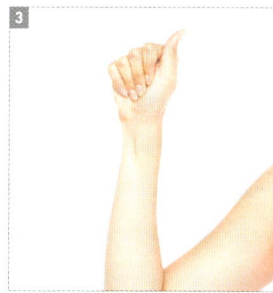 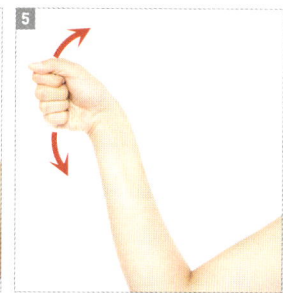

1 엄지손가락으로 손바닥의 힘줄이나 아픈 곳을 문질러준다.

3 손가락을 사진처럼 구부리고 펴기를 반복한다.

5 주먹을 쥐고 화살표 방향으로 움직임을 반복한다.

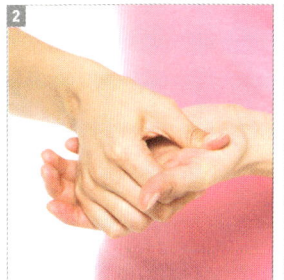 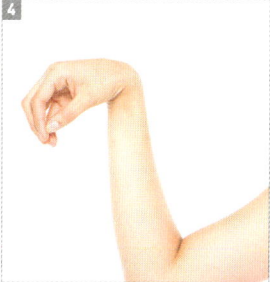 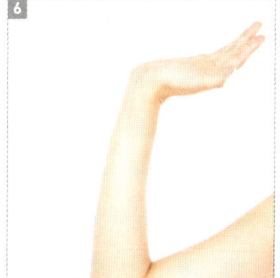

2 엄지손가락 쪽 근육을 문질러준다.

4, 6 사진과 같은 동작을 반복한다.

〈그림 1-44〉 손가락 마사지

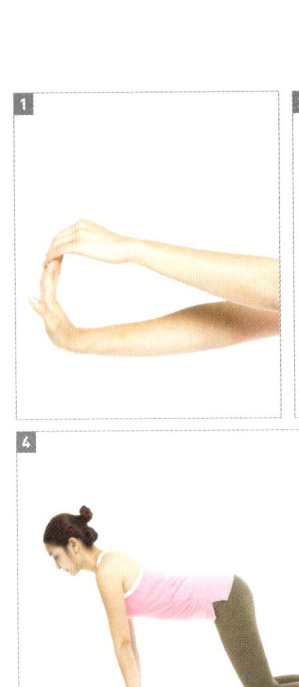
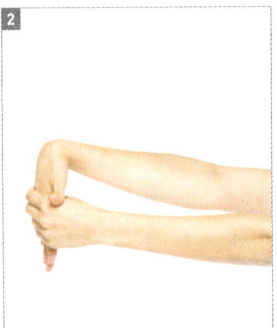
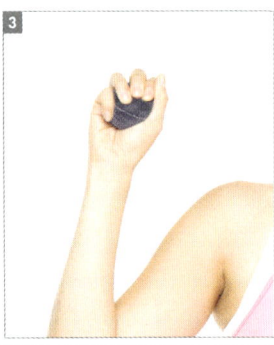
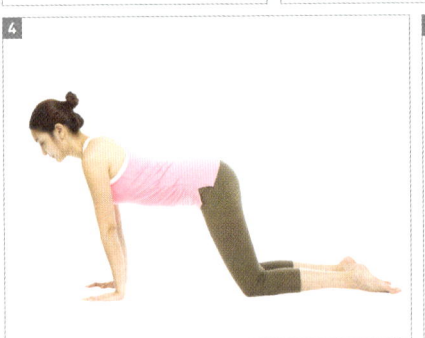
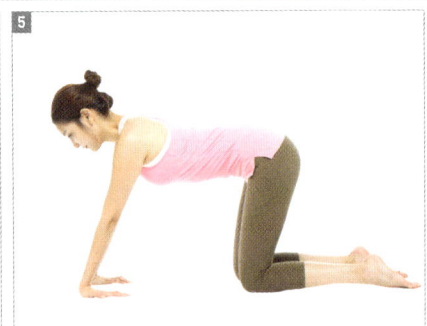
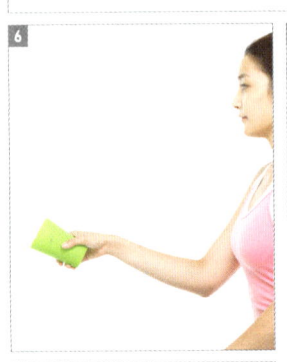
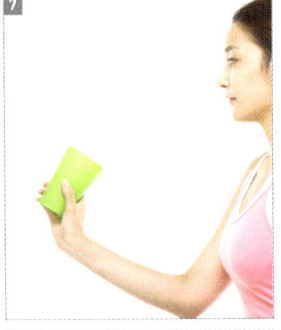
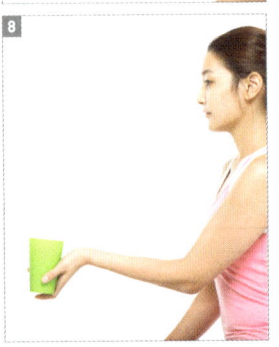
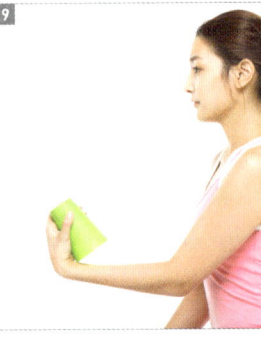

〈그림 1-45〉 손가락 힘줄 강화 운동

1 손가락을 위로 향하게 한 후 반대쪽 손으로 손가락 끝을 잡고 살며시 당겨준다. 30초씩 3회 반복한다.

2 손가락을 아래로(손등을 앞으로) 향하게 하고 손가락 끝을 잡고 살며시 당겨준다. 30초씩 3회 반복한다.

3 작은 고무공이나 테니스공 같은 것을 잡고 6초간 힘을 주고 빼기를 반복한다.

4 손끝을 앞으로 향하고 팔을 편 상태로 몸을 앞으로 향한다. 30초씩 3회 반복한다.

5 손끝을 뒤로 향하게 하고 팔을 편 상태로 몸을 뒤로 향한다. 30초씩 3회 반복한다.

6,7 사진과 같은 동작을 반복한다.

8,9 사진과 같은 동작을 반복한다.

엉덩이가 찌릿찌릿하고 저릴 때

40대 후반의 박 씨는 제약회사 영업 간부로 업무 특성상 차에서 운전을 하며 보내는 시간이 많은 편이다. 어느 날 박 씨가 엉덩이에 찌릿한 통증과 함께 가끔씩 다리까지 저리다고 호소하며 내원했다. 운전대를 잡고 30분 정도가 지나면 엉덩이 통증과 함께 정강이, 종아리로 저림이 나타나기도 하고 발끝이 저리기도 한다. 처음엔 디스크에 걸린 줄 알고 병원을 찾아 허리 MRI와 엑스레이를 촬영했다. 특별한 이상이 발견되지 않았지만 계속 괴로움을 느낀다. 골반을 다시 검사해보니 엉덩이 속 근육이 두꺼워지고 그 주위에 염증 반응이 보였다. 두꺼워진 근육이 좌골 신경을 누르고 있었던 것이다.

운전을 많이 하는 사람뿐만이 아니다. 책상에 오래 앉아 있는 사람, 다리를 꼬고 자주 앉아 있는 사람, 소파에 삐딱하게 앉아 있는 사람 등에서 이 같은 증세가 나타날 수 있다. 골반이 틀어지면 체중이 한쪽 골반으로 쏠린

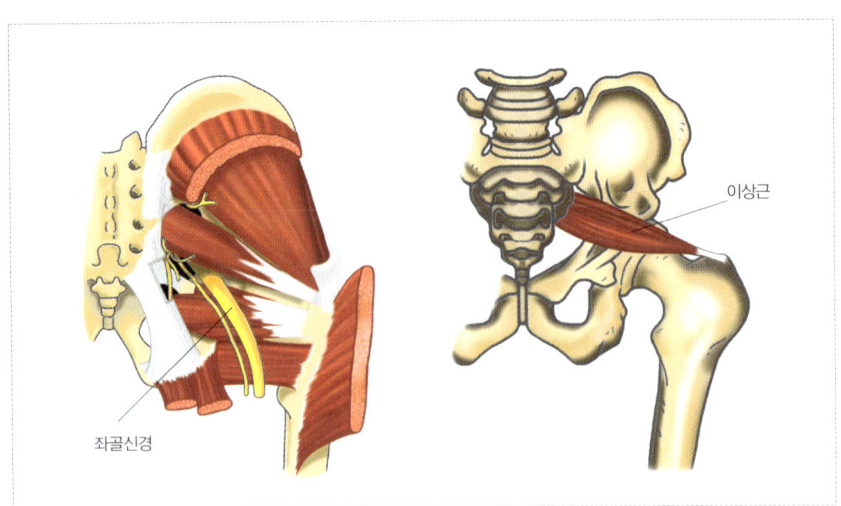

〈그림 1-46〉 엉덩이 부위 근육. 가장 안쪽에 있는 근육 가운데 이상근이라고 하는 작은 근육 속으로 좌골신경이 지나간다. 이 근육이 뭉치거나 두꺼워지면 좌골신경이 눌리게 되고 엉덩이 통증과 함께 종아리까지 저린다.

다. 한쪽 부위 엉덩이 근육에 상당한 스트레스가 오면서 근육이 손상되고 뭉친다. 뭉친 근육과 딱딱한 근육은 그 사이를 지나가는 좌골신경을 압박한다. 좌골신경통인 것이다.

엉덩이 부위에는 근육이 4겹 정도 있다. 그중 가장 안쪽에 있는 근육들 가운데 이상근이라고 하는 작은 근육 속으로 좌골신경이 지나가는데, 이 근육이 뭉치거나 두꺼워지면 좌골신경이 눌리게 되고 엉덩이 통증과 함께 종아리까지 저린다(그림 1-46). 또한 그 주변의 작은 근육들도 두꺼워지면 앉아 있을 때 간접적으로 좌골신경을 압박할 수 있어 같은 증세를 유발하기도 한다.

운동을 하다가도 나타날 수 있다. 엉덩이관절이 회전하는 동작, 예를 들어 태권도에서 돌려차기, 축구에서 감아차기 등의 동작을 할 때 이 작은 근육들이 다칠 수 있고 찢어질 수 있다. 찢어진 근육들이 아물며 흉이 져서 두

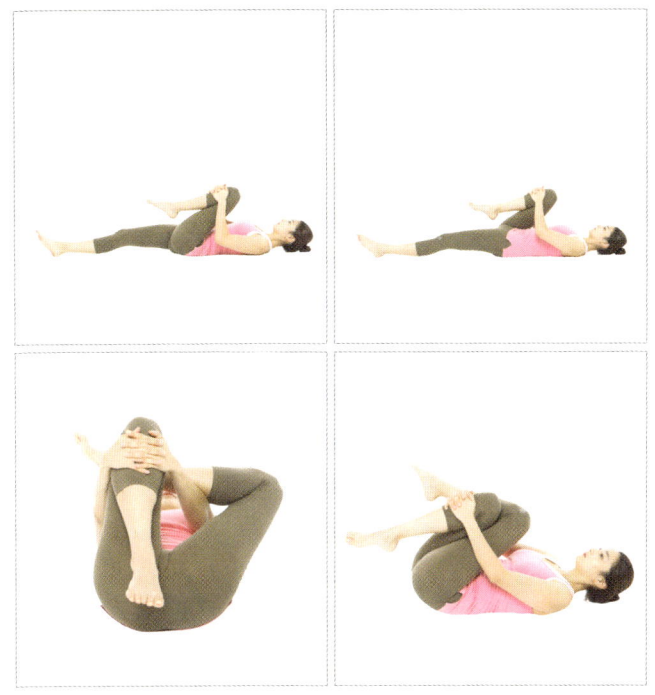

〈그림 1-47〉 엉덩이 근육 스트레칭. 오래 앉아 있을 때면 스트레칭을 좌우 각각 30초씩 3회 해준다.

꺼워진다. 심하면 소리도 난다. 가끔 허벅지 뒤의 근육이 뭉치거나 손상이 왔을 때도 이차적으로 엉덩이 근육에 무리가 오며 유사한 증상을 일으키기도 한다. 교정을 위해서는 앉을 때 체중이 한쪽 엉덩이 쪽으로 쏠리지 않게 골고루 분산되도록 앉는 자세가 중요하다. 꼬고 앉으면 절대 안 된다. 특히 운전을 할 때, 자동차 시트에 앉을 때부터 삐딱하지 않도록 주의를 기울여야 한다. 오래 앉아 있을 때면 스트레칭을 좌우 각각 30초씩 3회 해준다(그림 1-47). 엉덩이 부위에 딱딱한 근육이 만져지고 소리가 나면서 저리거나 당기는 경우에는 봉 같은 것으로 뭉친 부분을 마사지하듯 문질러 준다(그림 1-48).

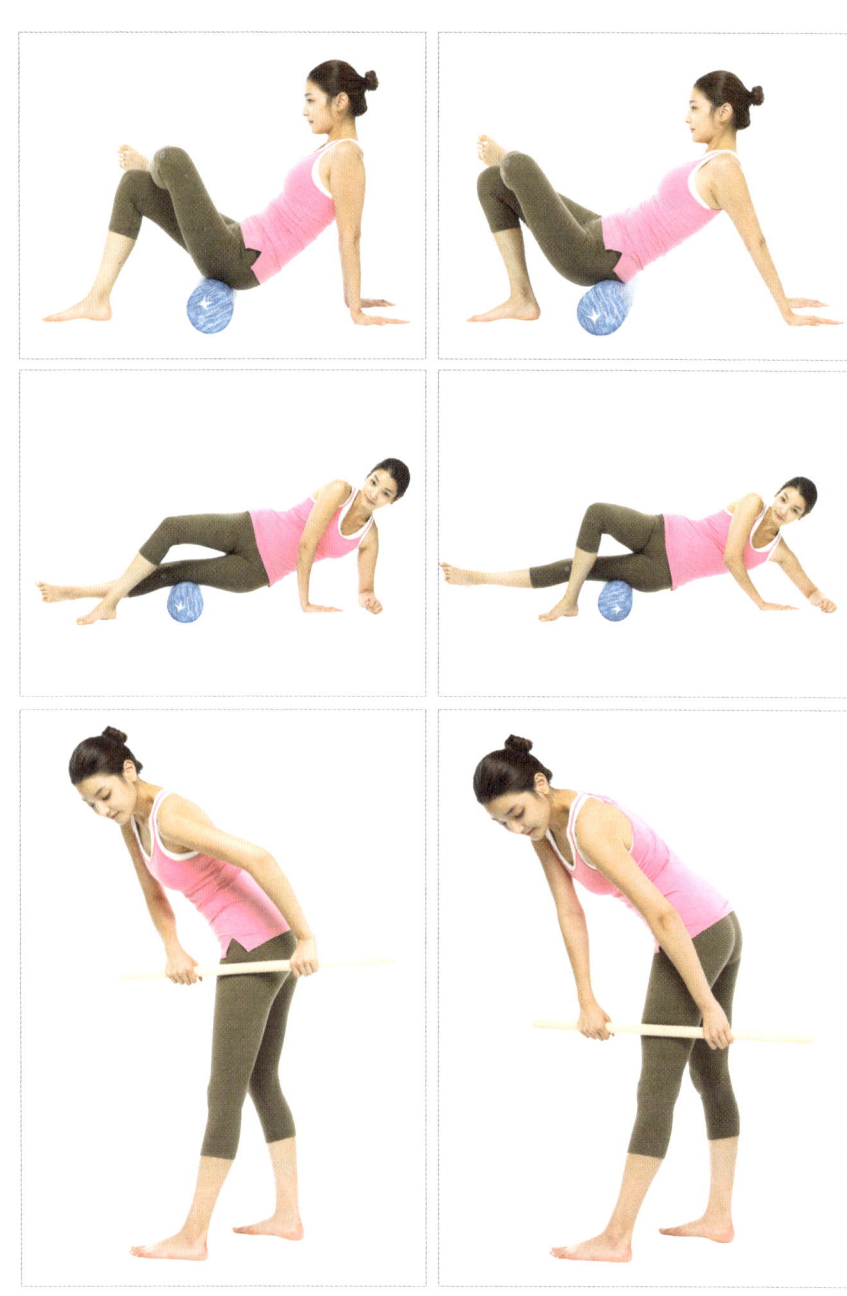

〈그림 1-48〉 봉과 폼롤러를 이용한 엉덩이와 허벅지 근육 마사지

골반에서 소리가 날 때

골반에서 소리가 나는 사람들은 꽤 많다. 다리를 들었다 내릴 때, 몸통을 돌릴 때 골반 앞과 뒤에서 소리가 난다. 그러나 통증은 없어서 그나마 다행이다. 골반, 엉덩이 부분은 우리 몸의 중심축의 하나다. 상체와 하체가 분리되어 움직이는 관절이다. 상체를 받쳐주면서 하체를 움직여줘야 하는 큰 힘을 받는 곳이기도 하다. 상대적으로 움직임이 많은 부위다. 앉아 있을 때에도 상체의 체중을 다 받쳐야 하는 조직인 것이다. 그만큼 큰 근육들이 있어 이를 떠받치는 역할을 한다. 골반에서 소리가 나는 부분은 크게 세 부위다. 골반의 앞쪽, 좌골 부위(엉덩이 뒷부분, 앉을 때 바닥에 닿는 부분), 골반 옆쪽이다(그림 1-49).

골반의 앞쪽 부분에서 나는 소리는 딱딱해진 근육과 골반 뼈가 닿아서 난다. 장요근이라는 큰 근육인데 척추에서 골반뼈 앞쪽까지 붙어 있다. 오래 앉아 있는 생활을 하는 사람들은 이 근육을 많이 사용하지 않으면서 근육

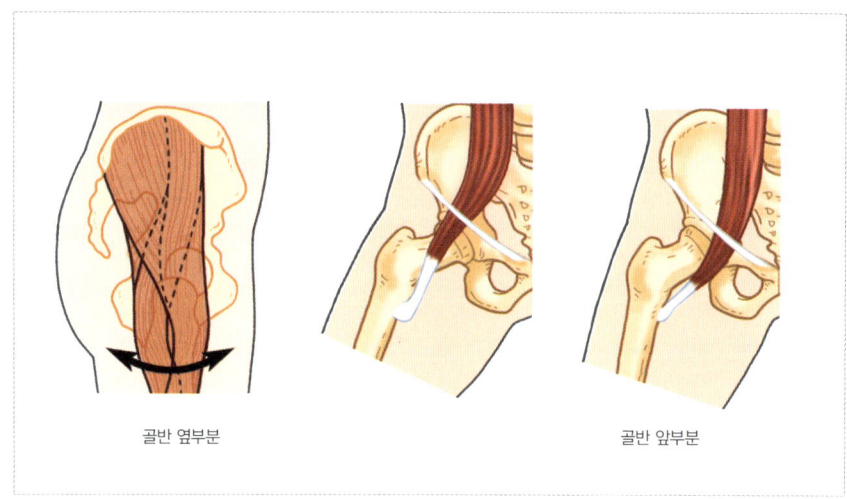

골반 옆부분　　　　　　　　　골반 앞부분

〈그림 1-49〉 골반에서 소리가 나는 부분은 크게 세 부위다. 골반 앞쪽, 좌골 부위(엉덩이 뒷부분, 앉을 때 바닥에 닿는 부분), 골반 옆쪽이다.

이 짧아지고 두꺼워진다. 두꺼워진 근육이 골반 뼈와 부딪히게 되고 손상을 입게 되며 결국 딱딱해지면서 뼈와 부딪히며 소리를 내게 되는 것이다. 운전을 많이 하는 사람, 고시와 공무원 시험을 준비하는 수험생, 컴퓨터로 서류 작업을 많이 하는 사람 등에서 나타난다.

좌골 부위에서는 엉덩이관절 주위에 있는 작은 근육들이 스트레스를 받고 손상돼 두꺼워지면서 근육들끼리 서로 부딪히는 결과를 초래한다. 엉덩이의 양쪽 바깥쪽을 만져보면 뼈가 튀어나온 부분이 있다. 중둔근과 대퇴근막장근이 여기에 붙는다(그림 1-50).

이 근육들은 서 있을 때 균형을 잡아준다. 그러나 이 근육과 튀어나온 대퇴뼈가 마찰이 되면서 손상되고 두꺼워지면 계단을 오를 때나 앉았다 일어날 때 통증과 함께 소리가 난다. 이외에도 태권도 발차기 운동을 하다가, 요가처럼 스트레칭을 과하게 하다가 골반 근육이 찢어진 경우에도 파

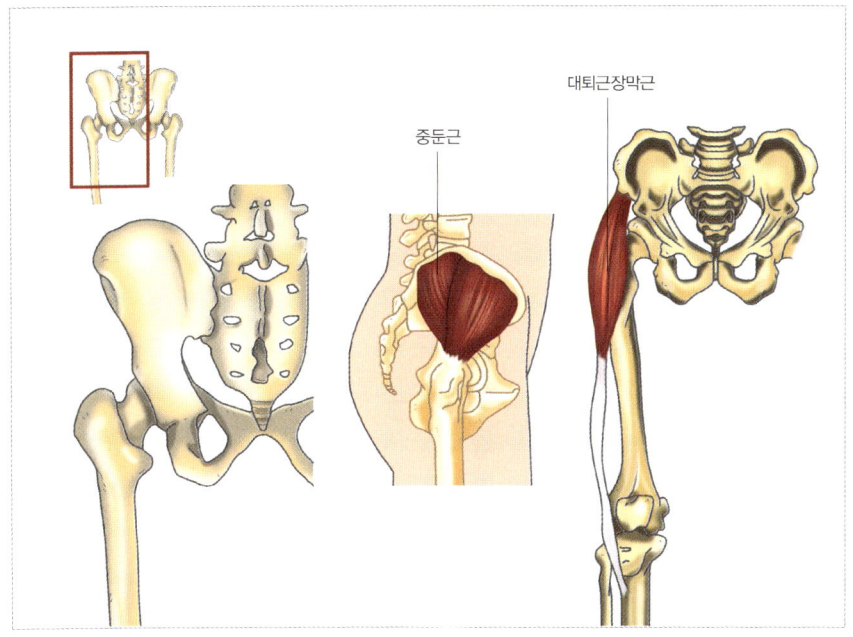

〈그림 1-50〉 엉덩이의 양쪽 바깥쪽을 만져보면 뼈가 튀어나온 부분이 있다. 중둔근과 대퇴근막장근이 여기에 붙는다.

열된 근육이 아물면서 딱딱해지며 뼈와 부딪혀 소리를 낼 수 있다.

딱딱해진 근육은 마사지와 스트레칭으로 풀어주어야 한다(그림 1-51). 마사지를 먼저 하고 스트레칭을 하는 것이 바람직하다.

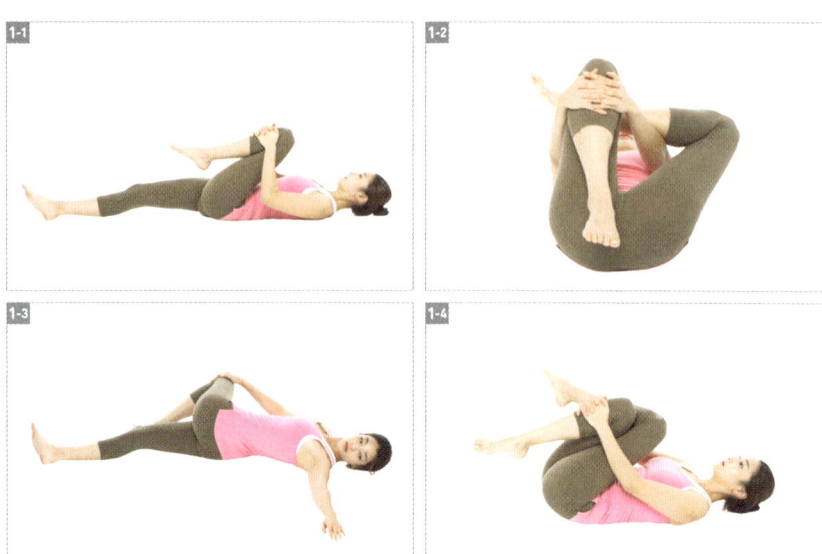

각 스트레칭은 30초씩 좌우 모두 3회 실시한다.

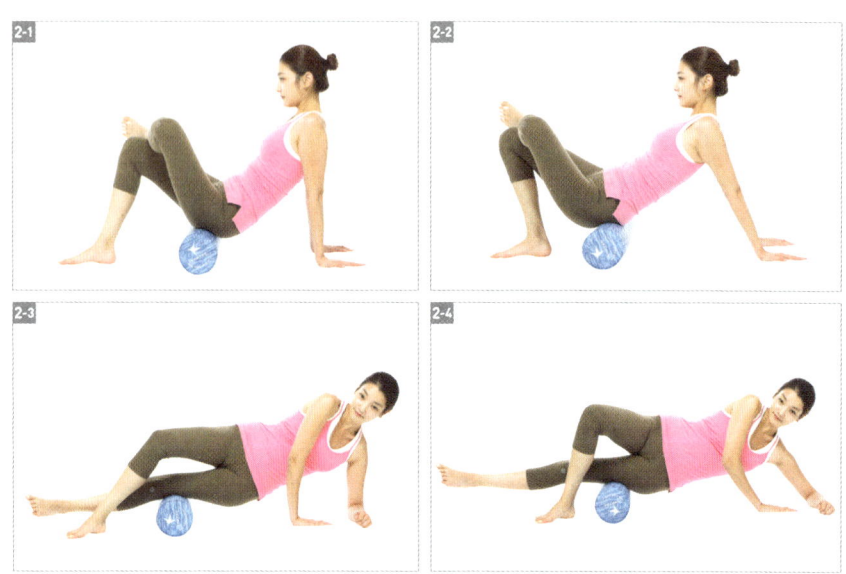

폼롤러를 이용한 마사지는 20~30회 정도 실시해준다.

〈그림 1-51〉 골반 부위 근육의 스트레칭과 마사지

골반을 움직일 때마다 아플 때

40대 가정주부가 골반에 통증을 호소하며 내원했다. 오래 앉아 있다가 일어나서 걸으려고 한 발자국을 내딛는 순간 골반에 통증이 생겼다고 한다. 또한 골반을 앞뒤로 혹은 좌우로 움직일 때마다 아픔을 느낀다고 한다. 심할 때에는 골반 뒤쪽의 통증과 함께 사타구니 부위까지 통증이 뻗치기도 한다. 문진 과정을 통해 평소 생활 습관에서 문제점을 찾을 수 있었다. 환자의 취미는 독서로 어려서부터 독서 클럽에 가입해 활동하는 등 책을 옆에 끼고 살았다. 결혼 후에도 남편이 출근하면 하루의 반 이상을 앉아서 책을 읽었다. 다리를 꼬고 앉는 경우가 더 많았다. 이로 인해 골반이 틀어진 것이다.

골반이 틀어져 있는 경우 척추와 골반 사이의 관절인 천장관절이 어긋날 수 있다(그림 1-52). 원래 이 관절은 거의 움직임이 없는 관절이다. 삐딱하게 앉아서 반복적으로 틀어지는 힘이 가해지면 관절이 어긋나게 되어버린다.

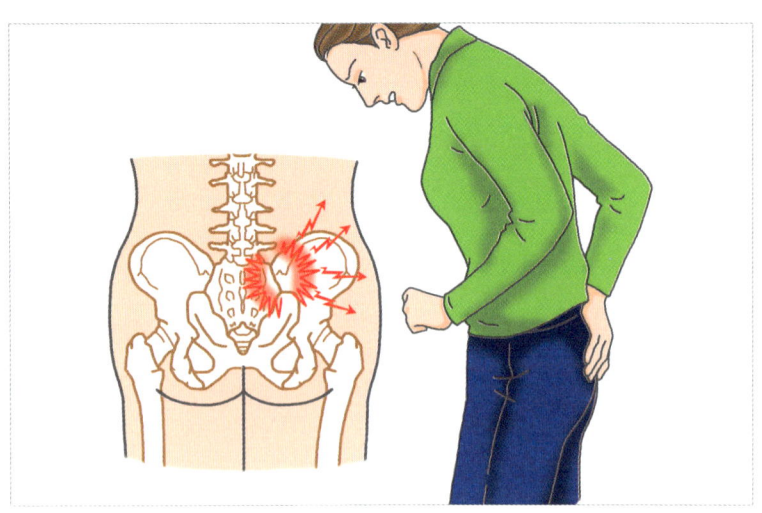

〈그림 1-52〉 골반이 틀어져 있는 경우 척추와 골반 사이의 관절인 천장관절이 어긋날 수 있다. 이 관절에는 인대가 매우 많다. 따라서 인대도 함께 틀어져버린다. 인대에는 신경이 무척 많기 때문에 인대에 통증이 발생한다.

이 관절에는 인대가 매우 많다. 따라서 인대도 함께 틀어져버린다. 인대에는 신경이 무척 많기 때문에 인대에 통증이 발생한다. 드물지만 강직성 척추염이 있는 사람은 이 천장관절에서부터 염증이 시작된다. 인대가 뼈에 붙는 부위에서부터 염증이 시작돼 척추 뼈까지 진행된다. 이 병은 유전자 검사로 확진할 수 있고, 류머티스 질환 가운데 하나다. 천장관절의 틀어짐은 교정을 통해서 치료가 가능하고, 평소 자세를 바로 하는 것이 중요하다. 걷기와 골반운동을 해주면 좋다(그림 1-53).

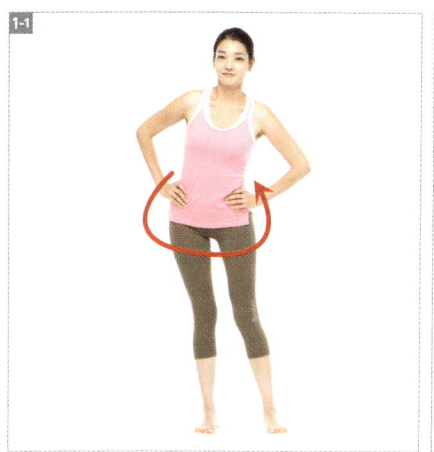
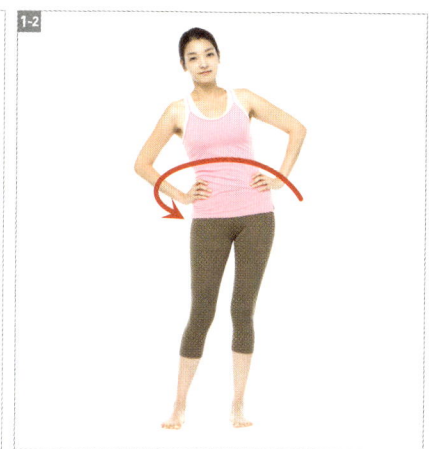

편하게 허리를 둥글게 돌려준다.

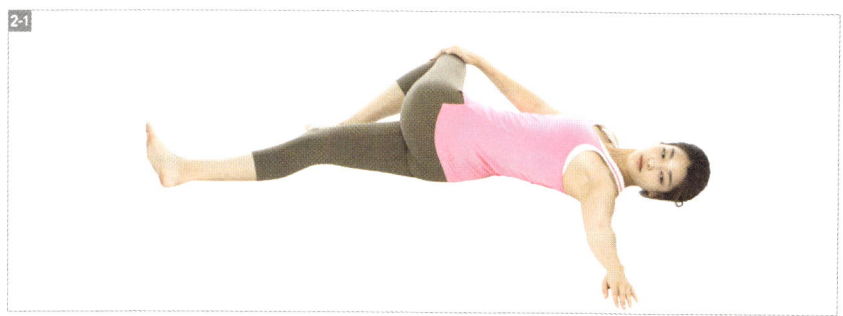

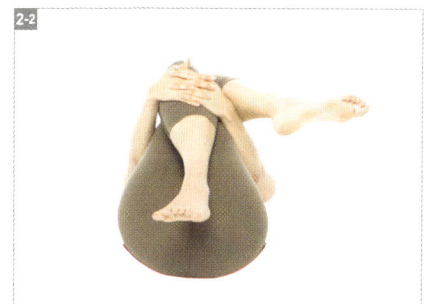
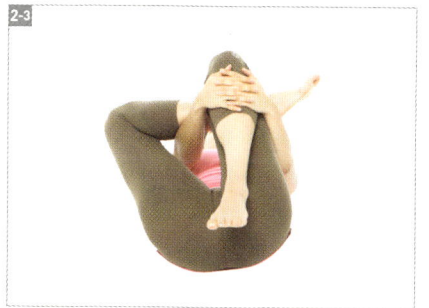

각 스트레칭은 30초씩 3회 실시한다.

〈그림 1-53〉 천장관절 교정운동

꼬리뼈가 아플 때

고등학교 2학년인 김 모 군은 앉을 때마다 꼬리뼈가 아프다고 호소한다. 김 군은 자세가 구부정하고 허리를 뒤로 둥글게 하여 앉는 습관을 지니고 있었다. 노인정에서 친구들과 화투 놀이를 즐기는 어르신들에게도 꼬리뼈 통증이 잘 생긴다. 딱딱한 방바닥에서 오랜 시간 구부정하게 앉아 있기 때문이다. 30대의 한 여성은 스케이트를 타다가 엉덩방아를 찧고 나서 꼬리뼈가 계속 아프다고 한다.

원래 허리는 전만, 즉 척추 뼈가 앞으로 둥글고, 뒤쪽이 들어가 있는 형태가 되어야 척추의 뼈는 물론 디스크, 관절, 근육, 인대가 편하다. 그러나 앞선 두 가지 사례에서 나오는 습관은 골반이 같이 뒤로 빠져 꼬리뼈 부분이 바닥에 닿는다. 꼬리뼈 부분이 닿으면 아프게 된다. 꼬리뼈가 둥글게 휘며 눌려서 아프고, 인대와 근육들이 늘어나면서도 아프다. 엉덩방아를 찧는 경우도 꼬리뼈가 휘게 될 수 있다. 뼈도 아프고 인대도 아플 수 있다. 교정

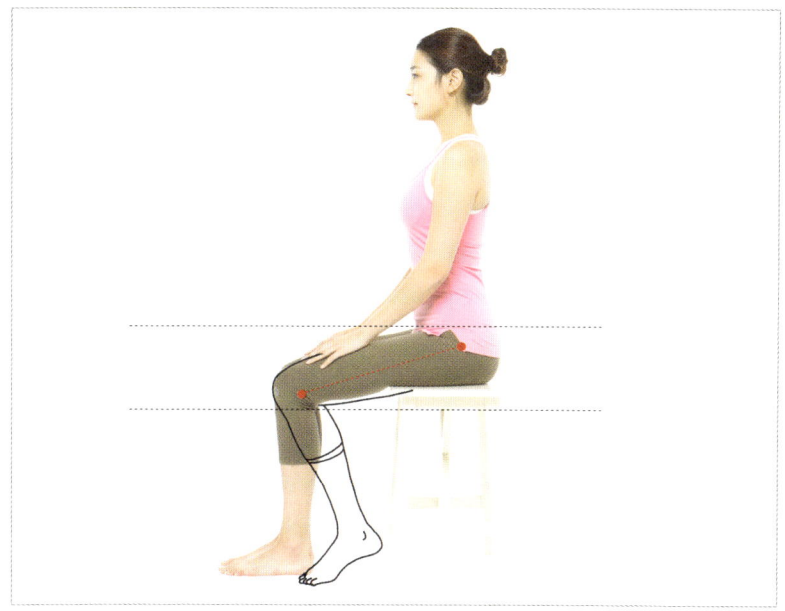

〈그림 1-54〉 교정을 위해서 허리가 전만이 되도록 곧게 펴서 앉아야 한다. 꼬리뼈가 바닥에 닿지 않도록 하는 것이 중요하다. 허리에 힘이 없어서 굽은 경우에는 앉을 때 무릎을 아래로 내려서 앉는 것도 하나의 방법이다

을 위해서 허리가 전만이 되도록 곧게 펴서 앉아야 한다. 꼬리뼈가 바닥에 닿지 않도록 하는 것이 중요하다. 허리에 힘이 없어서 굽은 경우에는 앉을 때 무릎을 아래로 내려서 앉는 것도 하나의 방법이다(그림 1-54).

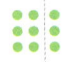

양반다리를 하면 저리고 아플 때

서양인들은 양반다리를 잘 하지 못한다. 그렇게 앉아보질 않았기 때문이다. 우리 몸의 조직은 사용하면 사용하는 만큼 유연하고 기능이 좋아진다. 반대로 쓰지 않으면 그만큼 퇴화되고 굳어진다.

우리나라 사람들도 점차 침대 생활, 의자 생활을 하면서 방바닥에 앉는 자세를 덜 하게 된다. 음식점에 가서 양반다리를 하고 앉아 있으면 어딘가 거북하고, 허리 통증을 느끼기도 한다. 양반다리를 할 때 아픈 골반은 주로 앞쪽 안쪽이다. 허벅지 앞 근육과 허벅지 안쪽 근육(그림 1-55)들이 쓰지 않아서 짧아지고 굳어 있어 양반다리 동작을 하면 스트레칭이 과도하게 되어 통증을 느끼는 것이다. 당기면서 아프다.

이외에도 이 근육들이 운동으로 다치면 통증이 올 수도 있다. 허리의 근육과 엉덩이 뒤의 근육이 뭉쳐 있는 사람들은 양반다리를 할 때 허리나 엉덩이 뒤쪽이 당기거나 통증을 느끼게 된다. 허벅지 앞, 안쪽 근육을 마사지

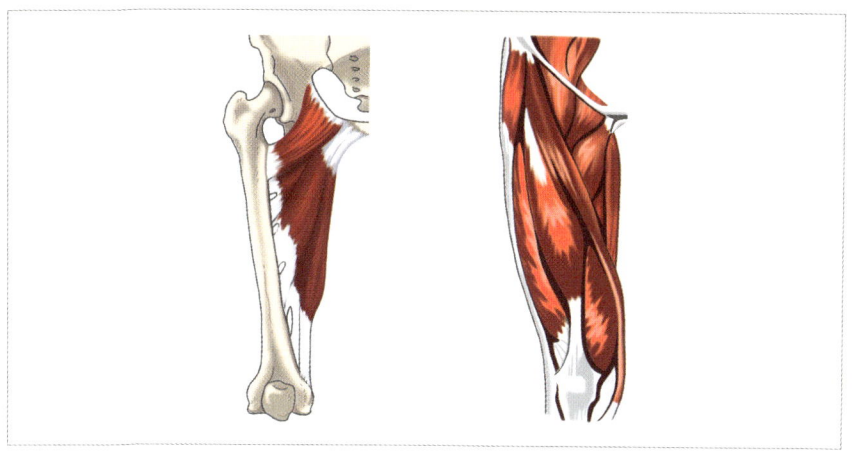

〈그림 1-55〉 허벅지 안쪽 근육(좌)과 허벅지 앞근육(우)

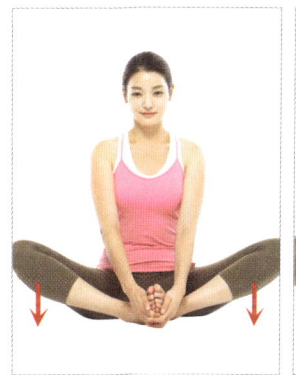 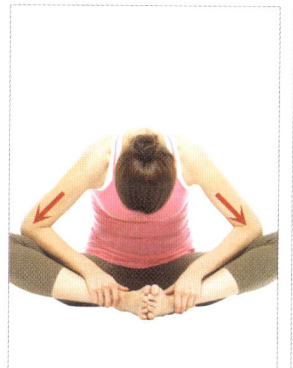 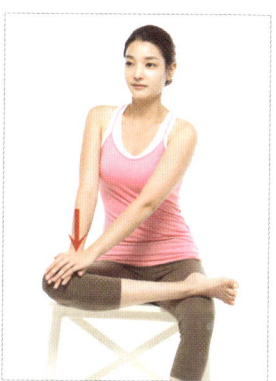

〈그림 1-56〉 허벅지 앞쪽과 안쪽 근육 스트레칭. 발을 서로 붙이고 앉아 팔꿈치로 눌러주면서 스트레칭을 한다. 의자에 앉아 있는 경우에는 양손을 모아서 무릎을 눌러준다. 각 스트레칭을 30초씩 실시한다.

하고 스트레칭을 하면 다소 완화된다(그림 1-56).

엉치가
빠지는 것
같을 때

내원한 어르신들 가운데 '엉치가 빠지는 것 같다'고 하는 분들이 있다. 또한 '환도가 선다'고 하는 분들도 있다. 환도는 엉덩이와 허벅지가 이어지는 부분을 말한다. 주로 앉았다가 일어날 때 이런 증상을 호소한다. 이는 주로 척추협착증의 초기 증세다. 심해지면 걸을 때 통증과 다리 저림까지 올 수 있다. 협착증이 있으면 앉아 있을 때에는 신경 공간이 다소 넓어져 있다. 그러나 서 있을 때에는 신경 공간이 좁아진다. 따라서 일어날 때 신경 공간이 좁아지면서 신경을 압박해 엉치가 빠지는 듯한 통증을 느끼는 것이다. 또 다른 경우는 앉아 있는 동안 조직들이 눌려 있다가 일어설 때 조직들이 늘어나면서 통증을 발생시키기도 한다. 엉덩이 부분에는 근육이 4겹으로 쌓여 있다. 관절에 붙어 있는 근육은 매우 작은 근육들이어서 엉덩이관절의 축을 지탱해주는 역할을 한다.

만약 엉덩이 바깥의 큰 근육들이 피로하면 이 속의 작은 근육들이 무리가

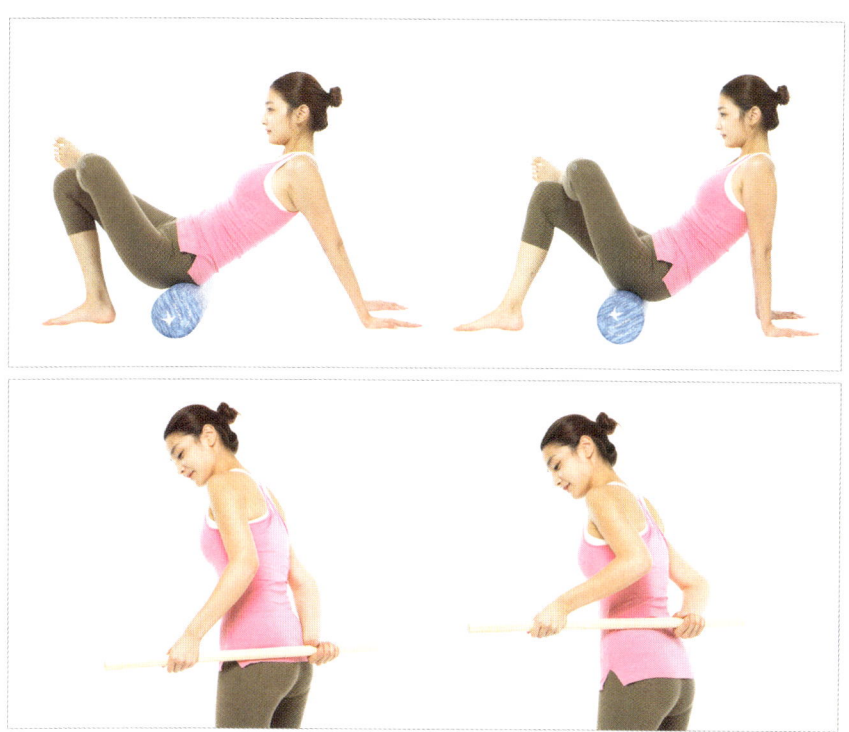

<그림 1-57> 엉덩이 속 근육이 뭉칠 때 허벅지 뒤의 근육들도 같이 뭉칠 수 있다. 엉덩이 근육의 스트레칭과 마사지(봉을 이용한)를 해주면 증세가 다소 완화된다.

된다. 뭉치기도 하고 두꺼워지기도 한다. 이런 경우 엉치의 통증과 더불어 허벅지 뒤쪽까지 뻗치는 통증을 느낄 수 있다. 또한 허벅지 뒤의 근육, 햄스트링근은 엉덩이뼈에 가서 붙는다. 이 근육은 엉덩이관절의 속 근육들과 같이 붙는다. 따라서 엉덩이 속 근육이 뭉칠 때 이 근육들도 같이 뭉칠 수 있다. 엉덩이 근육들의 스트레칭과 마사지(봉을 이용한)를 해주면 증세가 다소 완화된다(그림 1-57). 그리고 평소 자세를 똑바로 해서 양쪽 엉덩이에 힘이 골고루 분포되도록 균형을 잡아 앉는 것이 중요하다.

허벅지가 뻐근할 때

운동 삼아 계단을 잘 오르내리는 40대 가정주부가 어느 날 갑자기 허벅지가 뻐근해오는 것을 느꼈다. 허벅지 앞의 무릎에서 골반까지 이르는 부분들에서 통증이 발생했다. 평소 등산을 즐겨 하는 40대 남성도 허벅지 통증을 호소하며 내원했다. 처음에는 살짝 뻐근함을 느끼는 정도였는데 시간이 지날수록 통증이 점점 올라오고 있다고 한다.

허벅지 부분은 거의 다 근육이다. 아프다는 것은 근육이 아픈 것이다. 다만 디스크나 협착증이 있는 경우는 뒷다리가 당기기도 한다. 많이 걷거나, 등산, 다양한 하체 운동을 할 때 자주 발생한다. 뻐근하게 통증이 오면서 다리가 저리기도 한다.

허벅지 앞쪽 근육은 대퇴사두근이라고 한다. 계단을 오르내릴 때 편심성 수축으로 긴장이 되며 무리가 될 때 근육에 문제가 생긴다. 점프를 할 때나 갑자기 차고 뛰어 나갈 때 근육이 찢어지기도 한다. 축구와 농구 등 방

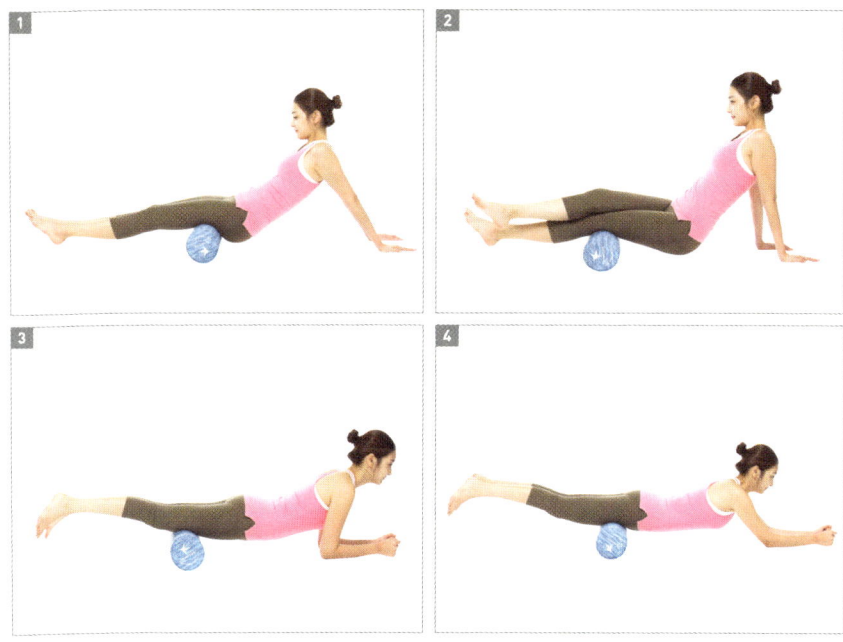

⟨그림 1-58⟩ 폼롤러를 이용한 마사지는 20~30회 정도 실시해준다.

향 전환이 많은 운동을 하는 분들은 차고 나갈 때 통증이 심하게 오면 찢어짐을 생각해보아야 한다. 허벅지 뒤쪽 근육은 햄스트링근이라고 한다. 역시 계단을 오르내릴 때, 뛰다가 갑자기 정지할 때, 서서 몸통을 돌릴 때 무리가 되면 근육들에 문제가 생길 수 있다.

필자는 계단을 이용한 운동은 권하고 싶지 않다. 이 근육들에 문제가 발생할 수 있고, 관절에도 무리가 많이 오기 때문이다. 허벅지 앞과 뒤를 만져서 울퉁불퉁한 근육이 잡히거나 눌러서 아픈 경우에는 마사지와 스트레칭으로 풀어주는 것이 좋다(그림 1-58, 그림 1-59). 벽에 기댄 상태에서 무릎을 약 30~40도 구부렸다 폈다 하는 운동을 15회씩 3세트 정도 하면 이 근육이 튼튼해지고 부상을 예방할 수 있다. 헬스클럽에서 레그프레스라는

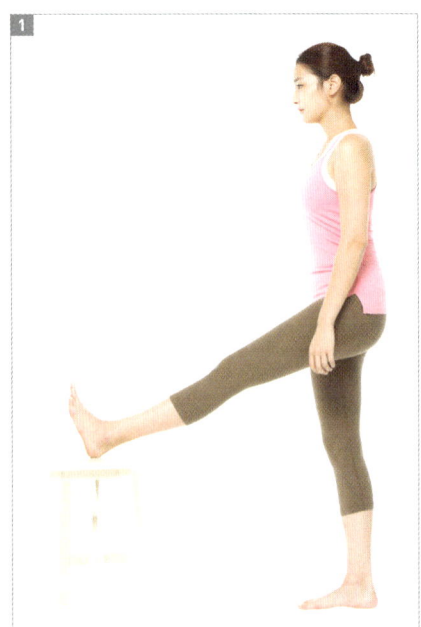
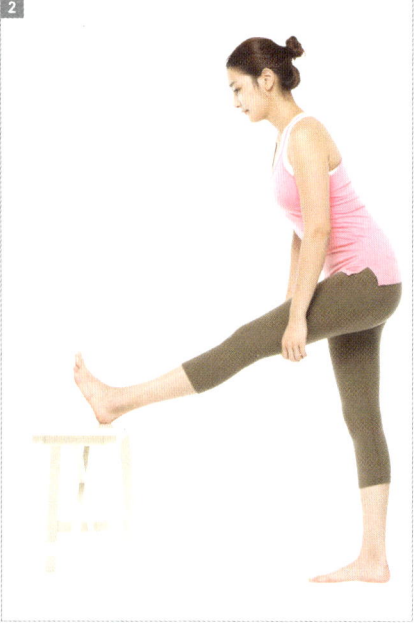

〈그림 1-59〉 허리를 곧게 편 상태로 앞으로 숙여준다. 이때 허리가 구부러지면 안 되고 허리를 펴는 것이 가능할 만큼만 숙여서 30초씩 3회 실시한다.

운동을 하되 무릎 각도는 20~30도 정도로 하는 것이 바람직하다.

운동 후 엉덩이가 아플 때

골반 부위도 움직임이 참 많은 부분이다. 일상생활이나 운동을 할 때 골반이 몸통과 다리의 경계이자 축이 되기 때문이다. 걷기를 할 때에도 골반을 중심으로 상체와 하체가 분리되어 움직인다. 이처럼 많이 움직이는 부분에는 근육과 힘줄이 많다. 허리에서 오는 근육, 다리에서 오는 근육, 복부에서 오는 근육들이 모두 골반, 엉덩이에 붙는다. 엉덩이만 해도 4겹의 근육이 싸고 있다. 이 근육들은 힘줄의 형태로 뼈에 가서 붙는다. 움직임이 많기 때문에 힘줄과 뼈 사이, 혹은 근육과 근육 사이, 힘줄과 힘줄 사이에 마찰이 많이 일어난다.

마찰이 많이 일어나면 조직들이 서로 부딪히며 염증을 일으킨다. 마치 손바닥을 비비면 열이 나는 것과 같은 이치다. 이러한 염증을 최대한 줄이기 위해 점액낭이라는 물주머니가 있다. 이 물주머니가 근육과 근육 사이, 힘줄과 뼈 사이, 힘줄과 힘줄 사이에 있어 마찰을 최대한 줄여주는 역할을 한다. 이 물주머니가 마찰을 줄여주다가 한계에 이르게 되면 염증이 발생한다. 이것을 점액낭염이라고 한다.

생소한 병명이지만 매우 흔하다. 일을 많이 하거나 운동을 하는 분들에게서 자주 나타난다. 최근 걷기, 달리기 열풍이 일면서 골반 통증을 호소하는 분들이 많아졌다. 운동 후에 갑자기 엉덩이 통증이 있다면 점액낭염을 의심해보자.

이 통증은 병의 상태가 심각한 것이 아니어서 일의 양이나 운동의 양을 다소 줄이면 해결이 된다. 문제는 방치했을 경우다. 염증이 만성화되면서 주변 조직들을 유착되게 만들 수 있다.

관절염이
잘 낫지
않을 때

연골이 닳는다는 말은 많이 들어보았을 것이다. 그러나 연골이 골절이 된다는 말은 생소하다. 관절염 말고 또 다른 것이 있는 것일까? 40대 여성이 관절염으로 1년간 치료를 받아왔다. 그러나 부기가 계속되고 잘 낫지 않았다. 통증은 심하지 않은데 뻐근하면서 둔하게 아파왔다. 엑스레이를 찍어보아도 1기 관절염이라 금방 낫는다는 말만 들을 뿐이었다. 그런데도 계속 아파서 결국 필자의 진료실을 찾았다.

문진하는 과정에서 중요한 단서를 발견했다. 이 분은 1년 전 빙판에서 미끄러진 적이 있었다. 무릎을 얼음 바닥에 세게 찧었다. 당시에는 2~3시간 통증이 있다가 사라져 큰 문제가 없는 줄 알았다. 그러던 중 엘리베이터가 고장 나는 바람에 10층 계단을 오른 뒤부터 무릎이 지속적으로 아파왔다. MRI를 촬영해보니 관절연골이 골절되어 있었다. 즉 연골이 패인 것이다. 그러니 심한 통증에 시달릴 수밖에 없었다. 1년 전 무릎을 부딪힌 것이 화

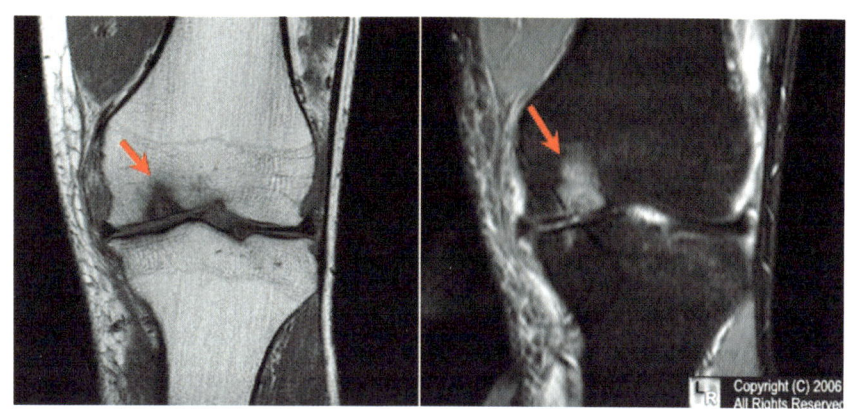
〈그림 1-60〉 관절연골이 골절된 MRI 사진

근이었다. 당시 충격으로 인해 연골이 깨진 것이다. 깨진 연골의 크기가 작으면 증세가 잘 나타나지 않는다. 연골은 통증을 잘 느끼지 못하기 때문이다. 그러다 계단을 오르면서 증세가 악화된 것이다.

연골 골절 역시 무릎을 보호해주는 근력 강화 운동이 가장 중요하다. 걷기 등 체중을 실으면서 하는 동작은 최대한 피하는 것이 좋다. 보조기를 이용하여 체중을 분산시키는 것이 필요하다. 최근 충격파 치료, 자가 혈장 주사 치료나 줄기세포를 이용한 치료 등으로 완치도 가능하게 되었다. 그러나 무엇보다도 중요한 것은 근력 운동임을 잊지 말아야 한다. 관절염 기준으로 운동을 하면 된다.

무릎 앞쪽이 아플 때

무릎이 아프다고 하면 다 관절염인 줄 안다. 관절염의 통증은 주로 무릎의 속과 내측에서 나타나는 경우가 많다. 그런데 무릎의 앞쪽이 주로 아픈 경우가 있다. 무릎의 앞쪽에는 어떤 구조가 있을까? 바로 슬개건이라고 하는 힘줄이 있다(그림 1-61).

슬개건을 다치면 등산할 때, 계단을 오르내릴 때, 줄넘기를 할 때, 배드민턴과 농구를 할 때 무릎의 앞쪽이 아프다. 무릎을 구부린 상태로 체중이 실리면 통증이 찾아온다. 계단을 내려오거나, 점프를 할 때 무릎의 앞쪽 힘줄에 부하가 많이 걸린다. 배드민턴을 할 때에도 런지 동작에서 무릎의 앞쪽 힘줄에 무리가 온다. 힘줄에 염증이 발생한다. 슬개건염이라고 하는 병으로 발전할 수 있다.

힘줄 역시 처음에는 통증을 잘 느끼지 못해 초기에는 쉴 때 아프고, 운동할 때 통증이 줄다가 운동 후에 다시 아파오는 증세가 반복되어 별다른 신

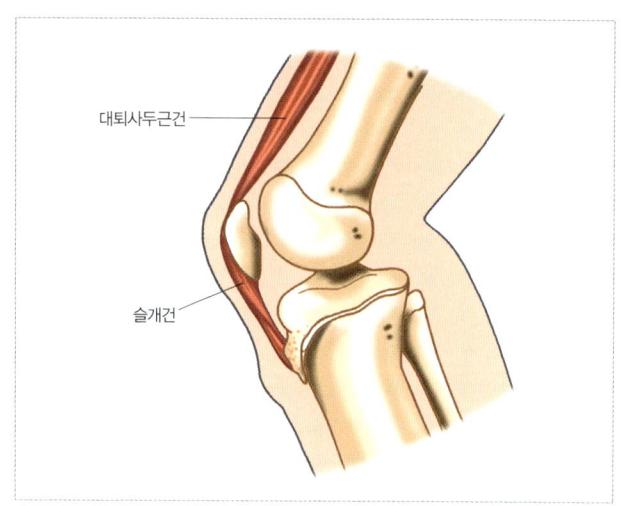

〈그림 1-61〉 무릎 앞쪽에 있는 슬개건. 슬개건을 다치면 등산할 때, 계단을 오르내릴 때, 줄넘기를 할 때, 배드민턴과 농구를 할 때 무릎의 앞쪽이 아프다.

경을 쓰지 않고 지나간다. 그러나 문제는 건증이 올 때다. 건증은 건염(힘줄염)이 오래되어 힘줄에 미세하게 균열이 가고 다시 붓고 하는 과정에서 힘줄이 두꺼워지고 기능을 상실한 상태를 말한다. 이때에는 힘줄이 붓고 계속 아프다. 만성화되어 치료가 어려운 상태로 발전한 것이다.

무릎의 힘줄은 무릎의 내측 아래 부분에도 있다. 거위발 힘줄이라는 것이다(그림 1-62). 이 힘줄은 허벅지의 내측 햄스트링 근육의 연장이다. 무릎을 구부린 상태에서 무릎의 회전 동작이 있을 때 이 힘줄이 스트레스를 받는다. 장기화되면 염증이 발생하고 거위발 힘줄염이 된다.

힘줄염은 초기에 발견이 어렵기 때문에 통증을 한 번이라도 느꼈다면 평소 아픈 곳을 눌러보면 좋다. 눌러서 아프면 힘줄염이 발생했다고 할 수 있다. 초기에는 모든 병과 마찬가지로 힘줄염도 완치가 가능하다. 눌러서 아픈 힘줄에 소염제를 바르면서 약간 아플 정도로 10분씩 하루 세 차례

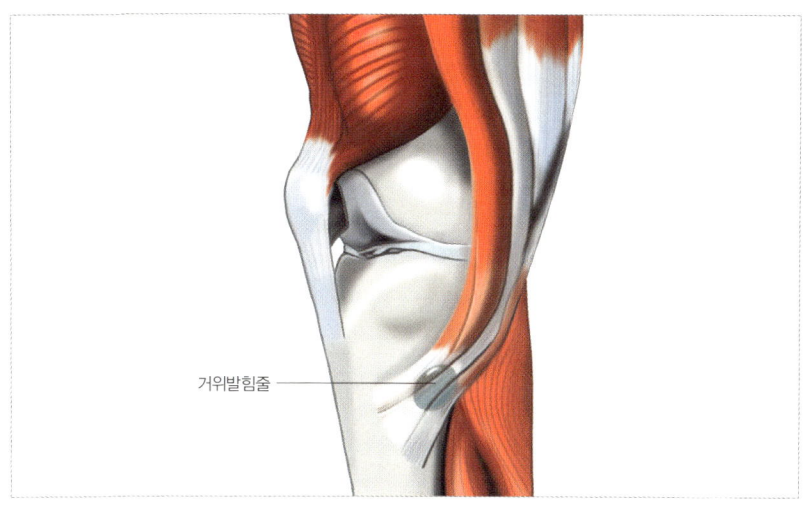

〈그림 1-62〉 거위발 힘줄. 이 힘줄은 허벅지의 내측 햄스트링 근육의 연장이다. 무릎을 구부린 상태에서 무릎의 회전 동작이 있을 때 이 힘줄이 스트레스를 받는다. 장기화되면 염증이 발생하고 거위발 힘줄염이 된다.

마사지를 해주면 좋다. 아울러 무릎을 약간 구부린 상태로 1분간 서 있기를 하루 20회 정도 반복한다. 물론 당연히 운동이나 통증을 유발하는 동작은 줄인다.

주치의 칼럼 | 무릎관절염, 충분히 치료할 수 있다

관절염은 여성들에게 무서운 존재다. 우리가 말하는 무릎관절염은 퇴행성관절염이다. 한번 생기면 잘 낫지 않고 무릎이 두꺼워지고 휘기도 하고, 뛰는 것은 물론 걷기도 힘들어질 수 있다. 장애를 입은 것 같이 일상생활에 큰 장애물이다. 하지만 과연 관절염은 두려운 존재일까? 그렇지 않다. 관절의 통증이 처음 시작될 때부터 관리에 들어가면 평생 문제없이 살 수 있다. 자신 있게 "걱정하지 마세요"라고 말하고 싶다. 증상도 앉았다 일어날 때 아프다, 계단을 걸을 때 아프다, 시큰거린다, 무릎이 붓는다, 뻐근하다, 무릎이 휜 느낌이다 등 다양하다. 특히 체중이 실릴 때 통증이 시작된다. 관절염은 연골이 닳기 시작하여 나중에는 뼈까지 망가지는 병이다(그림 1-63).

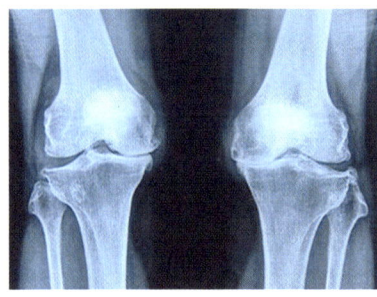

〈그림 1-63〉 무릎에는 두 가지 연골이 있는데, 뼈를 감싸고 있는 관절연골과 뼈와 뼈 사이에 반달 모양의 반월연골이 그것이다. 관절염은 이 관절연골에 문제가 생기는 것이다. 관절염은 연골이 닳기 시작하여 나중에는 뼈까지 망가지는 병이다.

무릎에는 두 가지 연골이 있는데, 뼈를 감싸고 있는 관절연골과 뼈와 뼈 사이에 반달 모양의 반월연골이 그것이다. 관절염은 이 관절연골에 문제가 생기는 것이다. 관절염은 대략 1기, 2기, 3기로 나눌 수 있다. 1기면 완치가 가능하다. 2기도 관리만 잘 하면 생활에 아무런 지장 없이 살 수 있다. 3기는 수술이 필요하거나 치료를 해도 통증이 있는 상태로 지낼 가능성이 높다. 이 퇴행성관절염의 치료를 위해서 연골주사도 맞고, 충격파 치료도 하고, 운동 치료도 한다. 잘 낫지 않아서 치료의 방법도 무척이나 많다. 그러나 여러 가지 치료 중에서 운동 요법이 가장 중요하다. 퇴행성관절염에 필요한 운동은 무릎 주변 근육의 근력을 키우는 것과 근육을 풀어주는 것이다. 근육이 튼튼하면 관절에 가는 충격을 근육이 흡수해주어 관절의 자연치유를 유도할 수 있다. 우리 신체는 자연치유력이 있어 잘 보호만 하면 나을 수 있다. 특히 초기에는 100퍼센트 가능하다.

특히 관절염이 발생하면 근육에 힘이 들어가지 않기 때문에 근육이 약해져 관절의 보호 기능을 더 떨어뜨린다. 그래서 근력 운동이 더욱 중요하다. 약해진 근육은 잘 뭉치고 짧아진다. 특히 무릎 뒤의 근육들이 아프고 당기며 관절이 굽어간다. 따라서 무릎관절 뒤의 근육들을 충분한 스트레칭과 마사지를 이용해 풀어주는 것이 중요하다.

근력 강화 운동은 비교적 쉽다. 무릎을 쭉 편 뒤 무릎에 힘을 주면서 약 5초간 유지하고 10초간 쉬는 동작을 반복하는데, 하루에 약 100회 정도 하면 근력 운동으로 충분하다(그림 1-64). 무릎을 구부린 상태에서 무릎과 허벅지 그리고 종아리에 힘을 주는 운동을 하면 더욱 효과적이다. 이 운동은 설거지하는 동안 서서 할 수도 있고 앉아서 또는 누워서 할 수도 있다. 일상생활에서 쉽게 할 수 있어 좋은 운동이다(그림 1-65).

무릎이 바깥으로 휘어가는 경우에는 무릎을 안쪽으로 밀면서 힘을 주는 운동을 하면 다리가 더 휘는 것을 막고 무릎의 통증도 다소 줄일 수 있다.

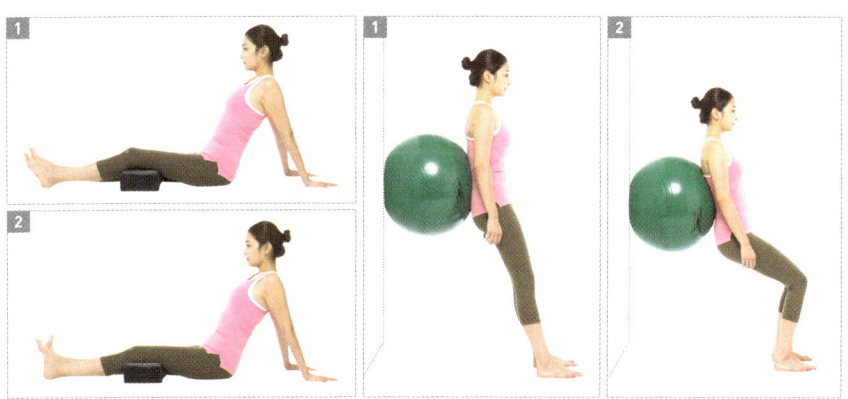

〈그림 1-64〉 두꺼운 수건이나 베개를 깔고 무릎을 펴면서 5초 정도 눌러준다. 10번씩 3회 정도 해준다.

〈그림 1-65〉 공을 허리와 벽 사이에 놓고 발은 약간 앞으로 위치한 후 무릎을 30~40도가량만 구부렸다가 펴기를 반복한다.

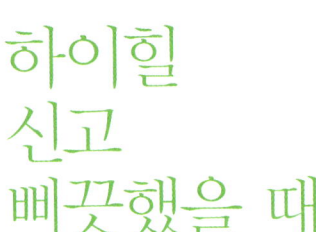
하이힐 신고 삐끗했을 때

무릎의 인대 중 중요한 것은 크게 4가지다. 내측인대, 외측인대, 전방십자인대, 후방십자인대가 그것이다(그림 1-66). 이 가운데 내측인대와 전방십자인대가 더 중요하다. 인대 손상은 체중이 실린 상태에서 무릎이 안쪽으로 돌아가면서 발생한다. 인대라는 것은 뼈와 뼈를 꿰매주는 작용을 하기 때문에 무릎이 돌아가면 인대는 늘어나거나 찢어진다. 주로 급성으로 강한 충격이 왔을 때 손상이 된다. 물론 만성적으로 지속적인 스트레스로 인하여 늘어나기도 한다.

연세가 많으신 어르신 가운데 농사일 같은 힘든 일을 평생 해오신 분들은 연골뿐 아니라 이러한 인대들도 거의 망가져 있다. 일상생활에서도 하이힐을 신고 무릎을 삐끗한 경우, 갑자기 돌다가 삐끗한 경우, 미끄러지면서 삐끗한 경우 등 다양하게 나타난다.

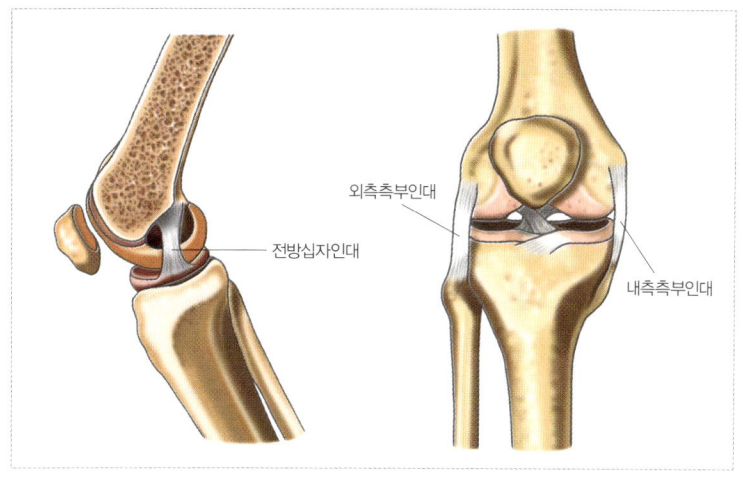

〈그림 1-66〉 전방십자인대(좌), 내/외측측부인대(우). 무릎의 중요한 인대는 4가지, 내측인대, 외측인대, 전방십자인대, 후방십자인대. 이 가운데 내측인대와 전방십자인대가 중요하다. 인대 손상은 체중이 실린 상태에서 무릎이 안쪽으로 돌아가면서 발생한다.

인대의 통증은 구분하기 어렵지만 대략 날카로운 느낌이다. 찢어질 때에는 '퍽' 하는 소리가 느껴지곤 한다. 인대 역시 근육이 튼튼하면 인대에까지 힘이 전달되지 않는다. 즉 근육이 강하면 인대는 다치지 않는다. 그리고 유연성이 떨어져서 관절이 뻣뻣한 경우 인대에 손상이 잘 온다. 따라서 관절의 근력과 유연성 운동을 해주면 예방이 가능하다.

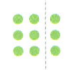

운동 중
무릎이
삐끗했을 때

앞서 무릎에는 연골이 두 가지가 있다고 했다. 관절연골과 반월연골이다(그림 1-67). 반월연골은 반달 모양으로 생겼다고 해서 붙여진 이름이다. 반월연골은 연골판이라고도 한다. 반월연골도 관절연골처럼 무릎관절의 충격을 흡수해주고, 관절에 영양분을 공급하면서 관절을 부드럽게 해주는 역할을 한다. 내측에 하나, 외측에 하나가 있다.

반월연골판도 체중을 실은 상태에서 좌우로 회전, 비틀림이 일어나면 엇갈려지면서 찢어질 수 있다. 무릎이 내측으로 돌아가면 내측 연골판이, 외측으로 돌아가면 외측 연골판이 찢어진다. 등산할 때 삐끗, 운동하다가 삐끗, 무거운 물건을 들고 돌다가 삐끗하면서 발생한다. 반월연골판의 찢어짐은 비교적 큰 손상이어서 부기가 동반된다. 그런데 연골은 신경 조직이 별로 없어 처음에는 통증을 잘 느끼지 못하다가 찢어진 주변에 염증이 발생하면 통증을 느끼고 무릎을 잘 돌리지 못하게 된다.

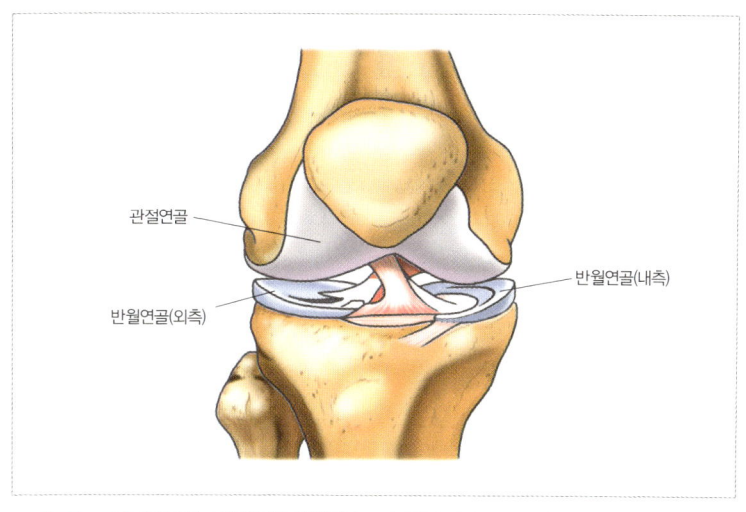

〈그림 1-67〉 관절연골과 반월연골. 반월연골도 관절연골처럼 무릎관절의 충격을 흡수해주고, 관절에 영양분을 공급하면서 관절을 부드럽게 해주는 역할을 한다. 내측에 하나, 외측에 하나가 있다.

물론 퇴행성으로 이 연골판이 닳은 경우도 있다. 작은 충격도 반복적으로 계속 되면 종이장이 닳듯 연골판도 닳는다. 결국 퇴행성이 되고 염증이 발생하여 무릎이 붓기도 하고 통증이 생긴다. 또한 닳다가 갑작스런 충격으로 완전히 찢어지는 경우도 있다. 대부분 일을 많이 해서 찢어지는 경우는 닳다가 헤지면서 찢어진다. 만성퇴행성관절염이 심한 경우에도 반월연골판이 찢어져 있다. 손상이 있는 경우 보조기를 착용하여 무릎에 체중이 최대한 실리지 않게 하면서 무릎 근육의 근력을 강화해야 한다. 부기가 있으면 앞서 말한 바와 같이 냉찜질, 다리 올리기, 압박 등을 통하여 관리를 한다. 여기서도 빠른 회복은 물론 예방을 위해서도 근력이 매우 중요하다.

주치의 칼럼 ─ 활액막염이란 무엇인가?

활액막염이란 용어는 생소하다. 무릎관절 속의 주머니다. 관절을 감싸주는 조직인데 여기에 염증이 발생하면 무릎이 붓고 통증이 생긴다. 어딘지 모르게 무릎이 둔하고 뻐근하게 아프기 시작한다. 주로 관절염과 같이 발생한다. 관절염이 있을 때 관절이 붓고 두꺼워지는 것은 이 활액막이 붓고 두꺼워지기 때문이다. 통증도 활액막염에서 오는 통증이 훨씬 더하다. 관절염이 있어도 활액막염이 없으면 통증도 덜하고 빨리 나을 수 있는데 활액막염이 동반돼 있으면 치료가 오래 걸린다.

우리가 흔히 말하는 관절염은 종합적으로 문제가 생기는 것이다. 처음에는 관절연골 뼈에 붙어 있는 연골들이 스트레스를 받아 염증을 일으키고 서서히 연골이 파괴된다. 연골이란 것은 앞서 말한 바와 같이 신경조직이 별로 없어 초기에는 통증이 그다지 없으므로 잘 모른다. 하지만 점차 심해지면서 염증 반응이 활액막까지 퍼져 활액막염을 일으키고 부으며, 관절 속의 인대 및 기타 주변 조직까지 물들여 염증을 일으킨다. 이를 오래 놔두면 나중에는 뼈까지 망가뜨리게 된다. 이처럼 관절염은 모르는 사이에 관절의 기능을 떨어뜨린다. 아프고 붓기 때문에 무릎에 힘이 잘 들어가지 않고 활동력이 줄어든다. 약해진 근육은 관절을 지탱해주지 못해 관절이 더 망가지는 악순환을 거듭한다. 따라서 관절염으로 인해 무릎이 붓기 시작하면 적극적으로 치료를 시작해야 한다. 이 시기를 놓치면 악순환이 반복되면서 관절이 본격적으로 망가지게 된다.

부기를 빼기 위해서는 운동이나 동작 후에 무릎에 냉찜질을 해주고 다리를 올려놓는 것이 좋다. 많이 부었을 경우에는 탄력 붕대를 이용하여 무릎을 강하게 30분 동안 압박해서 싸고 30분 이후에 다시 풀고 하는 것을 하루 서너 차례 해주면 부기를 빨리 뺄 수 있다. 관절이 부었을 때 무릎 보호대를 착용하는 것도 좋은 방법이다. 부기가 있다는 것은 염증 반응이 심한 것을 의미하기 때문에 보호를 해주어야 한다. 부기가 다소 가라앉으면 보호대를 풀고 근력 강화 운동에 힘써야 한다. 이때에는 소염제 등을 복용하는 것도 좋다.

많은 사람들이 관절약을 먹으며 통증을 줄이려 하는데, 잘 쓰면 그야말로 약이지만 잘못 쓰면 독이 된다. 부었을 때에는 먹는 게 낫지만 부기가 없고 통증만 약간 있을 때에는 약의 복용보다는 운동 요법이 더 필요하다. 관절약은 대부분 소염진통제이기 때문에 통증이 가라앉으면 관절염이 나은 것처럼 착각할 수 있다. 반대로 급성 염증 반응이 있을 때 소염진통제는 염증을 줄여주는 효과가 있고, 통증을 줄여 운동을 할 수 있게 해준다. 따라서 관절염이 있을 때 소염진통제를 복용할 시에는 반드시 운동 요법을 병행해야 그 효과를 볼 수 있다.

무릎 바깥쪽이 아플 때

대학 신입생인 진 모 씨가 무릎 바깥쪽에 통증을 호소하며 내원했다. 어려서부터 뛰는 것을 좋아했던 진 씨는 대학에 들어가서도 마라톤 동호회에 가입할 만큼 달리기를 사랑했다. 그러던 어느 날 뛸 때마다 무릎 바깥쪽이 아프고 가끔은 붓기도 했다. 특히 계단을 오르내릴 때 더 아팠다. 진 씨를 진료해보니 무릎이 바깥쪽으로 휘는 'O'자 다리였다.

몸통의 회전을 많이 하는 직업이나 골프 같은 운동을 많이 하는 경우에도 중둔근과 대퇴근막장근이 과도한 긴장으로 뻣뻣해질 수 있어 장경인대에 통증이 온다.

장경인대는 골반에서 시작하여 허벅지 뼈의 바깥쪽에 튀어나온 부분을 지나 무릎의 바깥쪽에 붙는다. 엉덩이 근육인 중둔근과 대퇴근막장근(그림 1-68)이 타이트한 경우, O 다리로 바깥쪽이 상대적으로 타이트한 경우에 인대가 무릎의 바깥쪽에서 뼈와 마찰돼 염증을 일으킨다. 물론 일자 다리

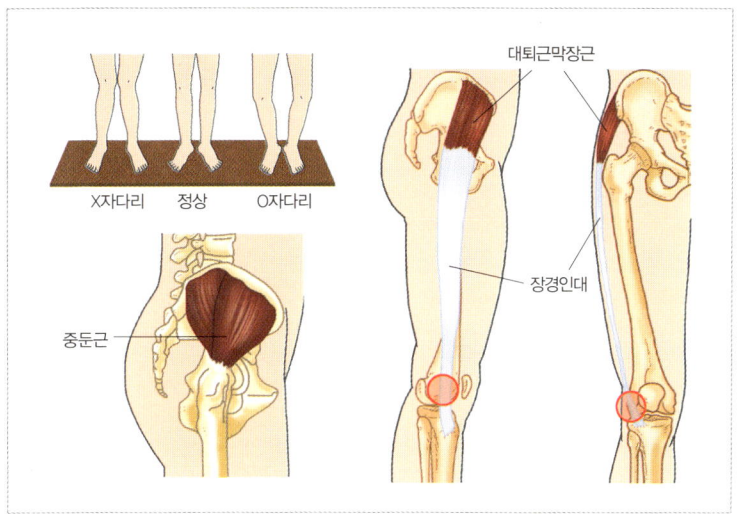

〈그림 1-68〉 O다리, 중둔근, 대퇴근막장근, 장경인대

에서도 달리기를 오래 하면 발생할 수 있다. 자세히 살펴보면 무릎 바깥쪽이 붓기도 하고, 조직이 두꺼워져 있으며 누를 때 매우 아프다.

어떻게 치료할까? 우선 소염제를 바르고 마사지를 한다. 그리고 스트레칭을 한다. 엉덩이부터 시작하는 근육과 인대를 늘려주어야 한다. 서서 혹은 누워서 무릎을 내측으로 붙이려는 운동이 필요하다(그림 1-69). 물론 운동량을 줄이는 것도 중요하다.

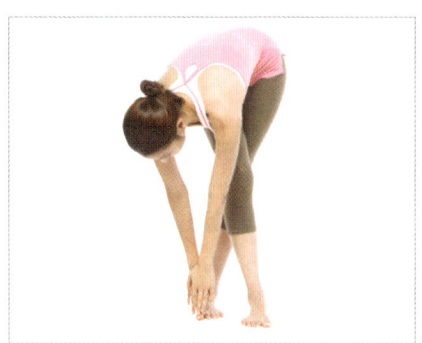 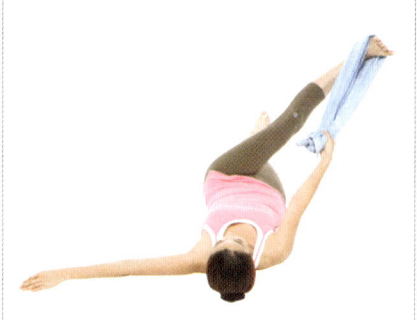

다리를 교차하고 손은 모아서 뒤쪽에 있는 발쪽으로 숙여준다.(좌)
수건을 발에 걸고 무릎은 곧게 펴준 후 안쪽으로 넘겨준다.(우)

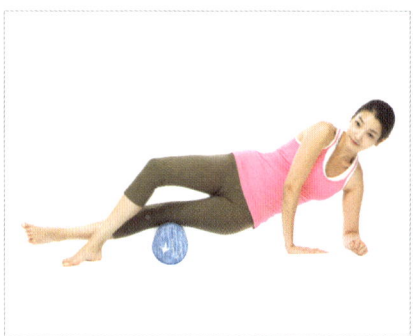 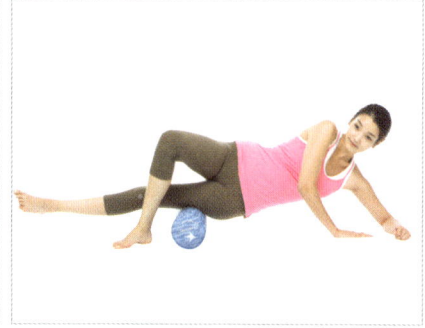

허벅지 바깥쪽의 뭉친 부분을 마사지하듯이 비벼준다. 20~30회 정도 해준다.

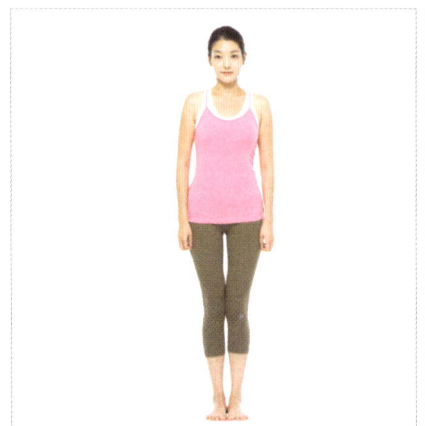 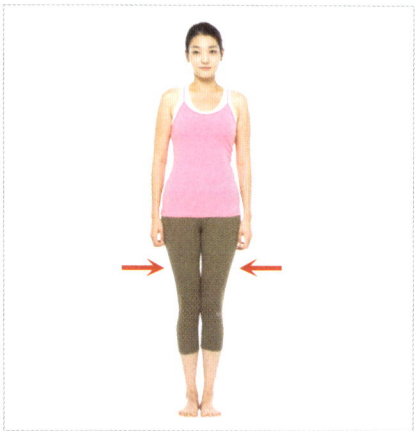

똑바로 서서 무릎을 서로 눌러주듯이 안쪽으로 조여준다.

〈그림 1-69〉 **장경인대 통증 완화 스트레칭 및 마사지**

걷고 나면 종아리가 뻐근할 때

20대 초반의 한 여성이 종아리 통증으로 내원했다. 그녀는 자신의 종아리가 굵고 예쁘지 않아 성형외과에서 종아리 퇴축술이라는 시술을 받았다. 하지만 시술 뒤 조금만 걸어도 아파 생활하는데 큰 지장을 받았다. 항공사에서 일하는 여승무원도 근무용 신발로 굽이 낮은 단화를 신고 다니다가 종아리가 아파 진료실을 찾아왔다. 평소 하이힐을 자주 신는 한 여성도 오랜만에 운동화를 신고 난 뒤 종아리 통증에 시달렸다. 또한 시간이 지나면서 발뒤꿈치까지 아프다고 호소했다. 이외에도 달리기를 즐기는 사람, 농구를 자주 하는 사람, 축구를 좋아하는 사람들도 종아리가 아프고 아킬레스건에 통증을 느낄 수 있다.

종아리는 세 개의 큰 근육으로 구성되어 있다. 바깥쪽 좌우로 두 개, 안쪽에 한 개가 있다. 종아리 근육은 아킬레스건이 되어 발뒤꿈치 뼈에 가서 붙는다. 이 근육을 많이 사용하여 피로가 오면 근육이 뭉치고 뻣뻣해진다.

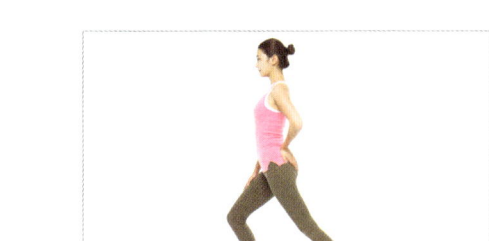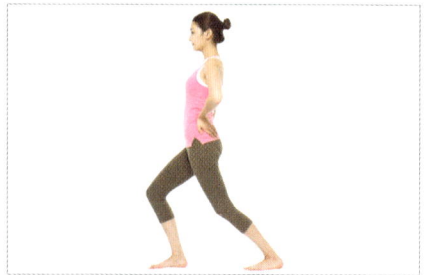

발을 앞뒤로 벌린 후 뒷발 뒤꿈치는 바닥에 붙이고 앞쪽 다리의 무릎을 구부려주면서 뒤쪽 종아리를 스트레칭한다. 뒤쪽다리를 완전히 펴면 비복근 스트레칭이 된다.(좌) 뒤쪽 다리를 살짝 굽히면 가자미근이 스트레칭된다.(우)

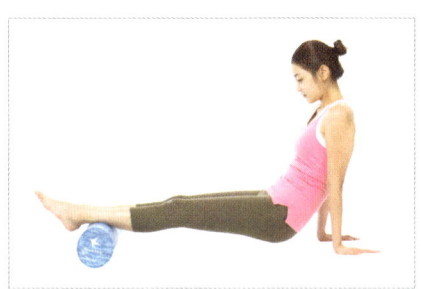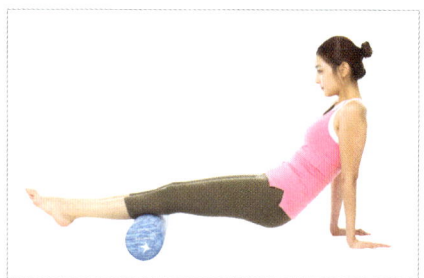

종아리 아래에 폼롤러를 깔고 30회가량 문질러준다.

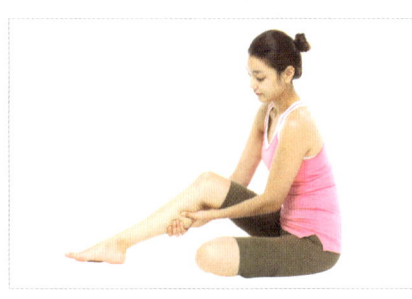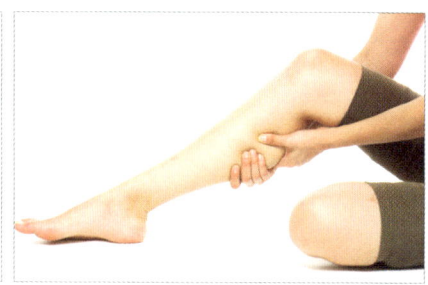

종아리를 양손으로 문질러준다.

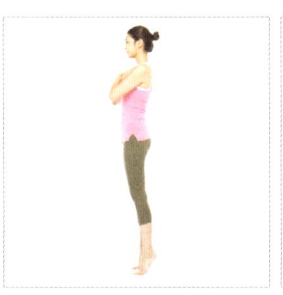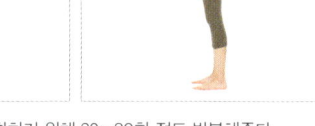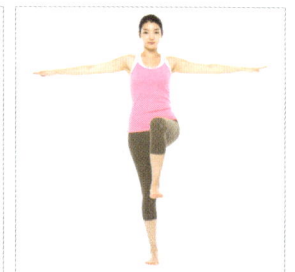

종아리근육을 강화하기 위해 20~30회 정도 반복해준다.

한 발로 서서 균형능력을 향상시키는 운동을 한다. 1분씩 번갈아가면서 한다.

〈그림 1-70〉 종아리 스트레칭과 마사지

종아리 퇴축술은 일부 근육을 없애는 시술이다. 근육이 작아지고 따라서 약해진다. 약해진 근육은 힘들어서 긴장을 하며 뭉치고 뻣뻣해진다. 종아리가 아플 수 있고 아킬레스건에 스트레스를 줄 수 있다.

사람은 신발을 신을 때 굽은 3cm 정도의 높이가 가장 좋다. 그런데 이보다 낮으면 상대적으로 아킬레스건이 타이트해지고 종아리 근육이 당겨지면서 아킬레스건 염증과 종아리 통증이 발생할 수 있다. 가끔 낮은 신발을 신고 오래 걷고 난 후 발뒤꿈치 통증이 생기는 것도 이러한 이유에서다. 하이힐을 자주 신는 사람은 평소 종아리 근육이 짧아져 있다. 그러다가 갑자기 낮은 신발을 신으면 종아리 근육이 당겨진다. 마찬가지로 종아리 근육과 아킬레스건에 문제가 발생하는 것이다.

종아리 근육이 뻐근하거나 올라오는 느낌이 장시간 지속되면 아킬레스건에 부하가 많이 걸려 아킬레스건염을 일으킬 수 있다. 가끔 운동을 하다가 올라오는 경우도 있는데, 이때 갑작스럽게 통증이 발생해 '퍽' 소리와 함께 아픔이 전해져 오면 근육파열을 의심해야 한다. 특히 추운 날 근육이 뻣뻣한 상태에서 충분한 준비운동을 하지 않고 뛰기 등의 운동을 할 때 발생한다. 관리를 위해서 종아리 근육의 마사지와 아킬레스건 스트레칭이 필요하다(그림 1-70).

발목을
삔 후 계속
아플 때

30대의 한 남성은 석 달 전 발목을 삐었는데 잠깐 붓다가 3일 후 통증이 없어져 계속 많이 걷고 뛰고 하였다. 그런데 한 달 후 발목이 부어오르며 통증이 재발해 병원에 왔다. 또 20대 한 여성은 하이힐을 신고 걷다가 삐었는데 '뚝' 소리와 함께 발목이 부어올랐다. 그런데 부기와 통증이 일주일이 지나도 가라앉지 않고 한 달이 되었는데도 아프다. 특히 누르면 아파서 견딜 수 없을 정도다.

무엇이 문제일까? 합병증이 생긴 것이다. 처음 발목을 삐어 부어 있을 때 부기를 빨리 빼지 않으면 부기가 그대로 굳는다. 마치 고인 물이 탁해지고 썩는 것처럼 염증 세포들이 없어지지 않고 계속 남아 만성염증을 일으킨다. 만지면 아프고 많이 걸으면 더 붓기도 하고 뻐근해지기도 한다.

발목을 삐고 나서 통증이 다소 가라앉으면 나은 걸로 착각한다. 회복되지도 않았는데 바쁜 생활로 인하여 활동을 예전처럼 계속해 발목에 무리가

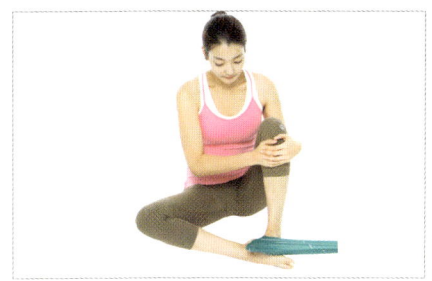 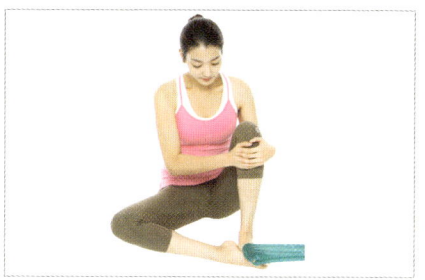

밴드를 발 안쪽에 걸고 엄지발가락이 안쪽을 향하도록 발목을 꺾으면서 운동한다.

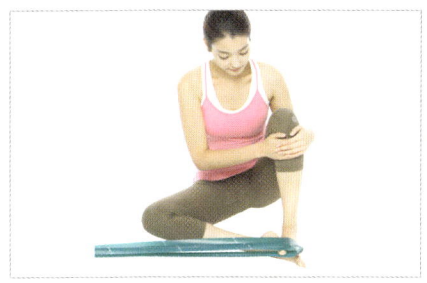 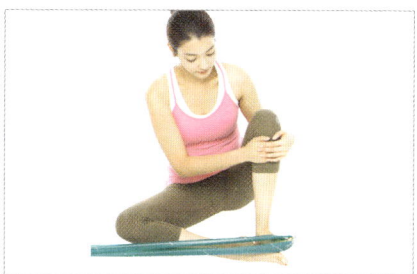

밴드를 발 바깥쪽에 걸고 새끼발가락이 바깥쪽을 향하도록 발목을 꺾으면서 운동한다.

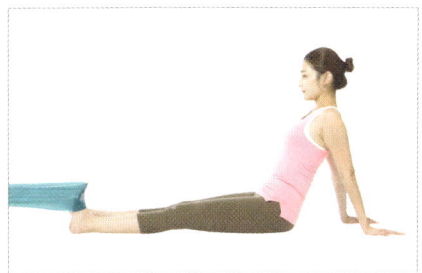 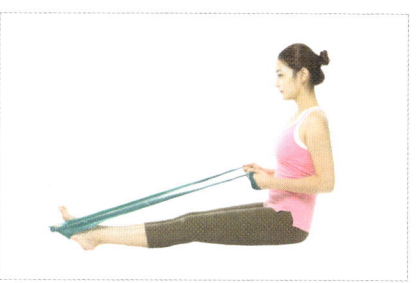

밴드를 발등 쪽에 걸고 엄지발가락이 무릎 쪽을 향하도록 발목을 뒤로 꺾으면서 운동한다.

밴드를 발바닥 쪽에 걸고 발가락을 구부리면서 발목을 앞으로 꺾으면서 운동한다.

〈그림 1-71〉 발목 근력 보강 운동

올 때 흔히 발생한다. 처음 다쳤을 때 부기가 없었던 발목은 이러한 합병증이 별로 없다. 2도 이상 삐었을 때 자주 발생한다.

1도는 인대가 늘어나거나 25% 미만의 인대 섬유가 찢어진 것을 말한다. 이 경우 대부분 일주일 이내로 회복된다. 냉찜질을 하고 보호만 잘하면 빨리

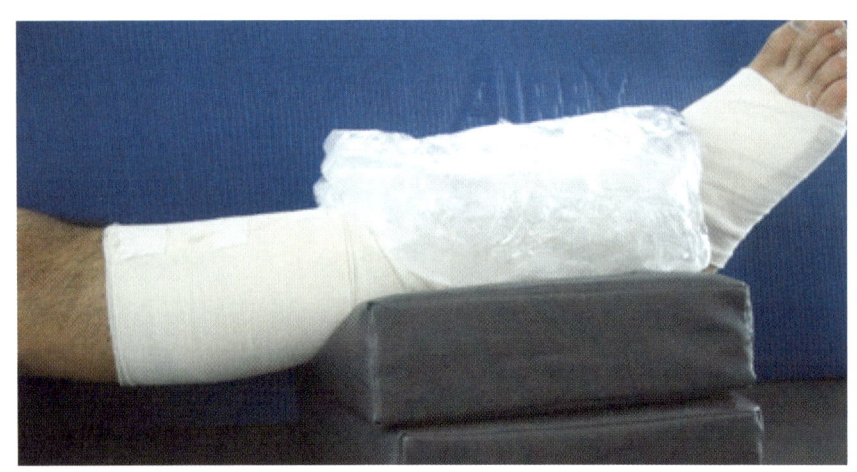

〈그림 1-72〉 붕대로 압박하고 발목을 얼음주머니로 냉찜질한다.

낫는다. 그런데 문제는 2도 이상일 때다. 대략 50% 이상 찢어졌을 때를 말하는데 인대가 다시 붙으려면 약 4주 정도 걸린다. 통증은 2주 이내로 가라앉지만 해부학적으로 정상이 되려면 시간이 필요하다. 그런데 이때 다시 조금이라도 삐끗하면 상처가 덧나 조직이 엉망이 되어버린다. 조직이 두꺼워지고 염증이 만성적으로 지속되는 등 합병증과 후유증이 발생한다. 따라서 발목을 삔 후 부어올랐던 발목은 최소 4주 정도는 조심해야 한다.

후유증이 생겼을 때에는 소염제를 바르면서 손가락으로 마사지를 해주면 다소 도움이 된다. 발목이 약한 경우가 대부분이기 때문에 발목 근력의 보강 운동을 해주면 좋다(그림 1-71). 한 발로 1분간 서 있기를 하루 10회 정도만 해주어도 효과를 볼 수 있다. 부은 발목은 냉찜질과 탄력붕대 등으로 단기간 압박을 해줘 부기를 최대한 빨리 빼주는 것이 바람직하다(그림 1-72). 아울러 발목의 근력을 튼튼하게 하여 재발을 막아야 한다.

그리고 발목에 통증과 부기는 없는데 불안하다고 호소하는 경우가 있다.

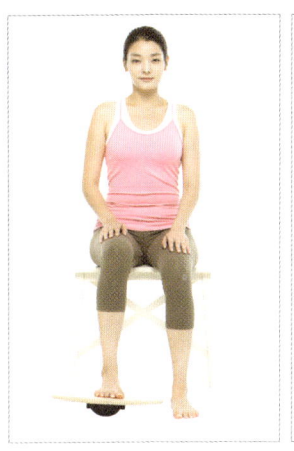 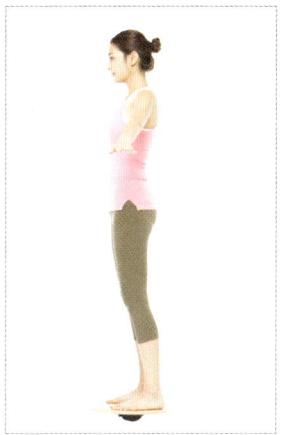 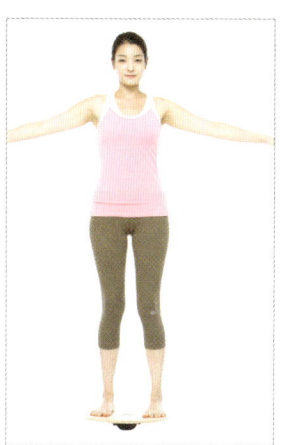

〈그림 1-73〉 고유수용성 감각신경 회복 운동
서 있기가 불편할 경우 의자에 앉아서 보드에 발을 얹고 흔들리지 않도록 운동한다.
서기가 가능해지면 서서 균형을 잡는다. 운동할 때는 1분씩 5회가량 해준다.

그래서 발목을 또 삐게 된다고 한다. 사실 불안정한 것이 맞다. 발목의 인대가 완전히 붙지 않을 수도 있지만 많은 경우 발목 인대에 있는 신경이 회복되지 않았기 때문이다.

이 신경은 고유수용성 감각신경으로 위치와 움직임을 감지하는 신경이다. 이 신경이 회복되지 않으면 발목의 위치를 잡지 못하고, 균형 감각이 떨어져 발을 디뎌도 불안한 느낌이 지속된다. 이 신경의 회복은 더디다. 따라서 2도 인대 손상의 경우 통증이 없어도 고유수용성 감각 기능 훈련을 해야 한다(그림 1-73).

발바닥과
뒤꿈치가
아플 때

뒤꿈치에는 뒤쪽과 바닥 쪽이 있다. 뒤쪽은 아킬레스건이 붙는 부위로 아플 때에는 아킬레스건에 염증이나 손상이 있을 가능성이 높다. 바닥 쪽은 족적 근막이 붙는 부위로 아플 때에는 족저근막염일 가능성이 높다. 심한 사람은 둘 다 아프기도 한다.

바닥 쪽의 족저근막염은 많이 걷거나 뛸 때, 슬리퍼나 고무신처럼 발을 잘 잡아주지 못하는 신발을 신을 때, 기능성 평발이 발생하면서 족저근막이 늘어나 족저근막이 뒤꿈치 뼈에 가서 붙는 부분에 염증이 생기기 시작한다. 오래되고 심한 경우는 족저근막이 두꺼워지며 아프게 된다.

장시간 서 있거나 많이 걷는 사람은 초기에는 발바닥에 피곤함을 느끼며 점차 통증이 생기는 경우가 있다. 발은 모든 체중을 다 받치고 있어야 하기 때문에 스트레스가 대단하다. 발뒤꿈치가 아프기도 하고 발바닥 중간 혹은 발가락 부위로 발바닥의 앞쪽이 아픈 경우가 있다. 발에는 아치라는 것

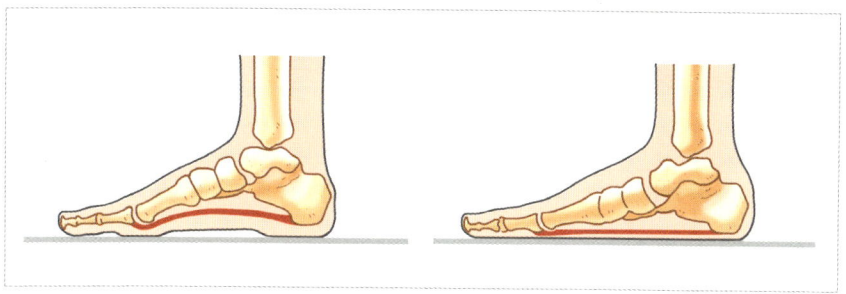

<그림 1-74> 정상 발(좌)과 평발(우)

이 있다. 발을 바닥에 대고 발의 안쪽을 보면 바닥에서 아치 모양으로 떠 있는 것을 보게 된다. 발의 뼈 구조가 아치 모양으로 되어 있어서 아치라고 한다.

이 아치형의 구조는 점프를 하여도 견딜 수 있을 만큼 강하다. 하지만 아무리 강한 아치라고 하여도 반복된 힘이 가해지고 강한 힘이 가해지면 점차 내려앉게 된다. 이때부터 문제가 발생하기 시작한다. 아치를 형성하는 뼈의 바닥에는 근육과 근막, 힘줄 등이 아치를 받쳐준다. 그러나 아치가 무너질 때 이 근육, 근막, 힘줄에 스트레스가 가해져 점차 늘어나는 경향이 생긴다(그림 1-74).

아치가 무너지는 현상을 기능성 평발이 된다고 말한다. 이 구조들에 염증이 생긴다. 근육이 피로하다가 근막에 염증이 생기면 족저근막염, 힘줄에 염증이 생기면 건염이라고 한다. 우리가 흔히 말하는 평발은 아치가 없이 타고난 경우를 말한다. 구조적으로 아치가 형성이 안 되어 있는 상태다. 평발은 군대를 가지 않을 만큼 문제를 일으킨다. 잘 뛰지 못할 수 있고, 발목이 불안정할 수 있다. 그러나 오랜 기간 동안 적응이 잘 된 사람은 문제없이 일상생활을 할 수 있다.

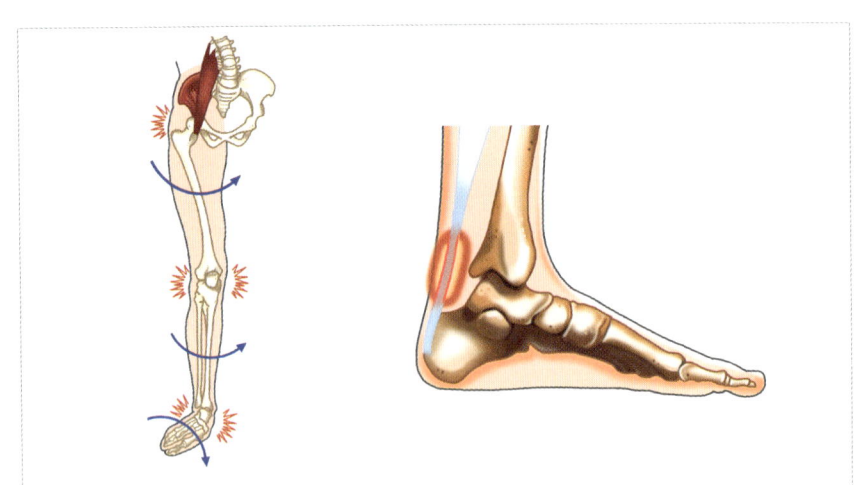

⟨그림 1-75⟩ 다리 구조가 틀어지는 경우(좌), 아킬레스건염(우)

문제는 구조적으로 평발이 아닌 사람이 기능성 평발이 되는 경우다. 이때에는 발바닥뿐 아니라 발목, 아킬레스건, 정강이뼈, 무릎에도 스트레스가 가해진다. 구조들이 틀어져서 생기는 것이다(그림 1-75). 그래서 발목 주변에 힘줄염, 아킬레스건염, 무릎 통증이 발생할 수 있다. 운동선수의 경우에는 발가락의 피로골절, 정강이의 피로골절, 골반 통증 등도 생길 수 있다.

까치발은 의학 용어로 첨족이라고 한다(그림 1-76). 까치발 모양을 띤다고 해서 생긴 이름이다. 아치가 높게 형성되어 있는 상태를 말하는데 이 경우에도 족저근막염이 잘 발생한다. 체중이 앞과 뒤에 과도하게 실림으로 인해 이 부위에 염증으로 인한 통증이 발생할 수 있다. 의료용 깔창을 사용하여 평발을 다소 교정할 수 있다(그림 1-77). 아치를 받쳐주어 평발을 교정하는 것이다. 발바닥의 근막을 마사지하면 근막의 염증을 다소 줄이고 두꺼워지는 것을 막을 수 있다. 아치 형성 운동을 통하여 아치를 만드는 데 도움을 줄 수 있다(그림 1-78).

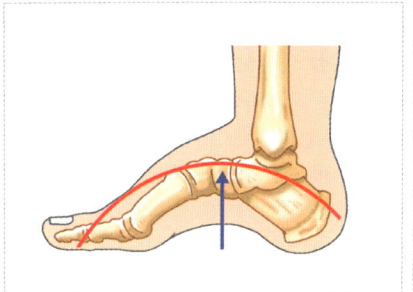

〈그림 1-76〉 까치발. 아치가 높게 형성되어 있는 상태이며 족저근막염이 잘 발생한다. 체중이 앞과 뒤에 과도하게 실림으로써 염증으로 인한 통증이 발생할 수 있다.

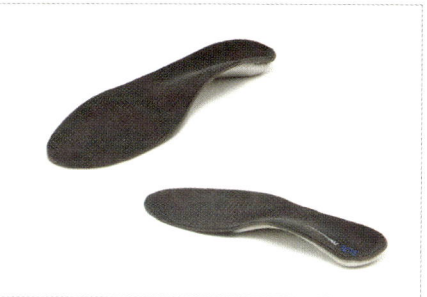

〈그림 1-77〉 의료용 깔창. 아치를 받쳐주어 평발을 교정하는 데 도움이 된다.

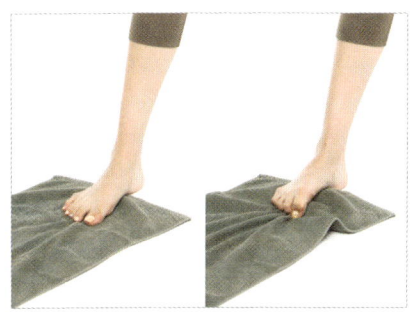

〈그림 1-78〉 수건을 바닥에 깔고 발가락으로 움켜쥐듯이 수건을 당겨준다.

엄지발가락이 휘고 두꺼워질 때

여성들의 신발은 앞쪽이 좁다. 특히 하이힐은 더 그렇다. 그러다 보니 엄지 발가락이 다른 발가락 쪽으로 휘어간다. 특히 체중이 앞쪽으로 쏠릴수록 엄지발가락 관절 쪽으로 더 많은 스트레스가 가해진다. 이른바 '무지외반증'이다(그림 1-79).

대개 관절 부위에서 휘는데, 휜 관절은 관절을 싸고 있는 관절막이 늘어나고 염증이 발생한다. 방치하면 염증이 쌓여 조직이 붓고 두꺼워진다. 남자 신발은 비교적 앞쪽이 넓어서인지 무지외반증이 덜 생긴다. 이를 교정하기 위하여 보조기를 착용하기도 한다(그림 1-80). 그러나 앞이 뾰족하고 뒷굽이 높은 신발을 최대한 피하는 것이 좋다. 심하면 수술까지 하는 경우도 있다. 운동으로 엄지발가락을 바깥쪽으로 벌리는 것도 중요하다. 아울러 아치 형성 운동을 해주면 더욱 효과적이다.

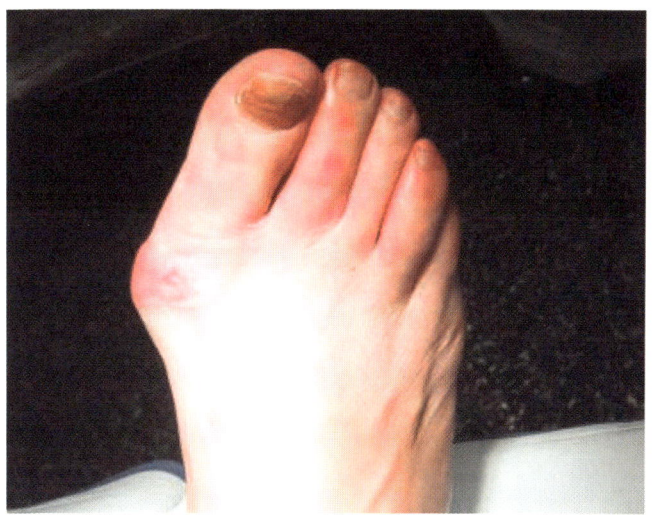

〈그림 1-79〉 무지외반증. 하이힐 등 앞쪽이 좁은 신발을 오랫동안 신을 경우 체중이 앞쪽으로 쏠릴수록 엄지발가락이 다른 발가락 쪽으로 휘어간다.

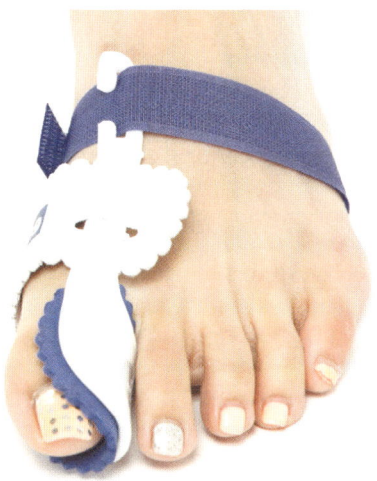

〈그림 1-80〉 보조기 착용 예. 되도록 앞이 뾰족하고 뒷굽이 높은 신발은 최대한 피하는 것이 좋다. 심하면 수술까지 하는 경우도 있다.

발가락이
찌릿할 때

앞이 뾰족하고 좁은 신발을 신는 경우, 축구화처럼 단단하고 꽉 조이는 신발을 신는 경우, 발가락이 모이다 보면 발가락 사이에 있는 신경이 눌린다. 발에 있는 신경은 주로 발가락 옆으로 지나간다. 따라서 옆으로 모인 발가락은 옆에 있는 신경을 누르고, 신경에 염증을 일으키면서 결국 신경이 두꺼워진다. 신경이 눌리면 찌릿한 증세가 발가락에서 나타난다. 이것을 '모르톤 신경종'이라고 한다.

발가락이 찌릿한 또 다른 경우는 아치가 시작되는 발바닥의 앞쪽, 체중이 실리는 부분에 발가락으로 가는 힘줄(건)이 지나가는데 이 힘줄이 눌리게 되면 염증도 생기고 두꺼워진다. 이 두꺼워진 힘줄이 건드려지면 찌릿한 느낌의 증세가 나타날 수 있다. 평소 발가락 마사지를 해주면 신경이나 힘줄이 두꺼워지는 것을 다소 완화시킬 수 있다.

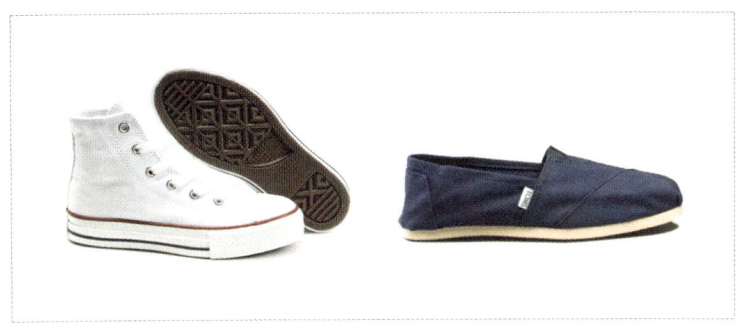

〈그림 1-81〉 나쁜 신발은 신발 바닥이 평평하고 아치가 전혀 없으며, 발의 뒤쪽 카운터 부분이 물렁물렁해 발이 평발화되는 경향을 보인다.

신발 중에서도 사람의 발 모양에 잘 맞는 신발이 있는가 하면 멋만 있고 기능은 좋지 않은 신발이 있다. 최근 나오는 워킹화는 걷기에 편하고 발바닥의 아치를 다소 받쳐주는 형태로 제작되어 발에 안락함을 준다.

나쁜 신발은 신발 바닥이 평평하고 아치가 전혀 없으며, 발의 뒤쪽 카운터 부분이 물렁물렁해 발이 평발화되는 경향을 보인다(그림 1-81). 따라서 발바닥의 힘줄에 더 많은 스트레스를 주게 되고, 발가락은 더욱 모여져 힘줄과 신경을 압박할 수 있다. 멋을 내는 신발보다 기능이 좋은 신발을 선택하는 것이 발 건강을 지키는 지름길이다.

턱이 아프거나 뻣뻣할 때

우리는 가끔 오징어 같은 질긴 음식을 먹고 난 뒤에 턱이 아프거나 뻣뻣한 느낌을 받는 적이 있다. 이는 대부분 음식을 씹는 근육의 문제다. 이 근육을 저작근이라고 하는데(그림 1-82), 반복된 사용으로 이 근육에 피로가 오고 근육이 뭉치게 되면서 통증이 발생한다. 뭉친 근육이 오래되면 유착되어 서로 부딪히면서 소리가 나기도 한다. 물론 턱관절에 디스크의 문제가 종종 있기도 한다. 심하면 두통까지 초래한다. 저작근 근육을 마사지하면 다소 통증이 완화된다(그림 1-83). 저작근의 근력 강화 운동을 통해 이 근육의 근력과 근지구력을 키우면 문제를 다소 해소할 수 있다.

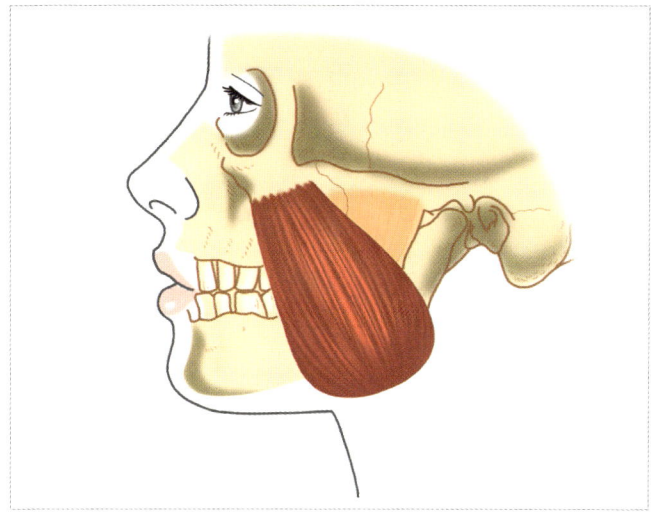

〈그림 1-82〉 저작근 근육

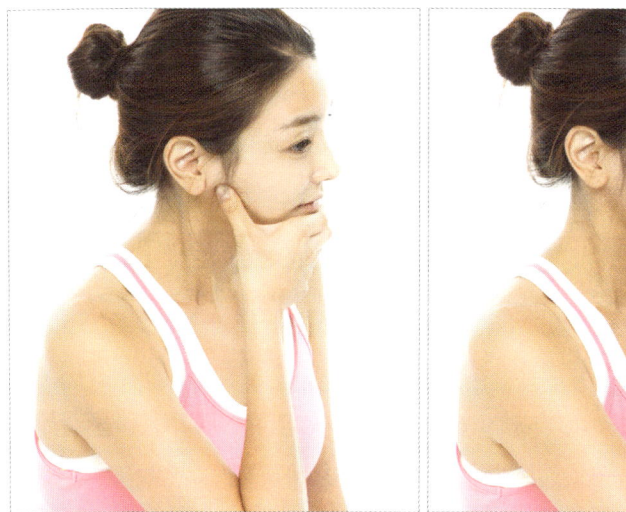

〈그림 1-83〉 엄지손가락을 이용하여 턱근육을 앞뒤로 마사지해준다.

온몸이 천근만근 괴로울 때

근육통은 안 느껴본 사람이 없을 만큼 매우 흔하다. 증상도 가지각색이다. 필자의 진료실을 찾아오신 분들을 보면 어깨가 결리고, 허리가 뻐근하고, 종아리가 뻣뻣하며, 몸이 무겁다는 하소연을 자주 한다. 잠을 푹 잤는데도 몸이 괴롭고, 힘을 조금이라도 쓰면 통증이 발생하고, 팔다리가 저리기도 하고, 어깨에 천근을 올려놓은 듯 묵직한 느낌과 혈액 순환이 안 되는 느낌이 있다면 모두 근육에 문제가 있는 증상들이다.

우리가 근육골격계에서 느끼는 통증이 거의 근육에서 시작된다고 하여도 과언이 아닐 정도다. 근육은 수축을 통해 힘과 동작을 만들어내고, 충격을 흡수해 뼈와 관절을 보호해주며, 에너지 저장 창고이기도 하다. 혈액 순환도 많고 신경도 많은 조직이다. 따라서 근육만 관리를 잘해도 우리 몸은 매우 건강하다. 우리가 흔히 말하는 컨디션도 근육과 밀접하다. 근육의 컨디션이 인체의 컨디션을 좌우한다. 반면 근육이 뭉치고 짧아지면 뼈와 관절을 틀어지게 하고, 혈액 순환도 원활하지 않다. 또한 충격도 흡수하지 못하고 에너지도 부족해 몸이 망가질 수 있다.

근육에는 통증을 느끼는 작은 신경가지가 매우 많다. 따라서 근육의 통증은 근육이 뭉치거나 긴장해서 뻣뻣해지면 작은 신경의 가지를 자극시켜 통증을 발생시킨다. 뻣뻣한 근육은 오래되면 두꺼워지고 딱딱해진다(섬유화). 근육은 아주 민감하다. 사람이 스트레스를 받거나 정신적인 긴장을 할 때 근육도 함께 긴장을 한다. 근육이 피로하면 자연 힘이 없게 된다. 이때 근육은 힘을 내려고 더 긴장을 하게 된다. 또한 관절에 염증이나 통증이 있을 때 관절을 보호하기 위해 근육 역시 긴장을 하게 된다. 예를 들어 흔히 말하는 '신경성'으로 통증이 온다고 하는 것은 근육의 긴장으로 인해 통증이 생기는 것이다. 관절염이 있는 경우에 무릎 앞뒤의 근육이 많이 긴장돼 통증을 느끼는 것도 이러한 이유 때문이다.

딱딱한 근육 역시 근육 속의 통증을 느끼는 작은 신경가지를 자극해 통증이 생긴다. 딱딱한 근육은 어깨나 등 부위에 우리가 흔히 만질 수 있는 긴 덩어리 같은 것이다. 이것은 아픔보다도 오히려 괴로움이 느껴진다. 도려내고 싶은 느낌이 든다. 근육의 통증에는 통증유발점을 보이는 근막통증후군이라는 병명이 있다. 근육에 띠(밴드)처럼 근육이 뭉쳐 있는 것이다. 이것을 누르면 아프고 통증이 주변으로 퍼져나가는 것처럼 느껴진다. 자세가 나쁘거나, 잠을 잘 못자거나, 불안감이 있을 때 주로 발생한다. 목 뒤 근육, 목과 어깨 사이의 상승모근, 흉쇄유돌근, 날개뼈 주위 근육, 극상근, 극하근, 허리 옆 요방형근, 엉덩이 부위 둔근, 이상근, 허벅지 뒤 햄스트링근 등에서 많이 발생한다. 또한 몸에 고열이 있을 때 근육통이 발생할 수 있다. 날씨가 궂을 때도 근육의 저림이나 무거움 그리고 통증을 느낄 수 있다.

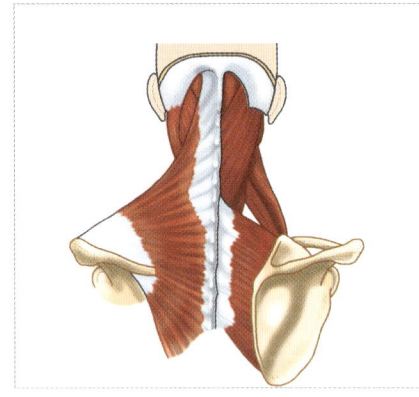
목 뒤 근육

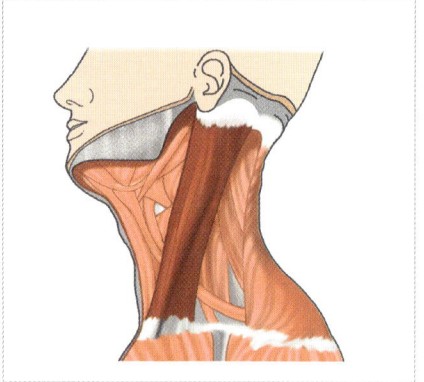
목과 어깨 사이의 상승모근, 흉쇄유돌근

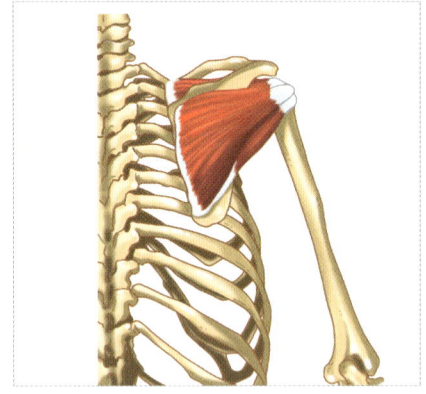
날개뼈 주위 근육, 극상근, 극하근

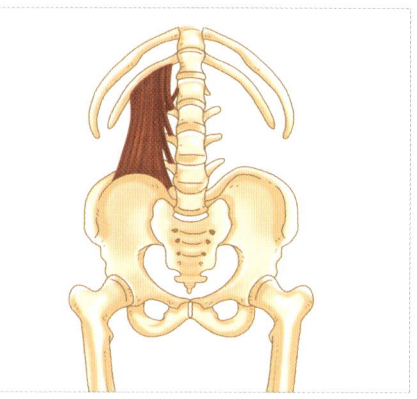
허리 옆 요방형근

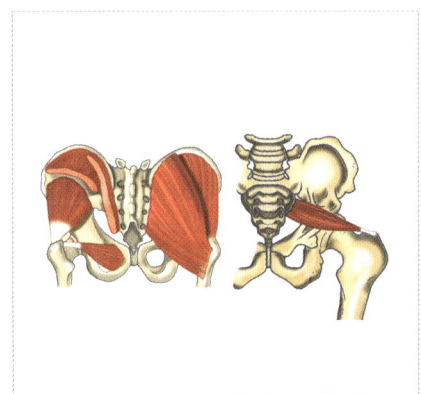
엉덩이 부위의 둔근, 이상근

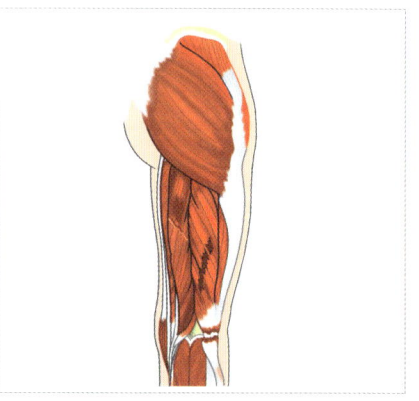
허벅지 뒤 햄스트링근

〈그림 1-84〉 근육통이 주로 발생하는 부위

목 근육 통증

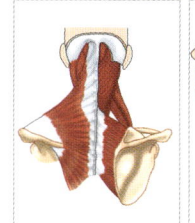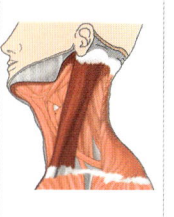

목의 근육들은 머리 뒷부분의 머리카락이 끝나는 부위에서 시작해 등, 어깨, 쇄골에 가서 붙는다. 이 근육들이 뭉치면 목의 통증과 함께 목에서 소리가 나기도 한다. 머리에 붙는 부분에서는 두통이 발생하는데, 바로 긴장성 두통이다. 어깨에 붙는 부위에서는 어깨가 결리고 무겁고 뻐근하다. 어깨를 돌릴 때 소리도 나며 당기는 통증이 발생하기도 한다. 귀 뒷부분에서 시작해 쇄골까지 가서 붙는 흉쇄유돌근이 뭉치면 목 척추의 관절이 어긋나 목 척추 관절염이 발생할 수 있다.

치료 방법

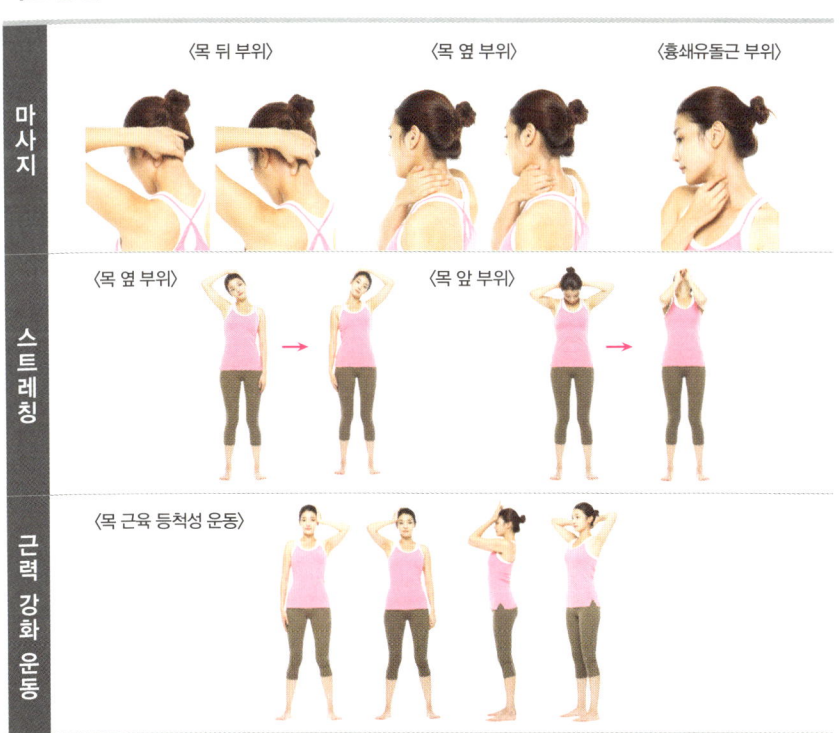

어깨, 날개뼈 근육 통증

팔뼈와 날개뼈를 이어주는 어깨관절에서는 어깨회전근이 뭉치면 약해지는데, 이 근육은 어깨관절을 흔들리게 하여 힘줄이 찢어질 수 있고, 관절의 움직임을 제한하여 오십견을 일으킬 수 있다.

치료 방법

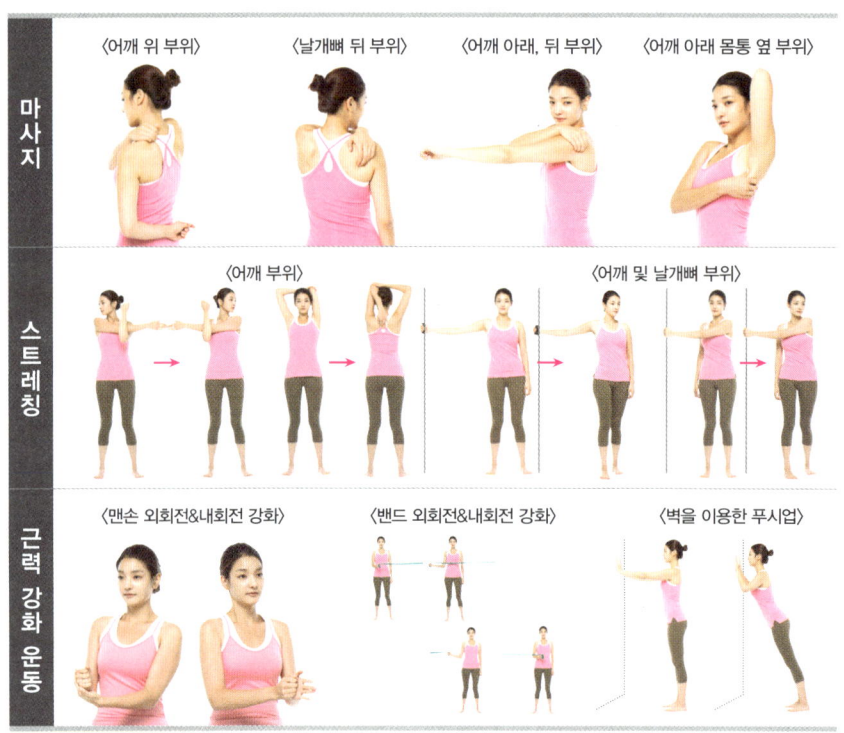

등허리 근육 통증

등허리 척추를 받쳐주고 있는 근육들이 자세가 나빠 휘어지거나 많은 일 등으로 근육이 뭉치게 되면 등허리 척추의 관절을 틀어지게 하여 척추관절염을 발생시킬 수 있다.

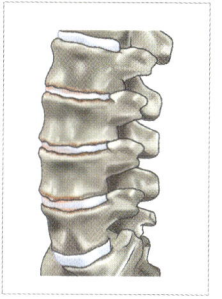

관절염이 발생한 척추

치료 방법

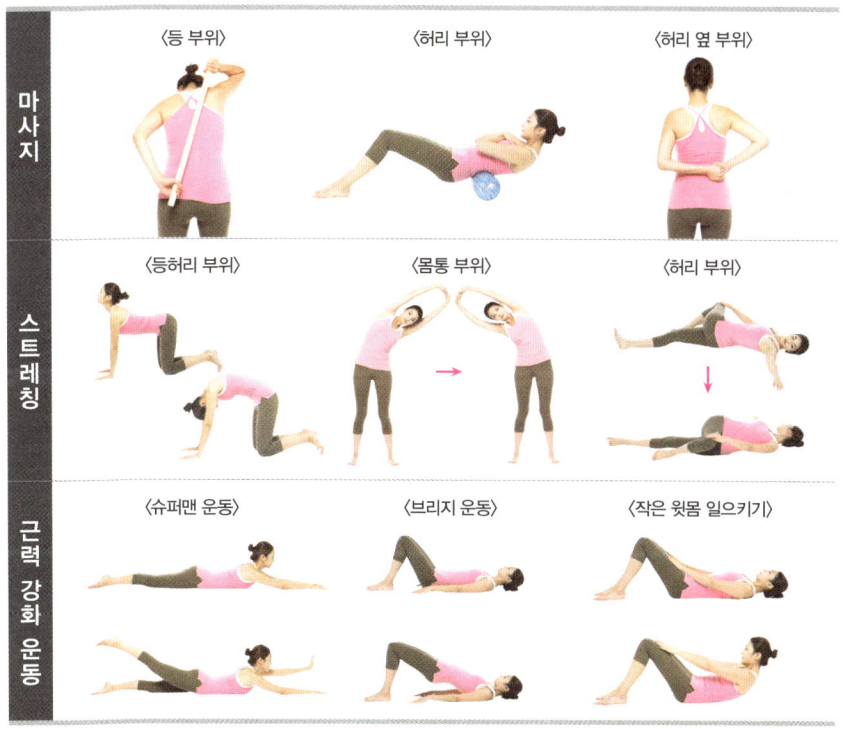

엉덩이, 골반 근육 통증

엉덩이 근육이 뭉칠 경우, 뭉친 근육이 엉덩이를 지나는 좌골신경을 눌러 다리까지 뻗치는 좌골신경통을 유발한다. 엉덩이 근육의 뭉침은 허리의 운동을 제한하여 요통의 원인이 될 수 있다.

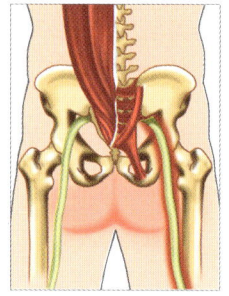

뭉친 엉덩이 근육에 의해 좌골신경이 눌림

치료 방법

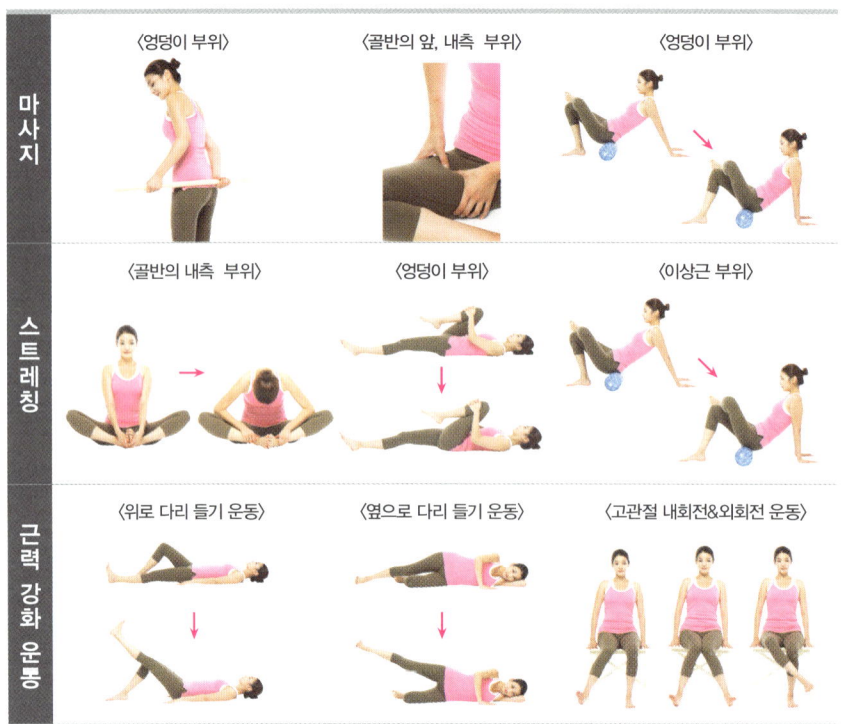

허벅지 근육 통증

허벅지 앞 근육이 뭉치면 무릎 힘줄에 통증과 관절염이 발생한다. 안쪽 근육이 뭉치면 골반 통증이 발생하고, 뒤쪽 근육이 뭉치면 무릎이 구부러지고 무릎 뒤의 통증이 생긴다. 옆 근육이 뭉치면 장경인대가 아프고 무릎에서 소리도 많이 난다.

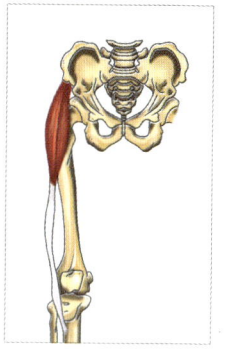

아픈 장경인대

치료 방법

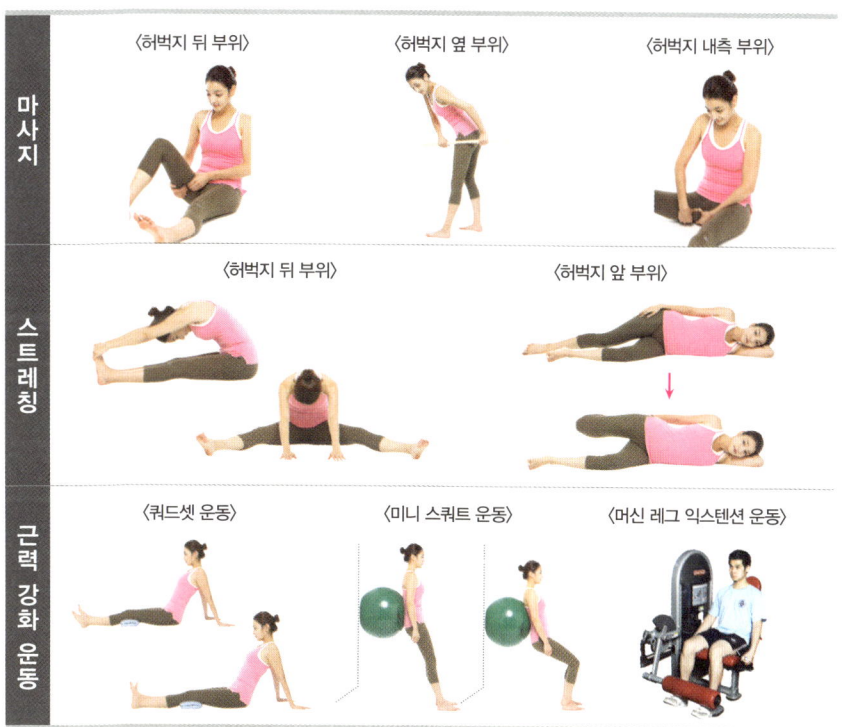

무릎 근육 통증

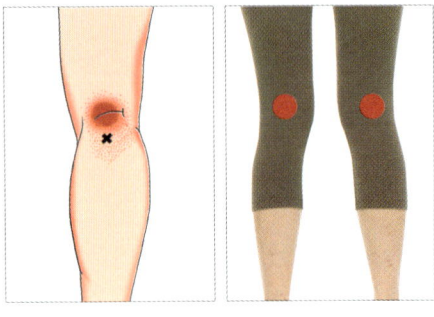

무릎의 뒤쪽에는 주로 근육통이 온다. 종아리 근육이 무릎 뒤에 붙는 부위에 근육의 긴장이나 경련이 잘 찾아온다. 특히 관절염이 있는 경우에 무릎 뒤의 근육이 잘 뭉친다. 근육이 많이 굳으면 무릎이 구부러져 잘 펴지지 않는다.

치료 방법

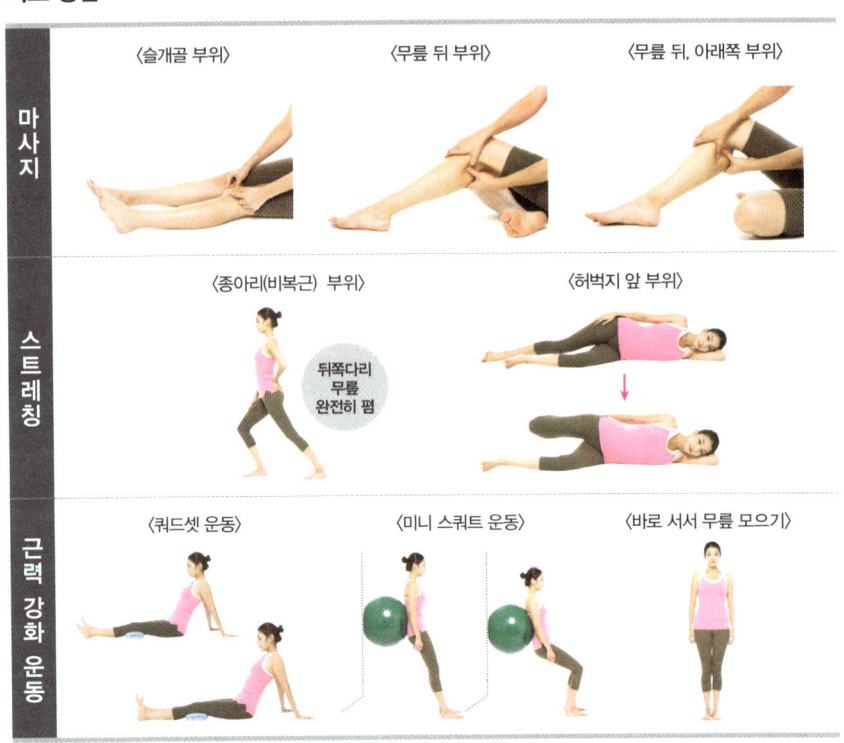

종아리, 발목 통증

종아리 쪽은 주로 근육이다. 근육이 잘 뭉치고, 오랫동안 뭉치다 보면 아킬레스건에 염증이 생길 수 있다.

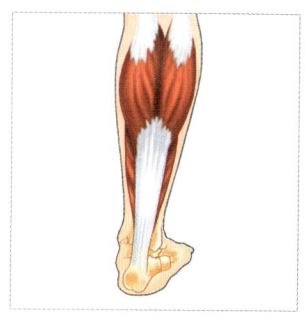

치료 방법

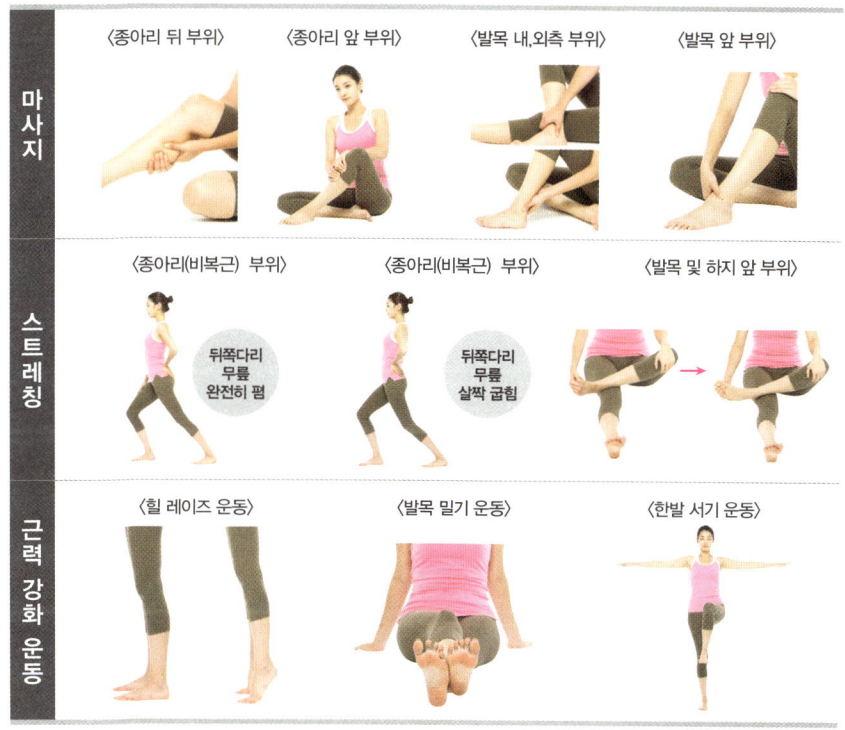

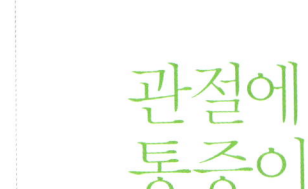

관절에 통증이 있을 때

인대와 힘줄 마디마디가 모두 쑤시는 것은 관절이 아프다는 것이다. 관절이란 뼈와 뼈가 만나 움직임이 발생하는 축의 부분을 말한다. 관절은 여러 가지 조직으로 이루어져 있다. 뼈, 뼈에 붙어 있는 연골, 관절의 공간을 둘러싸는 관절낭(주머니), 뼈에 붙어 있는 인대, 연골판, 뼈에 붙어 있는 근육들로 구성된다.

연골은 물렁뼈인데 뼈에 붙어 있어 뼈에 가해지는 충격을 흡수해준다. 인대는 뼈와 뼈를 이어주는 역할을 한다. 관절낭은 관절의 공간을 감싸주는 역할을 한다. 근육은 뼈에 가서 붙어 뼈와 관절의 움직임을 만들어준다.

따라서 관절에서 오는 통증도 여러 가지다. 관절의 움직임이 너무 많아 과도한 스트레칭이 되었을 때 통증이 찾아올 수 있다. 예를 들어, 요가 같이 본인의 한계를 넘어선 스트레칭이 될 때 관절에 있는 통증을 느끼는 삭은 신경이 자극돼 발생할 수 있다. 이때 인대, 관절낭, 힘줄, 근육들이 아프다.

관절염같이 관절에 염증이 있을 때도 통증이 동반된다. 관절염의 시작은 연골에서부터다. 관절에 충격이 계속 가해지다 보면 우선 연골이 스트레스를 받는다. 결국 연골이 닳기 시작한다. 이때가 초기 관절염이다.

연골이 다 닳아버리고 나면 뼈가 닳고 뼈가 자란다. 이것이 말기 관절염이다. 넘어지면서 콘크리트 바닥에 무릎을 심하게 찧었을 때 무릎관절의 연골에 골절이 발생할 수 있다. 춤을 추다가 관절이 돌아가면서 연골이 찢어지고 인대가 늘어나거나 찢어질 수도 있다. 관절에 문제가 있으면 관절을 지탱해주는 근육들의 수축력이 떨어진다. 이때 근육이 약해지고 뭉치면서

〈표〉 신체 부위별 통증을 일으키는 흔한 질환

신체 부위	통증 질환
근육	근육통, 근육 뭉침, 근막통증후군, 근육 파열, 긴장성 두통
관절	굳음, 퇴행성관절염, 류머티스관절염, 통풍, 오십견(척추, 어깨, 팔꿈치, 손목, 손가락, 엉덩이, 무릎, 발목, 발가락)
힘줄	힘줄염, 어깨회전근 힘줄염, 테니스·골프 엘보(팔꿈치 안팎 힘줄염), 손목 힘줄염, 방아쇠손가락, 장경인대염, 엉덩이 힘줄염, 거위발 힘줄염, 무릎 힘줄염, 아킬레스 힘줄염, 비골근 힘줄염(발목 바깥 힘줄염), 후경골근 힘줄염(발목 안쪽 힘줄염), 발가락 힘줄염, 발바닥 근막염, 힘줄 파열, 힘줄주위염(건초염)
활액막	활액막염(어깨, 무릎, 엉덩이, 발목, 발뒤꿈치, 손목, 손가락)
연골	어깨관절와순 파열, 손목삼각연골 파열, 무릎연골 파열, 무릎연골 연화증, 연골판 파열, 발목연골 파열
인대	인대 파열(척추, 어깨, 팔꿈치, 무릎 안쪽·바깥쪽 인대, 십자인대, 발목 안쪽·바깥쪽 인대)
뼈	골절, 후유증, 관절 굳음, 연한 조직의 굳음, 복합부위통증증후군
척추	디스크 탈출, 디스크 파열, 퇴행성 디스크, 척추협착증, 척추전위증, 척추측만증, 척추관절증
신경	좌골 신경통, 손목터널증후군, 발목터널증후군, 말초신경염, 류머티스 질환, 류머티스관절염, 통풍, 섬유근통증후군, 강직성 척추염

통증이 발생할 수 있다. 무릎의 경우 무릎 뒤쪽 근육이 아플 수 있다. 인대 역시 통증을 느끼는 작은 신경가지가 매우 많아 조금만 스트레칭이 과하게 이뤄지게 되어도 통증을 느낀다. 더 많이 늘어나면 찢어지는 상태가 되고, 통증도 함께 발생한다. 발목을 삐었을 때 발목의 인대가 늘어나면서 통증이 생긴다.

힘줄은 근육의 연장이다. 근육이 뼈에 가서 붙는 부분이 힘줄이다. 따라서 근육에 문제가 있으면 힘줄에도 문제가 생긴다. 힘줄의 통증은 주로 힘줄을 싸고 있는 막에서 아픔을 느끼게 된다. 손가락이나 발가락 같은 부위에 힘줄을 싸고 있는 막이 있어 조금만 자극이 되어도 통증을 느낀다. 반면 아킬레스건, 어깨회전근 같은 힘줄은 싸고 있는 막이 없어서 통증을 잘 느끼지 못한다. 따라서 염증 초기에는 통증을 잘 느끼지 못한다. 통증을 느낄 때에는 병이 많이 진행된 상태다.

나쁜 자세가 통증을 부른다

자세는 우리 몸을 유지하는 모양이다. 인간의 자세는 머리, 척추, 골반, 상지와 하지를 연결하고 위치를 조절하는 관절과 인대, 근육들이 상호 보완해 모양을 유지하는 동적인 작용이다. 쉽게 말하면 우리가 살면서 신체를 움직이는 모든 동작이 자세다. 자세가 나쁘다고 하는 것은 몸이 틀어져 있다는 것을 의미한다. 이는 조직들이 서로 부딪히거나, 늘어나거나, 꼬이거나 할 수 있다는 것을 의미한다.

우리 몸의 기둥은 뼈다. 200여 개의 뼈가 기둥을 이루고 있고, 뼈와 뼈 사이에는 관절이 있으며 그 속에는 연골이 있고, 인대가 서로를 이어준다. 근육은 뼈에 붙어 움직임을 만든다. 뼈가 틀어져 있다면 그곳의 관절도 어긋나 있고, 인대도 삐뚤어지고, 근육도 꼬인다. 서로 부딪히고 꼬이는데 어찌 아프지 않겠는가? 정보통신의 급속한 발달은 현대인들에게 엄청난 편리함과 풍요로움을 선사했다. 하지만 문명의 이기는 우리의 몸과 자세를 오히려 망가뜨려 각종 근골격계 질환을 야기하는 주범으로 꼽히고 있다.

어느 날 30대 회사원인 지 모 씨가 필자의 진료실을 찾아왔다. 지 씨의 모습을 보는 순간 '목 주위의 통증으로 왔겠구나' 라는 생각이 들었다. 지 씨는 머리가 어깨보다 앞으로 나와 있는 이른바 거북목의 전형이었다. 아닌 게 아니라 지 씨는 "목이 항상 뻣뻣하고 어깨와 등에도 통증이 있다."고 말했다. 지 씨와 대화를 나누면서 통증의 원인을 찾아보았다. 바로 컴퓨터와 스마트폰이었다. 지 씨의 직업은 컴퓨터 프로그래머다. 아침에 출근하면 하루 종일 책상에 앉아 컴퓨터와 씨름을 한다. 컴퓨터 모니터를 보는 자세도 허리를 굽히고 목을 앞으로 내미는 습관을 가졌다. 이같은 상황에서 기름을 부은 것이 스마트폰이다.

지 씨는 출퇴근하는 지하철과 쉬는 시간이면 스마트폰을 손에서 놓지 않는다. 스마트폰이 없으면 왠지 모를 불안함과 두려움으로 인해 다른 일을 손에 잡지 못할 정도라고 고백한다. 하지만 오랜 시간 고개를 숙인 채 스마트폰에 빠져 있는 자세는 목 건강을 위협하는 최대의 적이다. 광고업계에 종사하는 40대 장 모 씨도 최근 극심한 허리 통증을 호소하며 내원했다. 처음 증상이 생겼을 때 한의원에 10여 일 다녔지만 상태가 호전되지 않아 필자를 찾아온 것이다. MRI를 촬영해보니 추간판 돌출과 퇴행성 디스크 증상이 나타났다. 장 씨의 증상은 일종의 직업병으로 의자에 장시간 앉아서 업무를 보다 보니 자세가 흐트러져 척추에 무리가 온 것이다. 여기에 엉덩이를 의자 앞으로 빼고 등 윗부분만 받침대에 기대어 쪽잠을 자는 나쁜 습관도 통증을 부채질했다.

보통 누워 있을 때 허리에 가해지는 무게는 제로다. 서 있을 때는 약 100kg, 걸을 때는 70kg 정도의 무게를 받게 된다. 하지만 등받이 의자에 앉아 있

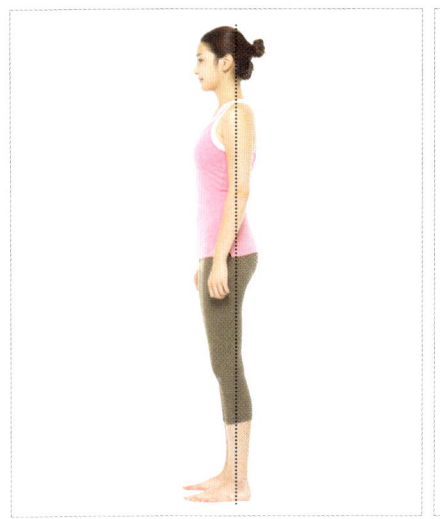 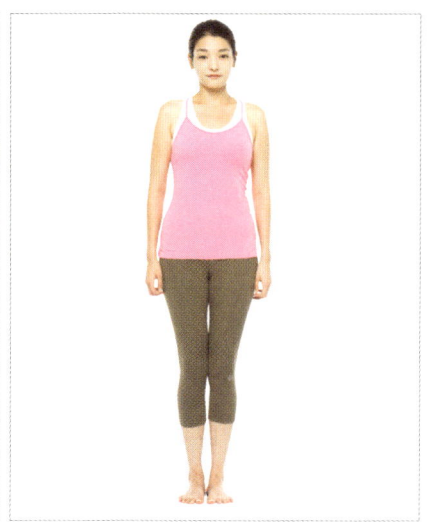

바른 자세. 옆모습과 앞모습

을 때는 무려 200kg, 등받이가 없는 의자에 앉을 때는 250kg 이상의 무게를 받는다. 결국 앉아 있을 때 나쁜 자세가 지속되면 허리에 심한 무게가 실려 통증을 발생시키게 된다. 지 씨와 장 씨의 사례는 잘못된 자세가 얼마나 내 몸을 아프게 하는지를 잘 보여준다.

뼈나 관절이 어긋남 없이 제자리에 있고, 근육과 인대 등이 제자리를 찾으면 신경이 눌릴 이유가 없기에 통증은 발을 붙이지 못한다. 그래서 올바른 자세가 중요하다. 올바른 자세에서는 뼈도, 인대도, 관절도, 근육도 편한 상태에 있다. 사람의 기본 자세는 서 있는 자세다. 위의 사진과 같이 무게중심선을 중심으로 목 척추는 앞쪽에 있다. 어깨관절은 뒤쪽, 등 척추는 뒤쪽, 허리 척추는 앞쪽, 골반과 엉덩이관절은 앞쪽, 무릎과 발목 관절은 뒤쪽에 있어야 바른 자세다. 무게중심선이란 체중이 실리는 선을 말한다.

목 척추는 머리를 받쳐주는 역할을 하는데 목 척추가 앞으로 둥글게 휘는 것을 '전만'이라고 한다. 목 척추의 앞쪽에 붙어 있는 강한 인대가 목 척추를 지탱해주므로 목 척추 근육이 긴장하지 않도록 유의해야 한다. 일자목이 되거나 역 C자 목이 된다면 목 디스크의 발생 확률이 높고, 두통과 어깨 결림 등의 통증이 발생한다.

어깨관절은 펴서 귀와 일직선이 되는 것이 바람직하다. 구부정한 자세는 둥근 어깨를 만들어 어깨관절을 어긋나게 하면서 어깨의 힘줄과 연골 손상의 주범이 된다. 둥근 어깨에서는 머리가 앞으로 위치하게 되면서 목 척추의 근육과 어깨의 근육이 과도하게 긴장하게 돼 목과 어깨의 통증을 유발할 수 있다. 등 척추는 뒤로 둥글어 '후만'이라고 한다. 문제는 후만이 더 심해지는 경우인데, 둥근 어깨 자세에서 후만이 심해질 수 있다. 등 척추에 붙어 있는 근육들과 인대들이 늘어나면서 등이 결리거나 통증이 발생한다.

허리 척추는 목 척추처럼 앞으로 둥근데, 이를 허리 척추(요추) 전만이라고 한다. 일자 요추가 되면 허리 척추의 근육들이 긴장해 허리 디스크가 잘 발생한다. 또한 전만이 심해지면 허리 척추의 관절이 부딪혀 관절통이 생길 수 있다.

엉덩이관절과 골반의 앞쪽에는 강한 인대가 뼈를 고정시켜준다. 따라서 몸통을 뒤로 젖힐 때 골반 앞쪽에서 강하게 버티어 안정을 유지한다. 근육도 많이 사용하지 않게 해준다. 그러나 골반이 굳어 앞쪽으로 구부러지면 엉덩이 뒤쪽과 허리 쪽에 심한 스트레스가 가해진다. 장시간 앉아서 근무하는 사람에게서는 엉덩이 앞쪽 근육이 짧아져 있는 경우가 많다. 우리가 오랫동안 앉아 있다가 허리를 펴려고 하면 잘 펴지지 않는 것도 이 같은 요인 때문이다.

무릎이 펴지면 체중이 무릎의 앞으로 가는데, 주로 뼈에 체중이 실려 무릎 주변의 근육 긴장이 없어진다. 만약 관절염처럼 무릎이 굽은 상태로 서 있으면 허벅지 앞쪽 근육에 상당한 스트레스를 주어 허벅지에 통증이 생기고, 무릎에도 통증이 발생하게 된다. 발목에서도 체중은 앞으로 실린다. 발목 뒤의 강한 아킬레스건이 받쳐주고 있기 때문에 체중을 버틸 수 있는 것이다.

잘못된 자세를 가진 사람이라면 지금부터라도 고치려는 노력을 기울여야 한다. 우선 허리는 곧게 펴고 다리는 꼬지 말아야 한다. 앉을 때는 엉덩이를 의자 등받이에 밀착시킨 뒤 등을 의자에 붙인다. 고개는 숙이지 말고, 어깨 긴장을 풀고 턱을 약간 뒤쪽으로 잡아당기는 느낌이 들도록 의식적으로 신경을 써야 한다. 그래야만 잘못된 자세로 인한 통증에서 해방될 수 있다.

거북목 자세, 둥근 어깨

목이 앞으로 빠져 나와 거북이 모양을 한 상태. 어깨도 앞으로 둥글게 굽은 상태. 목 디스크가 뒤로 밀려나는 경향이 생긴다. 머리의 무게를 잡으려고 근육들이 과도하게 긴장한다. 어깨관절의 뒤쪽이 벌어지며, 어깨관절 공간도 좁아져 힘줄에 마찰이 심해진다. 고개가 숙여지는 것을 막기 위해 목 척추를 과도하게 뒤로 젖히면서 척추관절에 무리가 온다. 목, 어깨, 날개뼈를 이어주는 근육들의 긴장으로 뭉치고 짧아지는 불균형을 유발시켜 어깨관절의 움직임이 제한된다. 목 디스크, 근육통, 근막통증후군, 어깨 근육통, 어깨회전근 힘줄염, 오십견, 목 척추관절염이 생길 수 있다.

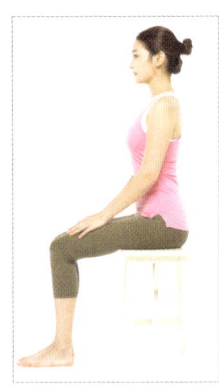
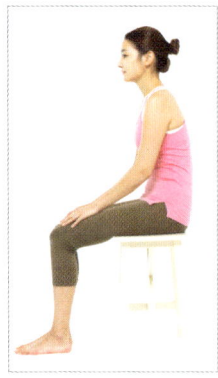

등이 굽은 자세

등이 굽어 뒤로 튀어나온 상태. 척추를 이어주는 인대들과 근육들이 늘어나면서 통증을 유발한다. 등 척추는 갈비뼈와도 관절을 이루어 관절 부분에 상당한 스트레스가 온다. 근육통, 등 척추 관절염이 생길 수 있다.

허리의 S라인이 없어진 자세

허리 척추가 안으로 들어가 있지 않고 등과 일자가 된 상태. 일자 척추가 되면 허리 근육들이 과도하게 긴장하게 되고, 디스크가 뒤로 밀려나는 경향이 생긴다. 척추의 불안정으로 인해 근육이 제대로 작용하지 않으며 운동할 때 척추관절을 다치기 쉽다. 디스크 탈출, 인대 손상, 근육의 늘어남, 척추관절염이 생길 수 있다.

허리의 S라인이 과도한 상태

배가 나와 허리의 전만이 심해진 상태. 앞쪽으로 많이 휜다. 전만이 심해지며 척추관절들끼리 서로 부딪혀 관절염을 일으킬 수 있다. 척추 신경 공간이 줄어들면서 신경이 눌려 협착증의 형태로 나타날 수 있다. 허리 척추

관절염, 척추협착증이 생길 수 있다.

다리를 꼬고 앉는 자세

허리 척추가 휘고, 척추와 골반 사이의 관절에 스트레스를 준다. 엉덩이관절에도 스트레스를 준다. 엉덩이 골반 근육의 한쪽에 체중이 과도하게 실리면서 근육 손상이 발생할 수 있다. 척추측만증, 골반통, 천장관절증후군이 생길 수 있다.

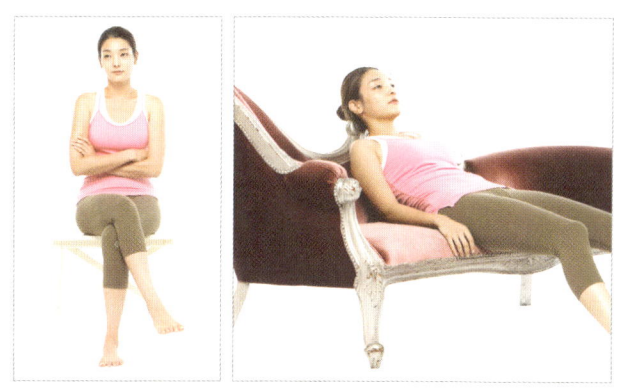

소파에 기대어 목이 숙여진 자세

목이 숙여지면서 목 디스크가 탈출하는 경향을 보인다. 목 근육들이 긴장하면서 긴장성 두통을 유발할 수 있다. 목 디스크 탈출, 목 근육 및 인대의 통증, 긴장성 두통이 생길 수 있다.

옆으로 누워서 TV 보는 자세, 옆으로 자는 자세

목 척추가 틀어지면서 관절에 염증을 일으킬 수 있다. 목 근육들이 꼬이면서 뭉치고 짧아져 근육통이 생긴다. 어깨에 체중이 실리면서 어깨관절과 힘줄에 스트레스를 준다. 옆으로 자는 경우에는 목, 등, 허리의 척추가 휜다. 척추측만증, 골반의 변형, 목 척추 관절염, 근육통, 어깨회전근 힘줄염이 생길 수 있다.

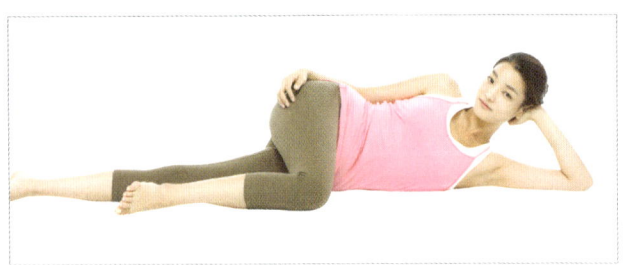

엎드려 자는 자세

목이 좌우로 돌아가게 되어 척추관절이 틀어지고, 근육도 꼬인 상태가 된다. 턱에 머리의 체중이 실리면서 턱관절에도 스트레스를 준다. 치아에도 통증을 유발할 수 있다. 목 척추 관절염, 근육통, 턱관절 통증이 생길 수 있다.

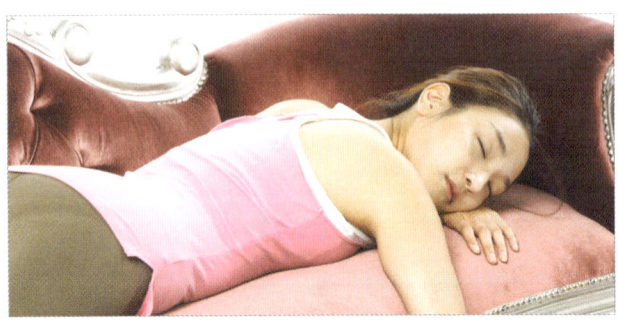

허리를 구부리고 무거운 물건을 드는 자세

허리를 구부릴 때는 허리 디스크에 가해지는 압력이 300kg 이상이 되어 디스크 탈출 가능성이 높다. 특히 갑자기 무리한 힘이 가해지면 디스크 파열도 예상된다. 척추 근육과 인대에도 상당한 스트레스를 준다. 허리 디스크 탈출, 파열, 근육과 인대의 염좌가 발생할 수 있다.

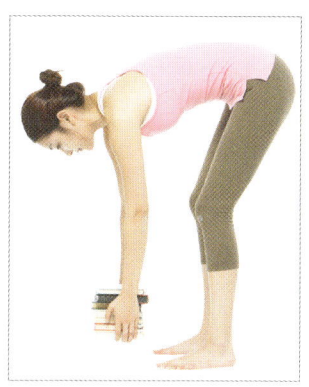

소파에서 누워 자는 자세

소파의 쿠션은 침대와 달라 척추의 만곡에 적합하지 않아 척추에 스트레스를 준다. 근육통, 척추관절염이 생길 수 있다.

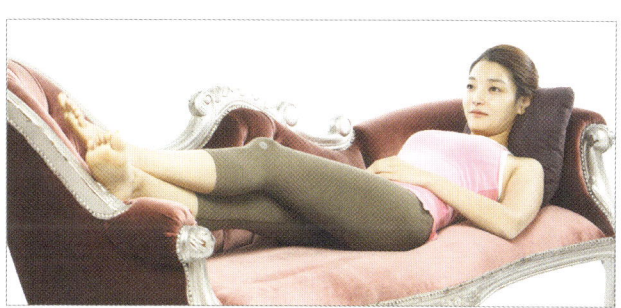

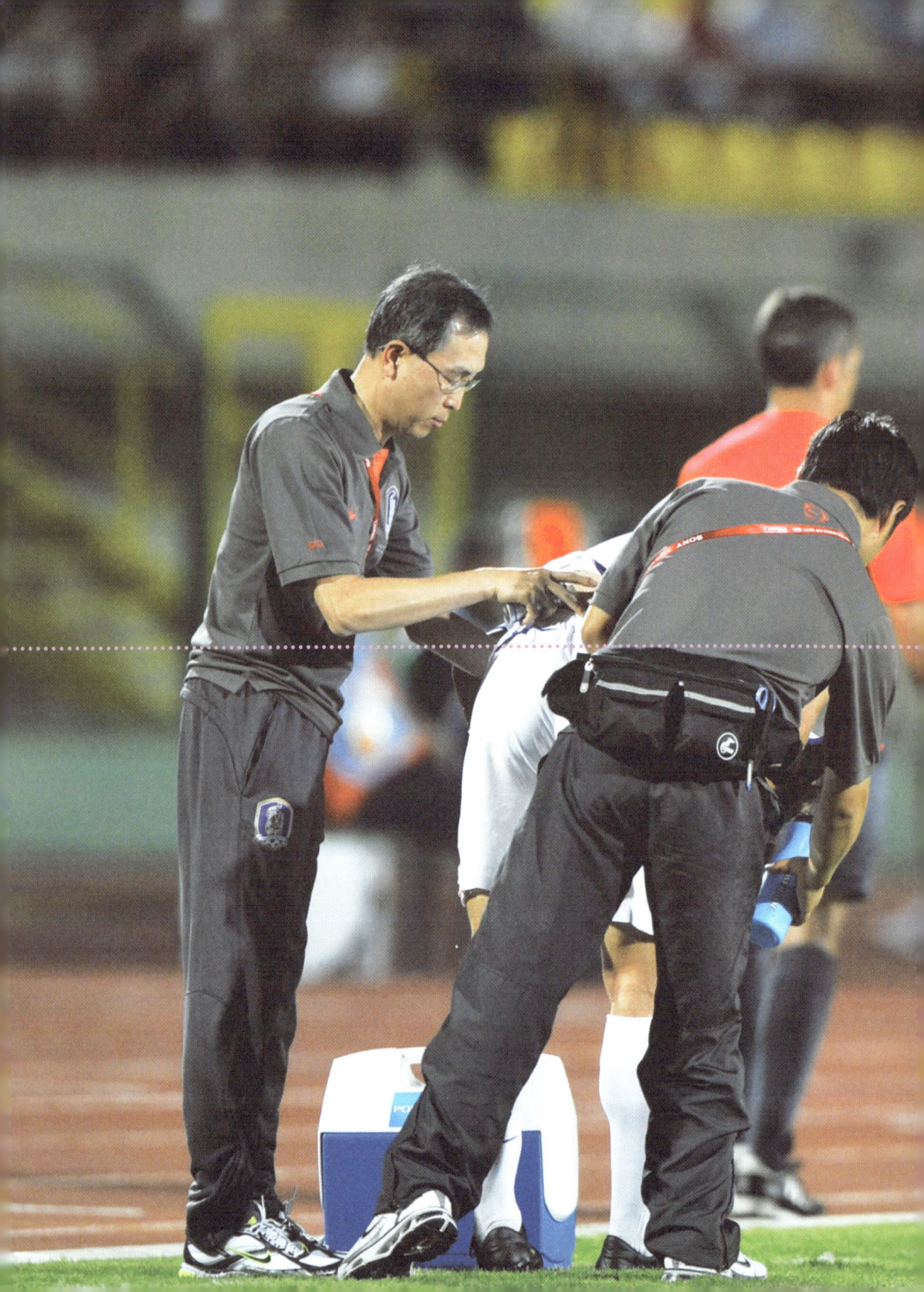

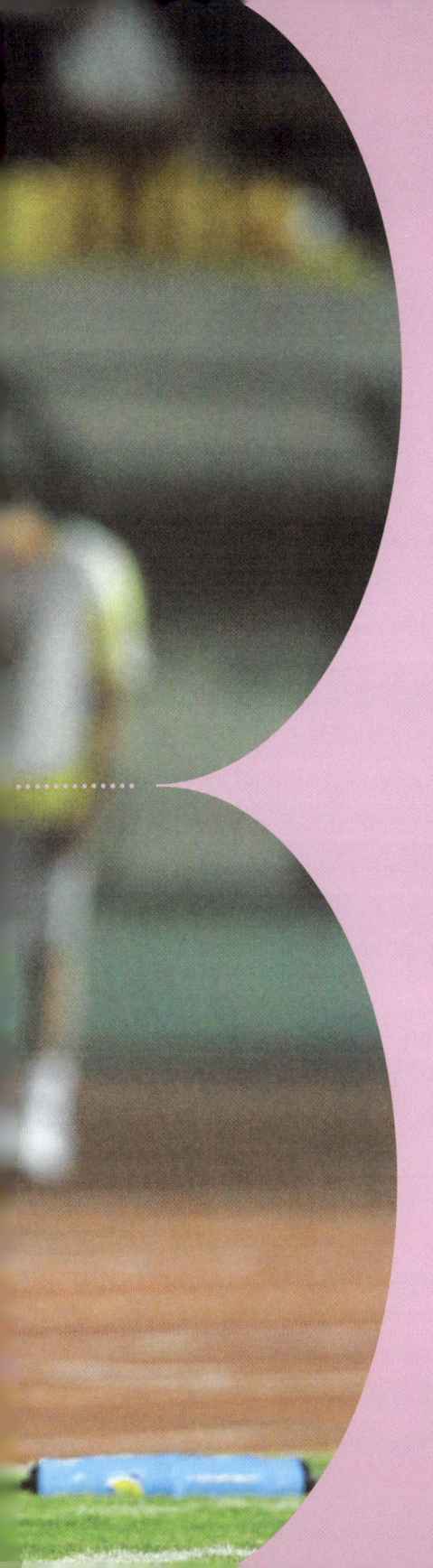

Part 02

의욕이 너무 과해서, 운동 후 통증

부상 없이 운동을 하기 위해서는 과유불급(過猶不及)이라는 말을 잊지 말아야 한다. 정도가 지나침은 미치지 못하는 것과 같다. 자신의 몸에 맞는 적절한 운동은 약이지만 무리한 운동은 오히려 건강에 독이다. 특히, 운동을 본격적으로 하기에 앞서 긴장되고 위축된 근육을 서서히 풀어주는 준비운동이 필수임을 유념해야 한다.

들어가며

무리한 운동은
내 몸에
독이다

선조들의 지혜가 담긴《명심보감》은 '인생에서 돈을 잃으면 조금 잃는 것이요, 명예를 잃으면 많이 잃은 것이며, 건강을 잃으면 전부를 잃는 것이다' 라고 말한다. 건강의 중요성을 잘 보여주는 훌륭한 문구다.

건강 생활을 돕는 지침마다 '약방의 감초' 처럼 등장하는 것이 바로 운동이다. 요즘 학교 운동장과 실내 체육관, 헬스장은 물론 야외 활동 공간 등에는 운동을 즐기려는 사람들이 넘쳐난다. 주 5일제 근무가 이 같은 운동 열풍에 불을 붙였다. 취미와 여가 선용이라는 두 마리 토끼에다 건강까지 덤으로 챙길 수 있어 하나의 트렌드로 자리를 잡았다.

운동 종목도 다양하다. 전 국민적 스포츠로 자리 잡은 축구와 야구, 자신과의 고독한 싸움을 즐기는 마라톤, 청소년들의 인기 종목인 농구, 몸짱이 되기 위한 헬스를 비롯해 골프, 배드민턴, 수영, 스키 등이 대표적이다. 여기에 4대강을 비롯해 전국 곳곳에 촘촘히 조성된 자전거 도로를 이용하는 자전거 마니아들도 빼놓을 수 없다.

운동을 하면서 피할 수 없는 것이 부상이다. 근골격계 부상이 많다. 발목과 손목, 어깨 염좌 등이 주를 이룬다. 관절과 뼈를 지지하는 인대가 손상돼 통증이 동반된다.

부상 부위는 종목의 특성과 연관이 많은 편이다. 따라서 부상을 줄이려면 해당 종목에 대한 이해가 필수다. 얼마 전 지인이 저녁 자리에서 들려줬던 스포츠계 술자리 문화를 보면 종목의 특성이 살짝 엿보인다. 그 분은 "축구와 농구 등 격렬한 몸싸움을 하는 종목 선수들은 술도 다소 거칠면서 승부를 봐야 직성이 풀리고, 배구와 탁구 등 네트를 사이에 둔 종목 선수들은 얌전한 편이다. 역도와 사격 등 기록과의 싸움을 벌이는 선수들은 홀로 조용히 마시는 것을 선호한다"고 말한다. 축구와 농구계에서 이름만 대면 알 만한 주당들을 곁에서 지켜봐온 필자로선 어느 정도 타당성이 있어 웃음이 나왔다.

부상 없이 운동을 하기 위해서는 과유불급(過猶不及)이라는 말을 잊지 말아야 한다. 정도가 지나침은 미치지 못하는 것과 같다. 자신의 몸에 맞는 적절한 운동은 약이지만 무리한 운동은 오히려 건강에 독이다. 특히, 운동을 본격적으로 하기에 앞서 긴장되고 위축된 근육을 서서히 풀어주는 준비운동이 필수임을 유념해야 한다.

발목 통증의 주범, 축구

축구는 국민운동이다. 스포츠 동호회 가운데 가장 활동이 활발하다. 따라서 부상도 많이 발생한다. 필자는 1996년부터 대한축구협회 의무분과위원회 멤버로 들어가 축구대표팀 주치의로 활동했다. A대표팀과 올림픽 대표팀 등 각급 대표팀 경기에 100회 넘게 참가해서 선수들과 동고동락했다. 대표팀 주치의를 하면서 부상과 관련해 잊을 수 없는 두 선수가 있다. 월드컵 본선 무대를 코앞에 두고 예기치 못한 부상으로 꿈을 접어야 했던 이동국(전북 현대)과 곽태휘(울산 현대)다.

이동국은 내가 지켜본 역대 축구대표팀 선수 가운데 최고의 몸을 지녔다. 체력과 신체 비율, 얼라인먼트 등 모두 훌륭했다. 하지만 2006년 4월 K리그 인천전에서 볼을 잡으러 가다 오른쪽 무릎이 뒤틀리면서 십자인대가 파열됐다. 그토록 갈망했던 독일 월드컵 출전도 허공으로 날아갔다.

불운하기는 곽태휘도 마찬가지였다. '골 넣는 수비수'로 명성을 날렸던 곽

태휘는 남아공 월드컵 전지훈련 기간 동안 오스트리아에서 열린 벨라루스와의 평가전에서 상대 선수와 공중볼을 경합하다 떨어지면서 무릎을 다쳤다. 왼쪽 무릎 내측인대가 찢어지는 바람에 그 역시 남아공으로 가지 못하고 한국행 비행기에 쓸쓸히 올라야 했다.

이처럼 축구는 의외의 부상 변수가 많은 종목이다. 솔직히 주치의로서 경기가 진행될 때 스코어는 눈에 들어오지 않는다. 오로지 선수들의 움직임에만 시선이 가 있다. 선수들에게 신속한 치료와 대응을 해주기 위해선 빨리 달려가는 게 중요하다. 1999년 나이지리아 세계청소년선수권에서 웃지 못할 일을 겪기도 했다. 당시 김은중이 넘어진 걸 본 필자는 그라운드로 뛰어가다가 그만 발목을 접질리는 바람에 인대가 찢어지는 부상을 당했다. 절룩거리면서 선수한테 갈 수 없어 이를 악물고 뛰어가 치료를 마쳤지만 한동안 고생한 기억이 아직도 생생하다.

이처럼 축구는 예상외로 강하고 거친 운동이다. 그래서 축구를 제대로 하기 위해서는 강한 체력이 요구된다. 기초체력, 즉 유연성, 근력, 근지구력, 순발력, 민첩성, 균형력, 심폐지구력 등이 좋아야 축구를 해도 큰 부상이 안 생긴다. 하지만 이 같은 기초체력을 평소 체계적으로 훈련하는 일반인은 드물다. 심지어 축구선수들도 이렇게 못하고 있는 실정이다.

필자가 지켜본 태극전사 가운데 몸 관리에서는 박지성(QPR)이 최고가 아닌가 싶다. 박지성은 '모범적인 생활 습관이 부상을 당할 확률을 낮춘다'는 의료계 속설을 보여주는 대표 주자다. 그는 대표팀 훈련과 생활을 규칙적으로, 정확히 지킨다. 정해진 룰을 벗어난 것을 본 적이 없다. 또한 상대와 몸싸움을 할 때 넘어지는 요령도 완벽히 터득하고 있다. 보통 선수들은 넘어지면 무릎이 꺾여 부상을 당하지만 박지성은 특정 부위에 무리

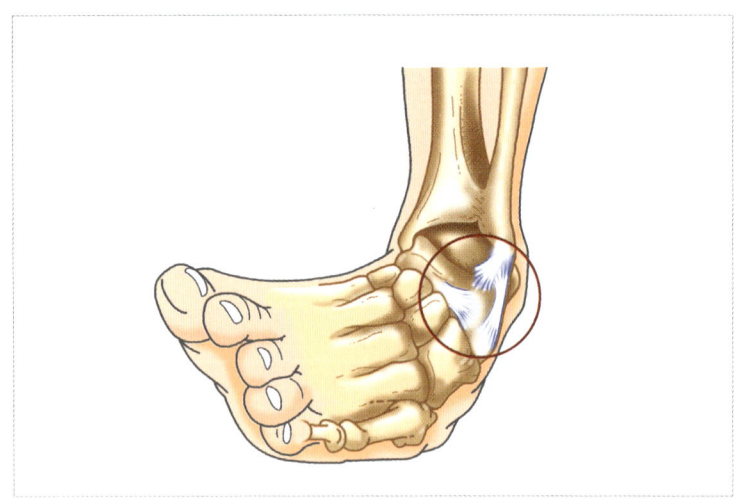

〈그림 2-1〉 축구 부상 가운데 제일 많은 것이 발목을 삐는 것이다.
발목이 돌아가거나 꺾이면서 인대나 힘줄이 늘어나거나 찢어지기도 한다.

를 주지 않기 위해 온몸을 이용해 넘어지면서 충격을 분산시키는 꾀돌이다. 일반인들의 축구 부상 가운데 제일 많은 것이 발목을 삐는 것이다(그림 2-1). 발목이 돌아가거나 꺾이면서 인대나 힘줄이 늘어나거나 찢어지기도 한다. 무릎의 통증도 많이 발생하는데 주로 반월연골판 손상이다. 퇴행성으로 닳거나 찢어지기도 한다. 주로 딛는 다리에서 무릎이 돌아갈 때 반월연골판이 엇갈리면서 찢어질 수 있다. 이때 무릎의 내측인대가 손상될 수 있고, 심할 경우 이동국 선수에서처럼 전방 십자인대가 찢어질 수도 있다. 점프를 많이 하면 무릎의 힘줄에도 통증이 생길 수 있다.

허리와 골반의 통증도 꽤 많다. 허리와 골반을 중심으로 상체와 하체가 분리돼 동작이 일어나기 때문이다. 즉 하체를 기준으로 상체가 움직이거나, 상체를 중심으로 하체가 움직일 때 척추와 골반에 무리를 줄 수 있다. 특히 몸통을 회전하는 동작에서 근육들이 꼬이거나, 인대가 늘어나거나, 관절에 스트레스를 받거나, 디스크가 밀리거나 하는 문제가 발생할 수 있다. 근육을 워낙 많이 쓰는 운동이어서 허벅지나 종아리 근육이 찢어지는 경우가 빈번하다. 축구를 하는 사람들은 '근육이 올라온다' '시근이 먹는다' 라는 표현을 많이 쓰는데, 이것은 곧 근육 파열을 말한다. 허벅지 앞근육, 허벅지 뒷근육, 허벅지 내측 근육, 종아리 내측 근육 등이 많이 찢어진다. 서로 부딪히면서 타박상도 많이 발생한다. '타박 먹는다' 라고 표현하는데, 단순 타박상이라도 정밀검사를 해보면 근육이 찢어진 경우가 많다. 이외에도 상대의 태클에 걸리면서, 넘어지면서, 부딪히면서 뼈가 부러지는 경우도 드물지 않게 발생한다.

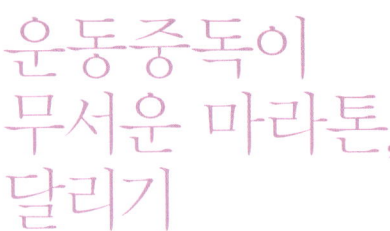

운동중독이 무서운 마라톤, 달리기

마라톤은 가장 원초적인 운동이다. 또한 비만 방지에도 효과적인 유산소 운동이자 전신 운동이다. 무엇보다 배우는 과정이 복잡하지 않아 누구나 쉽게 할 수 있는 운동이기도 하다. 러닝복과 러닝화를 착용하고 언제든 편한 곳에서 자유롭게 달리기만 하면 된다. 이 같은 편리성 때문에 최근 몇 년 동안 마라톤 열풍이 거세게 불었다. 마라톤 마니아들이 크게 늘면서 전국에서 열리는 각종 마라톤 대회만도 500개에 이를 정도다.

하지만 달리기의 매력에 푹 빠진 나머지 몸이 망가지는 것을 쉽게 잊어버리곤 한다. 마라톤에 중독된 사람일수록 그렇다. 달리기에서 가장 문제가 되는 부분은 발이다. 최근 30대 후반의 회사원인 차 모 씨가 통증 때문에 병원 문을 두드렸다. 차 씨는 건강관리 차원에서 회사 마라톤 동호회에 가입한 뒤 달리기를 시작했다. 비용도 얼마 들지 않은데다 땀을 흘리고 나면 몸이 그렇게 개운할 수가 없었다.

차 씨는 마라톤이 가져다주는 성취감과 묘한 희열에 점점 빠져들었다. 처음엔 5km를 시작으로 10km 그리고 하프코스에 이어 풀코스도 8번 완주했다. 운동하는 동안 가벼운 통증이 있었지만 "곧 나아지겠지. 이 정도 고통쯤이야"라며 무시한 채 달리기를 멈추지 않았다. 그러던 어느 날 다리에 극심한 통증이 밀려와 발을 내딛기가 힘들 정도에 이르렀다.

정밀검사 결과, 차 씨는 족저근막염과 정강이뼈 피로골절이었다. 달리기할 때 발을 디디면서 아치에 힘이 가해지기에 아치가 무너지는 경향이 생긴다. 그래서 족저근막염이 잘 발생할 수 있다. 또한 발가락의 힘줄에도 영향을 미쳐 발가락 힘줄염이 생길 수도 있다. 이와 함께 정강이에도 스트레스가 많이 온다. 정강이뼈 위아래에 붙은 근육들에 긴장이 발생하면서 정강이뼈를 휘게 만드는 경향이 생겨 정강이뼈에 피로골절이 생기는 것이다. 뛰면서 정강이가 아프고 그 부분을 눌러서 통증을 느끼면 피로골절을 의심해보아야 하는데 초기에는 엑스레이에서 잘 나타나지 않는다. 따라서 달리기를 자주 많이 하는 사람은 골주사 검사를 해볼 필요가 있다.

차 씨를 진료하는 동안 '러너스 하이(runner's high)'로 불리는 강한 중독성을 엿볼 수 있었다. 러너스 하이는 마라톤에서 가장 힘든 구간인 35km 지점에 이를 때 뇌에서 베타 엔도르핀이라는 물질이 나와 고통을 잊고 행복한 기분을 느끼게 되는 것을 말한다. 이것이 그가 통증을 참고 달린 이유였다. 달리기는 다리뿐 아니라 무릎 통증 또한 꽤 많이 발생시킨다. 달릴 때 체중이 무릎에 가해지면서 관절의 연골이 닳는 수가 있다. 연골에 손상이 오면 관절염으로 이어질 수 있다. 달릴 때의 무릎 통증은 무릎의 앞쪽에서도 생길 수 있는데 무릎의 힘줄 즉 슬개건에 부하가 많이 걸리면서 슬개건염(힘줄염)도 발생할 수 있다. 힘줄염은 뛰기 전에 아프다가 뛸 때에

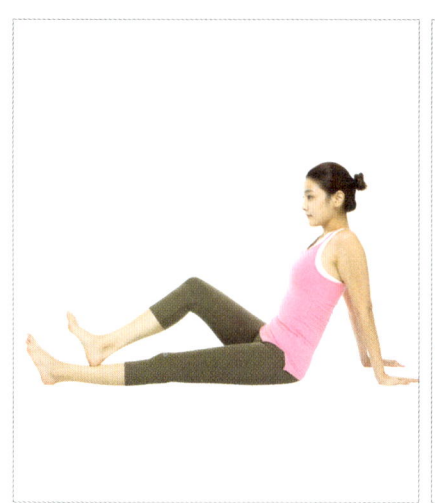 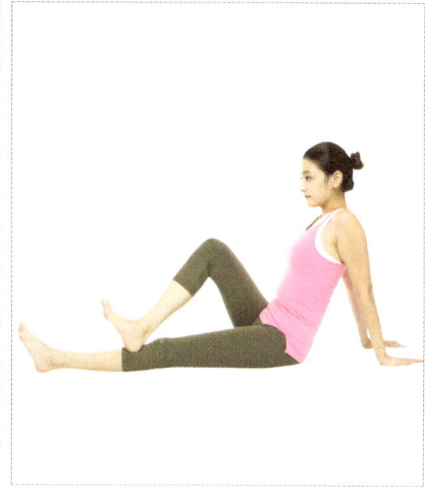

〈그림 2-2〉 뒤꿈치로 반대쪽 정강이 앞쪽의 근육을 위아래로 문질러준다. 20회가량 실시해준다.

는 아프지 않고, 뛰고 난 후에 다시 통증이 오는 것이 특징이다. 그래서 뛰어야 낫는 줄 알고 병이 진행되는 것을 모르는 경우가 많다. 쉬지 않고 달리기보다는 휴식시간을 갖고 정강이와 허벅지 부위에 마사지를 해주면 좋다(그림 2-2). 또한 달리기를 할 때 다칠 수 있는 위험이 있는 곳은 반월연골판이다. 반달 모양의 또 다른 연골이 닳거나(퇴행성) 찢어짐이 올 수 있는데 그리 흔하지는 않다. 무릎의 바깥쪽에도 통증이 생길 수 있는데, 장경인대라고 하는 힘줄이다. 장경인대는 엉덩이와 허벅지의 바깥쪽에서 무릎의 바깥쪽까지 붙은 힘줄인데 이 구조가 뼈와 부딪히면서 통증이 생긴다(그림 2-3).

이것 역시 엉덩이 근육이 뻣뻣할 때, 달리면서 기능성 평발이 생겨 정강이가 안쪽으로 돌아가 장경인대가 타이트해지면서 뼈와 부딪혀 발생한다. 또한 달릴 때 아킬레스건에도 무리가 가해지기 때문에 아킬레스건에 염증이

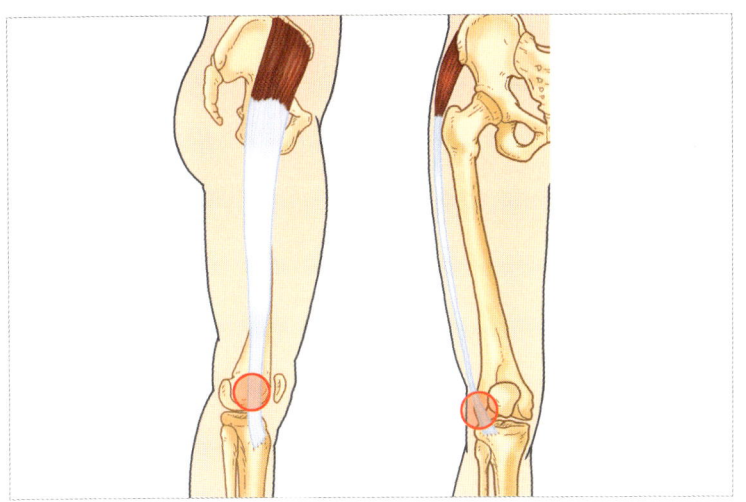

〈그림 2-3〉 장경인대 옆면(좌)과 앞면(우) : 장경인대는 엉덩이와 허벅지의 바깥쪽에서 무릎의 바깥쪽까지 붙은 힘줄이다. 이 구조가 뼈와 부딪히면서 통증이 생긴다.

발생할 수 있다. 또한 달리는 과정에서 환경적·신체적 스트레스를 받으면 부상 위험이 커질 수 있다. 추운 날은 신체가 느끼는 스트레스 지수가 더 높아진다. 반면, 여름철에 습도까지 높으면 땀 배출이 안 돼 고체온증이 발생하고 의식이 몽롱해지다가 정신을 잃을 수 있기에 조심해야 한다.

특히 마라톤은 오랜 시간 쉬지 않고 달리기 때문에 심장에 무리를 줄 수 있다. 심장병을 앓고 있거나 가끔 가슴의 통증이나 가슴이 조여오는 느낌이 있는 경우, 심장 박동이 불규칙하다고 느끼는 경우에는 심장의 상태를 반드시 점검받고 마라톤을 해야 한다. 해마다 마라톤 대회 도중 심장의 기능 약화로 사망하는 경우가 꼭 발생하고 있기 때문에 각별히 유의해야 한다.

디스크를 조심해, 헬스

헬스는 근육을 적절히 자극해 근력과 근지구력을 높여주는 운동이다. 골다공증을 예방하고 불균형한 신체를 교정하는 데 도움을 주기도 한다. 최근 불어닥친 몸짱 열풍의 중심에 있기도 한 운동이다. 여자들의 로망인 S라인, 남자들의 로망인 식스팩과 초콜릿 복근을 만들기 위해 헬스장을 찾는 사람들이 늘고 있는 추세다. 하지만 과욕을 앞세운 나머지 함부로 운동을 했다간 부상을 당하기 십상이다.

자칭 헬스 마니아인 김 모(29) 씨가 어머니와 함께 병원을 찾아왔다. 고교 시절부터 10년간 헬스장에서 식스팩을 만들기 위해 구슬땀을 흘렸던 김 씨는 어느 날 데드 리프트를 하다가 허리를 다쳤다. 하지만 김 씨는 운동을 멈추지 않고 계속 헬스장으로 출근했다. 그 결과 허리를 못 움직이게 됐고, 급기야 사회생활에 지장이 있는 수준에까지 도달해서야 병원에 온 것이다. MRI(자기공명영상)를 통해 진단을 했는데 디스크가 돌출된 데다 퇴

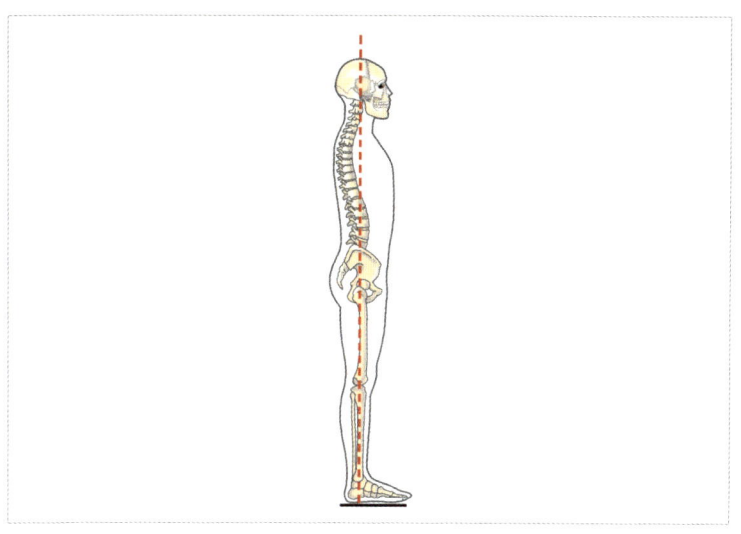

〈그림 2-4〉 서 있을 때 허리 앞뒤로 S라인이 형성되면 가장 이상적이고 안정적인 자세이다.

행성 디스크가 발견됐다. 퇴행성 디스크는 스트레스를 계속 많이 받아서 디스크가 닳아 해져버린 상태를 말한다. 보통 근력을 키우려고 할 때는 자기가 가진 체력의 10% 이내에서 과부하를 해야지만 몸에 무리 없이 근육도 발달되고 근력도 키워진다. 그러나 김 씨는 과도한 욕심을 부린 나머지 몸을 망가뜨려 자신이 좋아하던 운동과 장시간 이별을 해야 하는 처지에 놓였다.

헬스는 기구를 이용하여 운동을 하다 보니 허리를 많이 사용한다. 척추는 우리 몸의 가장 중심축이다. 축이 흔들리면 축도 망가지고 다른 데도 운동이 제대로 되지 않을 뿐 아니라 부상이 발생한다. 허리의 통증은 주로 잘못된 자세에서 발생한다. 허리는 앞뒤로 S라인이 형성되는 것이 가장 이상적이고 안정된 자세다(그림 2-4). 이보다 덜하거나 더하면 허리 척추에 있는 근육, 인대, 관절, 디스크, 신경이 손상을 받는다. 즉, 몸의 구조들이 삐뚤어

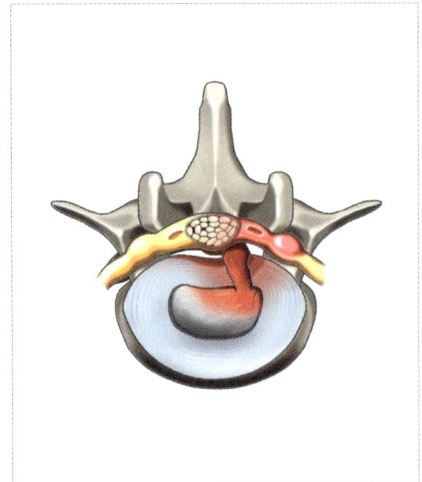 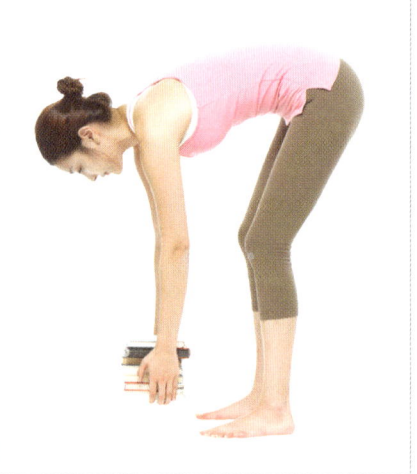

〈그림 2-5〉 디스크 탈출, 무거운 기구를 드는 운동으로 척추에 있는 디스크가 손상될 수 있다.(좌) / 무거운 역기를 들거나 책을 들 때 디스크에 강한 압력이 가해져 디스크 손상이나 탈출이 발생할 수 있으므로 조심해야 한다. (우)

지면 조직도 삐뚤어져 손상을 받는 것이다. 특히, 허리를 숙여 역기를 들 때 디스크에 강한 압력이 가해져 디스크 손상이나 탈출이 발생할 수 있다 (그림 2-5).

다음으로 레그 익스텐션(무릎을 펴면서 무게 들기)을 무리하게 하면 무릎관절에 엇갈린 힘이 작용해 무릎 인대, 힘줄, 연골 등에 손상을 주어 통증이 발생할 수 있다. 또한 헬스를 할 때 흔히 역기나 바벨 들어올리기를 많이 한다. 누워서 혹은 앉아서 하게 되는데, 일반인들이 어깨의 통증을 호소하는 경우가 많다.

20대 초반의 사회 초년병인 강 모 씨는 피서철에 근사한 팔뚝과 가슴 근육을 과시하고 싶어 회사 근처 헬스장을 찾았다. 어느 날 벤치프레스의 균형이 맞지 않은 상태에서 바벨을 들어 올리다가 어깨를 삐끗하는 바람에 힘줄과 인대가 손상돼 병원 신세를 지게 됐다.

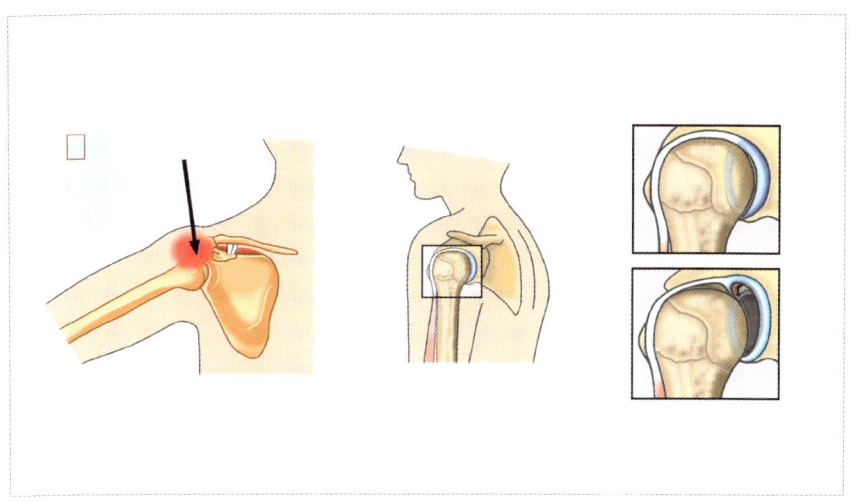

〈그림 2-6〉 이두박근 근력 강화만 중점적으로 하면, 팔뼈가 위로 올라가는 경향이 생겨 어깨관절에서 충돌이 생기고, 강해진 이두박근 힘줄은 어깨의 관절순이라는 연골을 잡아 뜯어 연골이 찢어지는 증상으로 이어진다.

어깨 통증은 주로 앞쪽에 오는 경우가 많은데 이두박근이나 어깨회전근인 극상근, 견갑하근의 힘줄에 무리가 오는 경우가 흔하다. 강 씨처럼 벤치 프레스를 하다가 어깨의 힘줄이 찢어져서 오기도 하고, 심할 경우 어깨관절의 관절순이라는 연골이 찢어져 내원하는 환자도 있다. 어깨회전근은 4개의 근육과 힘줄을 말한다. 날개뼈(견갑골)에서 시작하여 팔뼈에 가서 붙는 근육으로 힘줄(회전근개)이 팔뼈에 가서 붙는다. 이 회전근은 어깨관절의 축을 만들어주는 근육으로 어깨의 관절을 단단하게 고정시키는 역할을 한다.

하지만 워낙 작은 근육이라 근력 키우기 운동을 조금만 하지 않아도 약해진다. 약해진 회전근은 어깨를 안정시키지 못해 팔뼈가 마음대로 놀게 된다. 노는 팔뼈가 앞과 뒤, 좌우, 위아래로 흔들리면서 주변의 조직들과 부딪혀 손상을 일으킨다. 또한 날개뼈 주위 근육들이 뭉치면 이 회전근들이

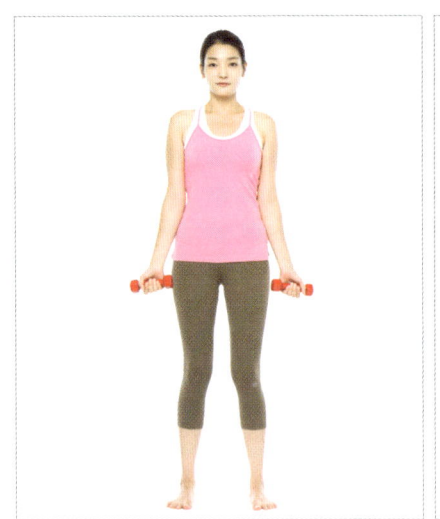 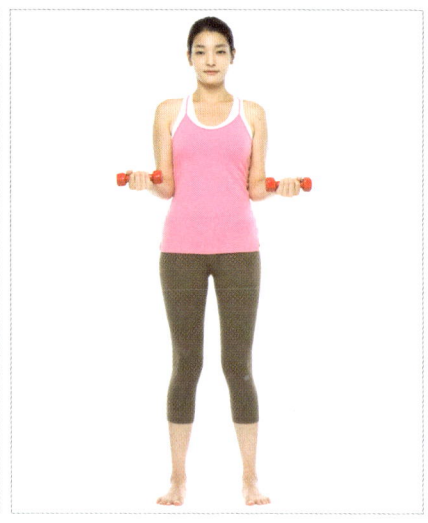

〈그림 2-7〉 아령이나 물병을 잡고 손바닥을 위로 향하게 뒤집은 상태로 팔을 구부려준다. 15~20회 정도 실시한다.

제대로 작동하지 못해 잘못된 동작을 일으키게 된다. 잘못된 동작은 주변 조직들과도 부딪히게 된다.

이러한 경우는 잘못된 자세에서 나온다. 예를 들어 거북목, 구부정한 자세, 옆으로 잠자기, 오랫동안 컴퓨터 작업으로 목과 어깨 근육들이 뭉칠 때, 과도한 벤치프레스로 근육들이 피로하고 뭉칠 때 발생한다. 또한 이두박근 근력 강화만 중점적으로 하면, 팔뼈가 위로 올라가는 경향이 생겨 어깨관절에서 충돌이 생기고, 강해진 이두박근 힘줄은 어깨의 관절순이라는 연골을 잡아 뜯어 연골이 찢어지는 증상으로 이어진다(그림 2-6). 따라서 과도한 벤치프레스나 어깨 운동을 하기 전에 경량 덤벨을 이용하여 이두박근을 강화해주어야 한다(그림 2-7).

염좌 타박상이 빈번한, 사이클과 자전거

자전거 타기는 산소를 많이 사용하는 운동으로 심폐지구력을 높여주고, 심장·호흡 기능을 향상시켜준다. 심폐 기능의 발달은 혈액의 양을 증가시키고, 혈압 및 심박수를 낮춰주므로 고혈압 환자에게 권할 만한 운동이다. 또한 자전거 타기는 에너지 소비가 높아 비만 해결에도 도움이 된다. 걷기 운동보다 다이어트 효과가 두 배나 높아 여성들에게도 좋은 운동이다. 하지만 잘못된 자세로 장시간 무리하게 타면 여성 질환이 생길 수 있으므로 유념할 필요가 있다.

필자의 대학 후배는 자전거 마니아다. 주말이면 서울 청량리역으로 향해 무궁화호에 자전거를 싣고 교외로 나가 자연을 즐기고 돌아온다. 건강을 지키는 데 이만한 취미가 없다는 생각이 들어 아내도 함께 데리고 나갔다. 그런데 한두 번은 즐겁게 따라오던 아내가 어느 순간부터는 자전거를 피하기 시작했다. 이유를 물어도 좀처럼 대답하지 않았는데 나중에 알고 보니 질염 등 여성 질환으로 고통을 당했기 때문이다.

아내와 함께 취미 생활을 계속 유지하고 싶은 후배는 필자에게 조언을 구했다. 아마도 후배 아내는 골반에 맞지 않는 자전거 안장과 톱튜브(자전거 프레임의 가장 위쪽에 위치한 튜브)의 길이가 길어서 고생한 것으로 보인다.

대부분의 자전거는 남성의 신체에 맞게 제작됐다. 톱튜브도 여성에게는 다소 긴 편이다. 톱튜브가 길어 핸들을 잡을 때 팔을 지나치게 길게 뻗을 경우, 치골이 안장 앞쪽을 강하게 압박해 외음부 통증과 부종을 유발할 수 있다. 또한 안장에 오래 앉아 있으면 여성의 경우 회음부가 짓무를 수 있고, 남성의 경우 부고환염 등이 생길 수도 있다. 필자는 후배에게 아내의 자전거 안장 앞부분 각도를 수평보다 약간 낮게 조절해주고 장시간 라이딩을 하지 말라고 조언해줬다.

매일 2시간씩 자전거를 타는 40대 주부가 손저림 현상을 호소하며 병원에 찾아왔다. 정밀 검사를 해보니 손목터널증후군이었다. 자전거를 오랫동안 타는 사람에게 나타나는 만성 손상이다. 손목의 신경이 핸들에 의해 압박돼 손상이 됐고, 손가락 저림으로 이어진 것이다.

자전거를 타면서 가장 흔히 발생하는 부상은 염좌, 타박상이다. 염좌는 뼈끗하여 근육이나 인대가 손상되는 것을 말한다. 주로 도로에서 차를 피하다가, 사람을 피하다가 발생한다. 넘어지면서 손을 바닥에 짚거나 어깨를 짚고 무릎이 돌아가고 해서 인대의 염좌, 타박상 등이 발생할 수 있다. 경미한 경우에는 금세 회복되지만 간혹 후유증이 나타나는 경우가 발생한다. 이는 상처가 난 인대 같은 조직이 아물면서 흉이 지고 두꺼워져 주변 조직을 누르고, 그 부위에서 만성 염증이 생기기 때문이다. 특히 무릎의 내측인대 손상은 사회생활을 하는 데 지장을 줄 수 있기에 조심할 필요가 있다. 잘못된 자세로 안장에 삐딱하게 앉을 경우 척추와 골반에 무리를 주게 돼 요통, 골반통이 생길 수 있다. 척추에 무리를 주지 않기 위해서는 척추와 목 척추를 곧게 펴고 몸을 20~30도 숙이는 것이 바람직하다.

또한 목과 어깨 부위의 근육통도 흔하게 발생한다. 체중이 손목, 팔, 어깨 등에 부하되기 때문이다. 아킬레스건 염증도 간과해서는 안 된다. 발목을 구부렸다 폈다를 반복하다 보면 아킬레스건에 무리가 생겨 염증이 발생한다. 무릎의 힘줄에도 무릎을 굽혔다 폈다 하는 동작을 반복하면 부하가 많이 걸려 염증이 생기고 그 결과 무릎 앞쪽에 통증을 유발할 수 있다.

뼈가 부러지는 골절도 빈번하게 발생한다. 강한 충격으로 인해 손, 손목, 팔의 뼈, 쇄골 등이 많이 다치는 부위다. 특히 관절과 가까운 부위에 골절이 발생하면 관절의 움직임에 영향을 준다. 또한 인대, 힘줄, 연골 등의 손상도 예상돼 후유증으로 관절의 굳음이나 두꺼워짐, 운동범위 제한 등이 따를 수 있다. 만성통증은 당연히 수반된다.

자전거 사고시 부상을 줄이려면 안전장비를 반드시 착용해야 한다. 특히 두뇌 손상을 막아주고 충격을 완화해주는 자전거 헬멧은 잊지 말아야 한다. 크게 넘어지면서 뇌진탕이나 뇌손상 등이 발생해 두통이 오랜 기간 동안 지속될 수도 있다. 자전거는 고혈압이나 당뇨병 환자에게 유익한 운동이지만 독이 되는 사람들도 있다. 척추질환자, 어깨 힘줄 손상자, 아킬레스건염, 무릎힘줄염 환자 등은 피해야 한다. 이들 환자가 자전거를 타게 되면 허리와 어깨, 팔꿈치, 무릎, 발목에 무리한 압력이 가해져 증상을 더욱 악화시키기 때문이다.

작은
부상 덩어리,
농구

1980~1990년대의 농구 인기는 폭발적이었다. 빠른 공수 전환에 이은 시원한 슬램덩크, 선수들의 거친 몸싸움에서 야성이 물씬 풍겨났다. 농구대잔치 시절 현대와 삼성의 결투는 라이벌전의 고전으로 숱한 화제를 뿌렸다. 연고전에서도 농구 맞대결은 백미로 꼽혔다. 현란한 스피드와 손에 땀을 쥐는 명승부에 팬들은 경기장으로 향했고, 길거리 농구로 이어지며 대중화에 성공했다. 발로 하는 축구에 비해 손으로 하는 농구는 큰 부상이 비교적 적은 편이지만 작은 부상은 오히려 많이 발생한다. 열성 농구광인 20대 회사원 박 모 씨는 매주 수요일 일과 후 운동복과 농구화를 챙겨 회사 근처 체육관으로 달려간다. 농구 동호회 팀 간에 경기가 있는 날이면 술 약속도 제쳐두고 빠지지 않는다. 포지션이 파워포워드인 박 씨는 상대 선수와 리바운드 볼을 다투기 위해 점프를 한 뒤 착지하다가 발목이 꺾이면서 인대가 손상되는 부상을 당했다. 대학생 오 모 군은 학교에서 농구경기

도중 상대 선수의 슛을 블로킹하다 손가락 인대를 다쳐 내원했다. 모두 농구에서 자주 발생하는 부상 케이스들이다. 농구 손상은 크게 급성 손상과 만성 손상으로 구분된다. 급성 손상은 가장 흔한 부상으로 피부가 찢어지는 열상, 골절, 인대 손상, 탈구, 근육의 손상 등이 있다. 만성 손상은 과다한 훈련과 근육이나 관절 등을 장기적으로 무리하게 많이 사용해서 발생하는 과사용 손상이다. 열상은 상대 선수와의 접촉으로 발생한다. 주로 상대 선수의 팔꿈치, 무릎, 머리와 충돌해 눈과 입술 주변에 상처를 입게 된다. 골절은 열상처럼 상대 선수와의 접촉으로 발생하는데 코뼈 골절이 많다. 또한 발목뼈와 손목 골절도 자주 일어난다. 인대 손상은 점프 후 착지 불안으로 발생하는데 발목 인대 손상과 손가락 인대 손상이 단골메뉴다. 특히 발목 인대는 일반인은 물론 프로 선수도 가장 많이 다치는 곳이다. 종종 무릎이 안쪽으로 돌아가면서 전방십자인대 손상도 발생하는데, 이때 무릎의 내측 측부인대와 내측 반월상연골이 동반 손상되는 경우가 많다. 아킬레스건 역시 착지하는 과정에서 과도한 스트레스를 받아 염증으로 인해 통증이 발생할 수 있다. 순간적으로 발목과 아킬레스건에 가해지는 힘이 커서 아킬레스건의 염증과 파열도 매우 흔하다. 허리 역시 강한 회전 동작으로 인해 통증이 발생할 수 있다. 탈구(관절의 어긋남)는 주로 손가락과 어깨에서 발생하기 쉽고, 공격형보다는 수비형 선수에게 더 많이 발생한다. 근육 손상은 빠르고 격렬한 운동의 특성상 자주 발생한다. 선수끼리 서로 부딪히면서 생기는 타박상과 유연하지 못한 근육이 순간적으로 강한 수축을 할 때 유발되는 근육 파열이 대표적이다. 만성 손상은 수많은 점프로 무릎에 발생하는 슬개건염이 있고, 허벅지 근육의 약화나 근육의 불균형 등으로 인해 생기는 슬개대퇴 통증증후군, 근육의 뭉침 등이 있다.

골프 엘보를 탄생시킨, 골프

골프는 참으로 어려운 운동 가운데 하나다. 매우 예민해서 조금만 자세가 흐트러져도 잘 맞지 않는다. 잘못된 자세는 몸의 구조를 틀어지게 하여 통증을 일으킬 수 있다. 골프라는 운동이 대부분 회전에 의해 이뤄지기 때문에 우리 몸 전체에 영향을 줄 수 있다. 다만 순간적으로 강한 운동이 아니어서 부상도 서서히 조금씩 쌓이게 된다. 따라서 오히려 통증을 만성화시키는 결과를 가져온다.

의류업을 하는 이 모 씨는 13년 구력을 지닌 아마추어 골퍼다. 매주 주말이면 반드시 한 번은 필드에 나가 라운딩을 즐긴다. 평일에도 세 번 이상은 연습장에 들러 샷을 가다듬는다. 친구들과 스킨스 게임이 걸린 날이면 연습의 강도는 높아진다.

이 씨는 공이 잘 맞지 않더라도 쉬지 않고 공을 때릴 만큼 승부욕이 남달랐다. 하지만 그에게 돌아온 것은 극심한 통증뿐이었다. 이로 인해 골프장

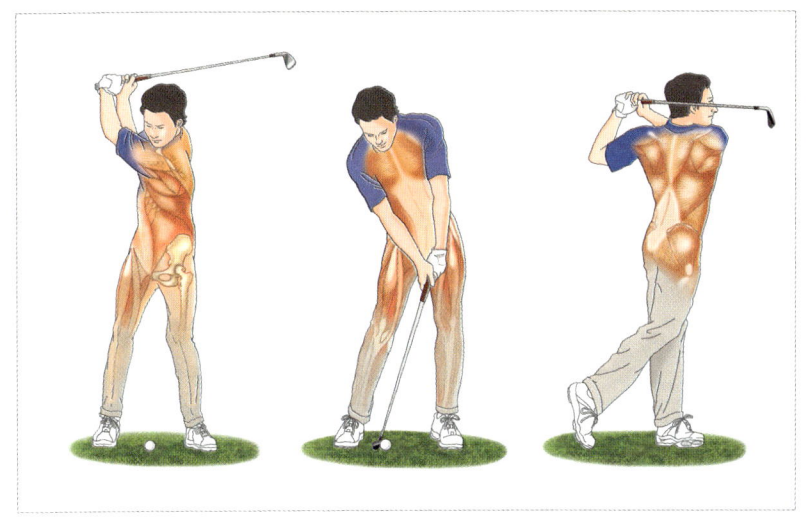

⟨그림 2-8⟩ 골프를 칠 때 잘못된 스윙을 하면 통증이 발생한다. 왼쪽 어깨 통증, 왼쪽 팔꿈치 통증, 허리와 오른쪽 어깨통증

대신 병원 신세를 져야 했다. 그는 "평소에는 아무렇지도 않았는데 왜 갑자기 허리가 아픈지 모르겠다"며 울상을 지었다. MRI를 통해 검사를 했는데 골반이 틀어지고 등척추가 휘어진 척추측만증이었다.

골프는 대칭운동 같지만 한쪽 방향을 유독 많이 쓰게 된다. 백스윙 때에는 위쪽 등척추의 꼬임이 있지만 팔로우 스루 시에는 아래쪽 등척추(허리)의 꼬임이 더 발생한다. 이런 동작이 반복되면 한쪽 근육이 주로 사용된다. 따라서 안 쓰는 근육은 퇴화한다.

결국 좌우 균형이 깨지는데, 이것이 곧 척추를 휘게 만드는 것이다. 척추와 연결된 골반 역시 틀어지게 된다. 이 같은 상황에서 근육과 척추들이 쉴 틈을 주지 않고 계속 스윙을 하게 되면 근육과 뼈는 녹다운이 되면서 통증이 생긴다.

이 씨의 사례에서 볼 수 있듯, 골프는 우선 허리에 가장 무리를 준다. 기본

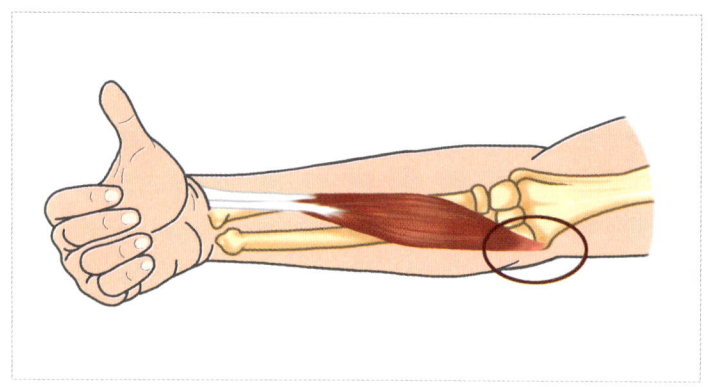

〈그림 2-9〉 골프 엘보. 임팩트(공을 때리는 시점) 시 힘줄이 늘어난 상태로 땅에 닿아 충격이 힘줄에 가해진다. 이때 힘줄에 염증이 생기고 심하면 찢어진다.

자세인 어드레스 자세가 허리 척추에 무리를 주는 자세다. 백스윙과 팔로우 스루 시 하체를 기준으로 허리와 골반을 돌리는 동작이 이루어지기 때문에 허리, 등, 목 척추에 과도한 스트레스가 가해진다. 비틀림 동작으로 인해 척추관절, 근육, 인대, 디스크 등이 한 부위에 반복적으로 자극된다. 특히 잘못된 스윙을 하고 나면 통증이 더 발생한다(그림 2-8).

어깨의 회전도 크기 때문에 어깨의 이두박근, 회전근, 날개뼈 근육과 그 힘줄들이 마찰로 늘어나면서 결국 닳기도 하고 찢어지기도 한다. 팔꿈치에도 우측팔의 안쪽에 골프 엘보가 올 수 있는데, 임팩트(공을 때리는 시점) 시 힘줄이 늘어난 상태로 땅에 닿아 충격이 힘줄에 가해진다(그림 2-9).

간혹 통증이 왼쪽이나 오른쪽의 바깥쪽 팔꿈치에 생기는 경우가 있는데 이는 잘못된 스윙 폼에 의해 발생한다. 왼 손목의 과도한 코킹(백스윙에서 손목을 어깨 방향으로 꺾어 올리는 동작)이나 손목이 굽혀진 상태로 코킹이 되는 경우, 오른쪽 손목이 팔로우 스루 시 과도하게 굽혀지는 경우, 팔꿈치 바깥쪽의 힘줄이 늘어나면서 스트레스를 받아 염증이 발생한다.

골프 실력이 중상급 정도가 되면 소위 임팩트가 좋아지면서 찍어 치는 습관으로 손목에도 강한 충격이 발생하고, 롤오버(손목의 회전)가 반복되면서 손목 힘줄이 서로 마찰돼 힘줄에 염증이 생긴다. 방치할 경우 두꺼워지고 소리도 나고 아프기도 한다.

무릎에도 충격이 오지만 흔치 않다. 타이거 우즈 같이 스윙 스피드가 매우 빠르거나 균형이 깨져 몸이 확 돌아갈 때 무릎의 인대와 반월연골판이 손상될 수 있다. 발목도 팔로우 스루 시에 균형을 잡지 못하면 왼쪽 발목이 돌아가 인대를 다칠 수 있다.

40대 골프 초보 변 모 씨는 손가락에 심한 통증을 느껴 내원한 환자다. 친구의 권유로 골프를 시작한 변 씨는 자신도 모르게 그립을 꽉 잡아서 아픈 케이스다. 골프에 입문하던 시절에는 누구나 한 번쯤 당해보는 고통이다. 내가 아는 아마추어 골퍼 가운데 한 사람은 골프화에 매직으로 'HP MS'를 새겨 넣었다. 'HP MS'는 '힘 빼, 머리 숙여'를 뜻한다고 말해 폭소를 자아냈다. 골프를 하는 사람에게는 의미심장한 말이다. 어깨에 힘이 들어가면 손가락을 움직이는 근육에도 힘이 들어간다. 따라서 알게 모르게 손가락에 무리가 올 수 있다.

손과 손가락은 골프 스윙의 기초다. 그립을 꽉 잡는 경우 왼손의 약지와 새끼손가락을 구부려주는 힘줄에 무리가 오고, 반복되면 방아쇠 손가락이 된다. 손가락을 구부린 후 잘 펴지지 않는다. 골프를 한 다음날 아침에 손가락이 뻣뻣하고 심하면 붓기도 한다.

코킹을 많이 하는 골퍼에서는 드물지만 손가락관절에 관절염이 발생하기도 한다. 엄지손가락 쪽의 관절이 부딪히면서 관절이 망가지는 것이다.

벽을 만드는 동작에서 백스윙의 탑, 피니시 동작에서 좌우 골반이 팽팽해진다. 이 벽을 만들지 못하면 스웨이가 되어 샷이 정확하지 않기 때문이다. 스웨이를 방지하기 위하여 골반에 힘을 준 상태에서 골반의 근육들에 통증과 손상이 발생할 수 있다. 심하면 근육이 찢어지기도 한다. 특히 왼쪽 골반의 통증이 더 많다. 비거리를 내기 위하여 힘차게 치면서 골반의 바깥쪽 근육에 심한 스트레스가 와서 결국 통증으로 이어진다. 발목도 쉽게 삘 수 있다. 피니시 동작에서 벽을 만들지 못하면서 발목이 돌아가는 경우, 라이가 안 좋은 상태에서 발목을 삐거나 오르막 내리막을 걸으면서 삐는 경우가 흔히 있다. 이외에도 손가락에 물집이 잡히거나 굳은살이 박이기도 한다. 손가락의 문제는 손가락에만 국한되는 것이 아니라 손가락에 관여하는 근육들을 통해 테니스 엘보, 골프 엘보, 손목 주위의 힘줄염 등으로 발전할 수 있다.

사실 골프는 매우 큰 회전 운동이기 때문에 하체의 균형이 중요하다. 하체의 근력이 약하면 균형도 깨지고 몸의 회전을 버틸 수 없다. 그러다 보면 상체를 많이 사용하게 되고, 힘도 많이 들어가면서 상체에 무리가 따르게 된다. 허리, 어깨, 등뿐만 아니라 상체의 근력이 좋아야만 힘을 자연스럽게 뺄 수 있다. 힘을 빼지 않으면 샷의 정확도와 비거리가 현저하게 떨어진다.

취미로
골병드는,
야구

올해 초 실화를 소재로 한 야구 영화 〈퍼펙트게임〉을 감명 깊게 봤다. 한국이 낳은 불세출의 투수 최동원과 선동열의 숨 막히는 승부를 담았는데 묘한 울림이 있었다. 1991년 LG 트윈스 야구단 주치의로 활동했던 필자에게는 과거로의 아름다운 추억 여행이었다. 야구는 사람의 심장을 흔드는 매력이 있다. 화려한 조명 아래 선수들의 땀과 열정이 녹아 있는 녹색 그라운드를 바라보면 가슴이 뻥 뚫리는 기분이 든다. 108개의 실밥을 가진 야구공이 경쾌한 파열음과 함께 담장을 넘어가는 모습에 하루에 쌓인 스트레스도 함께 날려버린다. 거기에다 9회말 투아웃 이후에 펼쳐진 각본 없는 역전 드라마에서 인생을 배운다.

이제 야구는 두터운 팬층을 확보하며 한국 프로 스포츠의 대세로 입지를 굳혔다. 특히 올해는 박찬호와 김병현 등 빅리거들의 귀환, 이승엽과 김태균 등 거포들의 복귀로 800만 관중 시대를 눈앞에 두고 있다. 한마디로 야구 전성시대다. 이 같은 야구 열풍에 힘입어 야구 동호회도 급속히 늘면서 연습장 구하기가 '하늘에 별 따기'만큼 힘들 정도에까지 이르렀다.

필자는 야구단 주치의를 하면서 선수들의 부상을 숱하게 지켜봤다. 외야와 내야의 중간에 떨어지는 타구를 잡기 위해 두 선수가 전력 질주를 하다 무릎을 부딪쳐 큰 부상을 당하거나, 2루 도루 과정에서 슬라이딩을 하다가 발목이 돌아가는 사례도 여러 번 목격했다. 또한 투수가 던진 공에 얼굴을 맞아 광대뼈가 함몰되고, 손목뼈가 골절되는 경우도 종종 발생한다. TV 중계화면에는 허벅지 등에 데드볼을 맞은 선수가 태연히 1루로 걸어가는 모습이 자주 잡힌다. 아프지 않은 것처럼 보이지만 경기 후 목욕탕에서 보면 시퍼렇게 멍이 들어 있다. 시속 140km의 속도가 몸에 가하는 충격은 실로 엄청나다.

보편적으로 야구에서 가장 많이 통증이 오는 부분은 어깨와 허리다. 포수를 향해 공을 던지면 어깨의 회전근에 부담이 된다. 코킹과 팔로우 스루 시에 어깨의 회전 동작이 급격하게 이뤄지면서 팔뼈에 붙어 있는 회전근 힘줄(회전근개)이 늘어나기도 하고, 부딪히기도 하면서 손상과 염증이 발생하여 통증으로 연결된다. 심한 경우에는 연골인 관절순이 찢어지기도 한다. 공을 던지는 동작을 할 때 온몸을 이용해 던지면 어깨의 부상이 적다. 힘이 분산되기 때문이다.

반면에 팔로만 공을 던지면 어깨의 통증이 반드시 발생한다. 선동열과 최동원 선수의 피칭 동작을 유심히 지켜보면 온몸을 이용해 투구하는 것을 볼 수 있다. 그렇기 때문에 그 많은 공을 던지면서도 최고의 투수 반열에 올라 전성기를 구가할 수 있었다. 허리는 배팅을 하면서 척추와 골반에 회전이 발생한다. 즉, 골프와 같은 기전으로 척추의 관절, 인대, 근육, 디스크에 무리를 준다.

야구를 즐기는 일반인들이 크게 증가한 만큼 그에 따른 부상도 늘고 있는 추세다. 프로 선수와 마찬가지로 부상 부위도 다양하다. 그래픽 디자이너로 일하는 연 모 씨는 대학 동창들로 구성된 야구 동호회에 가입한 뒤 지역 리그에 참가했다가 어처구니없는 부상을 당해 내원했다. 1루수였던 연 씨는 수비 때 내야 땅볼을 치고 1루로 뛰어오던 상대 선수의 스파이크에 발목이 밟혀 골절되는 불운을 겪었다. 또 다른 20대 내원 환자는 헤드 퍼스트 슬라이딩을 하다가 손가락이 베이스를 타고 넘어가면서 부상을 입어 재활 치료를 받고 있다. 야구 포지션 가운데 가장 힘든 보직은 포수다. 보호 장비의 무게도 있는데다 쪼그려 앉는 동작으로 인해 무릎 연골에 스트레스를 많이 받는다.

어깨관절 부상 주의, 수영

수영은 좋은 운동이다. 전신 근육이 사용되는데다 다양한 유산소운동 가운데 관절에 가해지는 충격이 비교적 적은 편이기 때문이다. 부상 역시 적어 많은 여성들이 선호하는 운동이다. 그러나 팔 돌리기 동작을 반복하다 보니 어깨관절 부상 위험이 다소 발생할 수 있다. 40대 가정주부 곽 모 씨는 신년 초 큰마음을 먹고 지역 스포츠센터 수영장을 찾았다. 늘어나는 살과의 전쟁에서 승리하고 싶어서였다. 매일 아침 6시에 일어나 새벽 수영을 통해 삶의 활력도 서서히 찾아갔다. 그러던 어느 날 갑자기 어깨가 아프기 시작하더니 참을 수 없는 수준에 이르러 병원 문을 두드렸다.

진료를 해보니 어깨의 회전근 힘줄 손상이었다. 업 스트로크 시에 팔이 머리 위로 올라가면서 어깨 회전근 힘줄이 뼈에 부딪힐 수 있고, 다운 스트로크 시에 힘줄이 늘어나 손상과 통증이 발생할 수 있다. 곽 씨의 경우에는 입수 전에 충분한 스트레칭을 하지 않고 바로 물에 들어가 수영을 한 것도 원인 중 하나였다. 이외에도 목과 날개뼈를 자주 움직이게 되는데, 무리가 되면 목 근육과 날개뼈 근육에 피로가 오고 뭉치면서 통증이 발생할 수 있다. 특히 접영이나 평영 시에 무릎의 안쪽 인대나 힘줄에 부담을 줄 수 있다.

팔꿈치 통증이 잦은, 배드민턴

배드민턴도 국민운동 가운데 하나다. 동호인의 숫자를 놓고 본다면 조기 축구회 다음으로 많지 않을까 싶다. 짧은 시간에 다양한 동작을 구사하는 전신 운동이다 보니 체중 감량에도 도움이 되는 운동이다. 또한 강력한 스매싱을 상대편에 꽂을 때 희열이 크다 보니 중독성이 강한 편이다. 고통을 참으면서 운동을 계속하다 보면 부상이라는 달갑지 않은 손님이 찾아올 수밖에 없다. 가구점을 운영하는 40대 마 모 씨가 대표적인 케이스다.

마 씨는 1년 전 배드민턴 동호회에 가입해 운동을 시작했다. 아침 일찍 일어나 배드민턴으로 땀을 흠뻑 흘리고 난 뒤 샤워를 하고 출근하면 하루가 상쾌했다. 한때 그는 골프에 빠져 있었지만 배드민턴에 입문하면서 골프채를 내려놓을 만큼 셔틀콕에 중독됐다. 하지만 과하면 화를 부르는 법이다. 배드민턴 부상의 단골인 팔꿈치 통증인 엘보가 찾아왔다. 다른 회원들처럼 마 씨도 아픔을 참으며 운동을 계속했다. 이어 올림픽 금메달리스트인

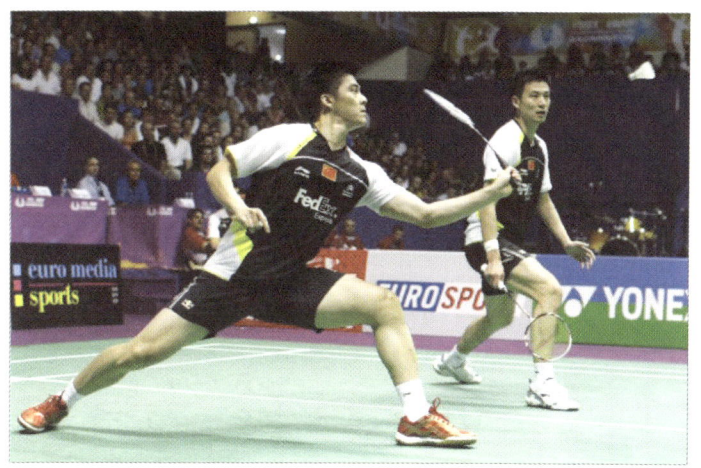

〈그림 2-10〉 배드민턴을 할 때 나타날 수 있는 런지 동작

이용대처럼 멋진 점프 스매싱 구사를 꿈꾸며 레슨도 받았다.

마 씨는 동료 회원들과 게임 도중 찬스 볼이 오자 배운 대로 몸을 솟구쳐 점프 스매싱을 날렸다. 거기까지는 좋았다. 착지하는 과정에서 무릎에 극심한 통증이 밀려왔다. 병원에 와서 검사를 해보니 십자인대가 파열됐다. 결국 마 씨는 배드민턴을 잠시 접고 재활 치료에 매달리고 있다. 마 씨의 경우처럼 스매싱할 때 손목의 스냅만을 이용한다면 팔꿈치 바깥쪽의 힘줄이 늘어나면서 스트레스를 받아 테니스 엘보, 손목 힘줄염이 발생할 수 있다. 이 역시 손목만 쓸 게 아니라 어깨와 허리를 같이 사용해 힘의 분산을 유도해야만 팔꿈치의 통증을 줄일 수 있다. 또한 런지 동작을 할 때(그림 2-10), 무릎의 힘줄염이 생겨 앞쪽에 통증이 생길 수 있다. 또한 좌우 측면 공격에 맞춰 빠른 방향 전환을 하다가 발목이 꺾이는 부상도 발생할 수 있다.

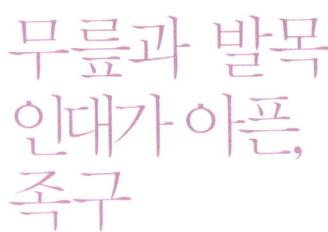

무릎과 발목 인대가 아픈, 족구

족구는 사내 체육대회가 열리면 '약방의 감초'처럼 빠지지 않는 종목이다. 손쉽게 할 수 있고 운동량도 적절히 있어 선호도가 높다. 또한 축구에 비해 격렬하지 않고 부상 위험이 적다. 하지만 얕봐서는 결코 안 된다. 전혀 예상치 못한 곳에 부상의 위험이 도사리고 있기 때문이다. 현재 필자의 병원에서 재활중인 30대 회사원 이 모 씨는 지금도 족구만 생각하면 소름이 끼친다. 이 씨는 지난해 가을 회사 야유회 겸 체육대회에 부서 대표로 족구에 나섰다.

대학 시절 우유팩 차기와 군대에서 갈고 닦았던 실력을 모처럼 뽐낼 무대여서 의욕도 앞섰다. 그러나 이 씨는 상대 공격을 리시브하기 위해 달려 나오다 넘어지면서 왼손을 크게 다쳐 움직이지 못했다. 곧바로 응급차에 실려 병원으로 후송됐고, 진단 결과 요골 원위부 분쇄 골절이었다.

수술을 받고도 정상으로 돌아오기 위해선 6개월가량 재활이 필요하다는 소견이 뒤를 이었다. 이 씨처럼 족구를 하다 넘어지는 바람에 무릎을 다친 환자들도 자주 보게 된다. 또한 족구는 한 발을 지탱하고 허리를 돌려서 킥을 하기 때문에 허리의 손상을 조심해야 한다. 디딤발의 무릎과 발목이 돌아가면서 무릎의 인대, 힘줄, 발목의 인대 등이 다치고 통증이 발생할 수 있다.

무릎과 허리가 위험한, 스키

스키는 겨울 스포츠의 꽃이다. 하얀 설원을 질주하는 쾌감을 누리려는 사람들로 스키장이 북적이면서 부상도 상당히 늘었다. 30대 초보 스키어인 조 씨에게 지난해 겨울 스키장은 악몽으로 남아 있다. 주말을 맞아 친구들과 스키장으로 여행을 떠난 조 씨는 슬로프를 내려오는 도중 앞선 스키어를 피하다 넘어졌다. 순간 무릎에서 '픽' 하는 파열음이 들려왔다. 조 씨는 왼쪽으로 회전을 하다 넘어졌는데 방어 동작으로 오른쪽 다리가 안쪽으로 돌아가 무릎 십자인대가 파열된 것이다.

스키를 타면서 올 수 있는 부상 부위는 주로 무릎과 허리다. 무릎은 구부린 상태로 체중을 지탱해야 하기 때문에 무릎의 힘줄에 염증(슬개건염)이 생겨 무릎 앞쪽에 통증이 발생할 수 있다. 또한 허벅지 앞 근육의 과도한 부하로 인해 허벅지 근육의 통증도 생길 수 있다.

활강 시 돌면서 내려가는 동작은 한쪽 무릎을 구부리면서 안쪽으로 웨지를 주어야 하기 때문에 무릎의 내측인대에 스트레스가 발생해 통증으로 연결된다. 아킬레스건에도 염증이 발생할 수 있다. 체중 이동을 잘못하는 경우 발가락에 과도한 힘을 주게 돼 발바닥 근육들에 무리가 오는 통증을 유발할 수 있다.

허리 역시 구부린 자세에서 척추의 근육과 인대 그리고 디스크에 상당한 압력을 받게 돼 통증이 생길 수 있다. 폴을 너무 세게 잡거나 폴에 의지해 체중이 실리게 되면 엄지손가락에 무리가 와서 인대나 힘줄에 염증으로 인한 통증이 발생할 수 있다.

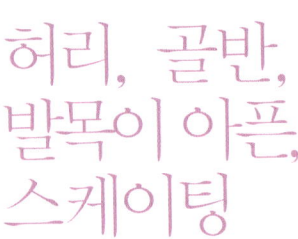

허리, 골반, 발목이 아픈, 스케이팅

2010년 밴쿠버 올림픽은 한국 스케이팅 역사에 새로운 이정표를 세운 대회였다. '피겨 여왕' 김연아가 금메달을 목에 걸고 시상대 맨 위에 올라 감동의 눈물을 흘린 장면은 전 국민의 가슴을 촉촉이 적셨다. 또한 스피드 스케이팅에서는 이상화, 모태범, 이승훈 등 한국체대 3총사가 연일 금빛 낭보를 전해오며 한반도를 열광시켰다. 젊은 피들의 활약 덕분에 스케이팅은 비인기 종목의 설움을 딛고 동계 스포츠의 든든한 메달밭으로 우뚝 섰다. 특히 국민들의 관심을 한 몸에 받으며 생활 스포츠로 자리를 잡는 데도 크게 기여했다.

피겨 스케이팅은 종목의 특성상 허리와 골반, 발목에 문제가 발생한다. 김연아의 주치의를 맡고 있는 필자는 진료를 마친 뒤 그녀와 사진을 찍었다. 카메라에는 김연아 선수가 필자 쪽으로 살짝 기울어 있는 모습이 담겨 있다. 필자가 좋아서 그런 것이 아니라 김연아 선수의 척추가 약간 휘었기 때문이다. 오른발로 턴을 하고 점프한 뒤 착지도 오른발로 하기 때문이다. 또한 점프 후 엉덩방아를 자주 찧게 되면서 척추와 골반이 틀어지고 자세가 망가지면서 통증이 뒤따른다.

피겨 스케이팅은 미끄러운 얼음판 위를 공중에 떠서 움직여야 하기 때문에 균형 감각이 절실하다. 자세와 균형을 잡지 못하면 발목이 꺾여 인대 손상이 발생할 수 있고, 허리에 통증이 생길 수 있다. 발에도 힘이 많이 가해지면서 발가락과 발의 근육 등에 통증이 찾아오기도 한다.

스피드 스케이팅은 무릎과 발목, 손목 부상에 주의해야 한다. 무엇보다 스케이트의 날이 정중앙에 있는지 꼼꼼히 체크하고 운동을 해야 한다. 체중이 중앙에 있지 않고 안쪽이나 바깥쪽으로 가게 될 경우 발목이 꺾여 인대를 다치게 된다. 특히 코너를 돌때 4~5배에 달하는 무게가 한쪽 다리에 집중돼 무릎 연골이 손상될 우려가 있다.

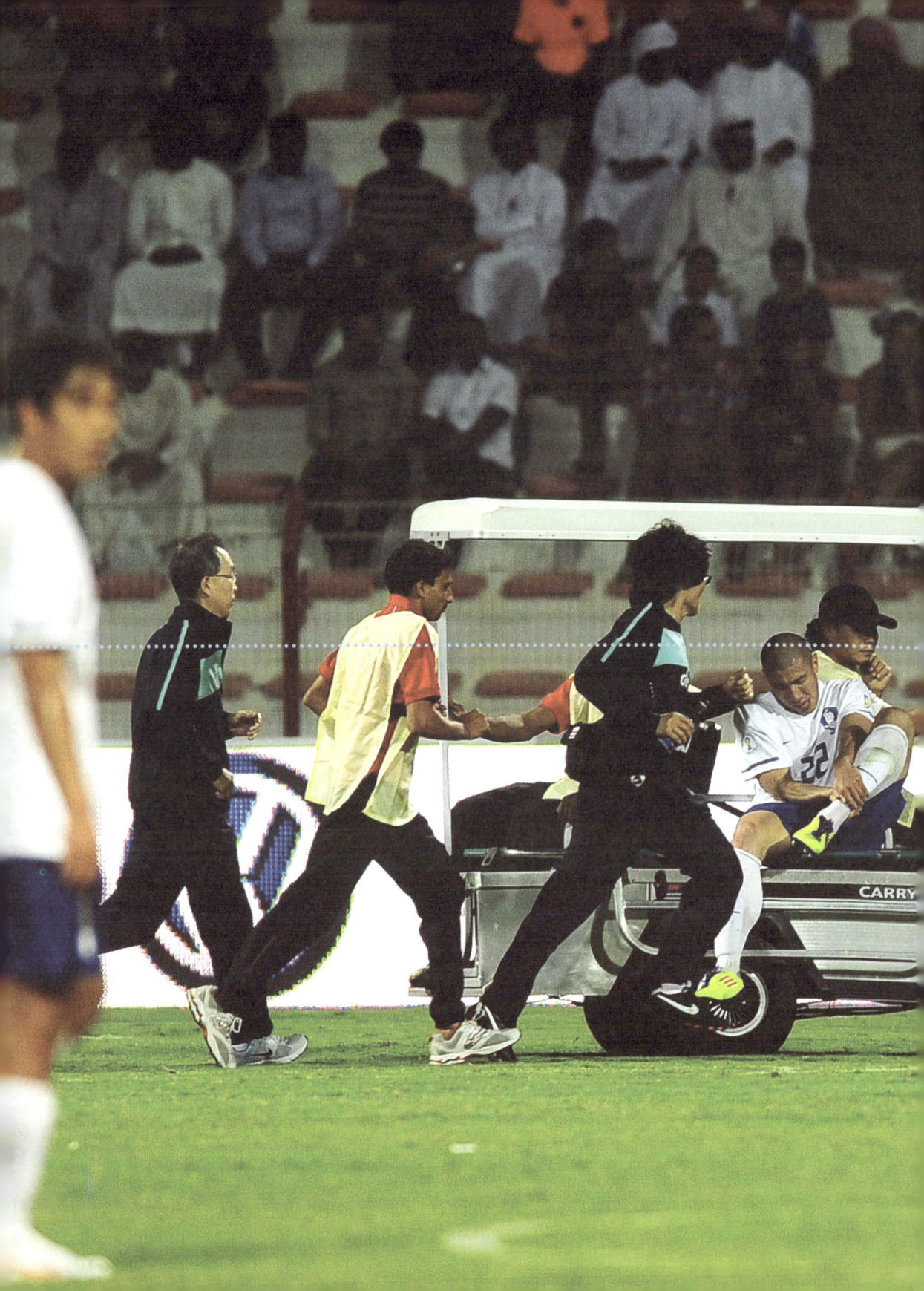

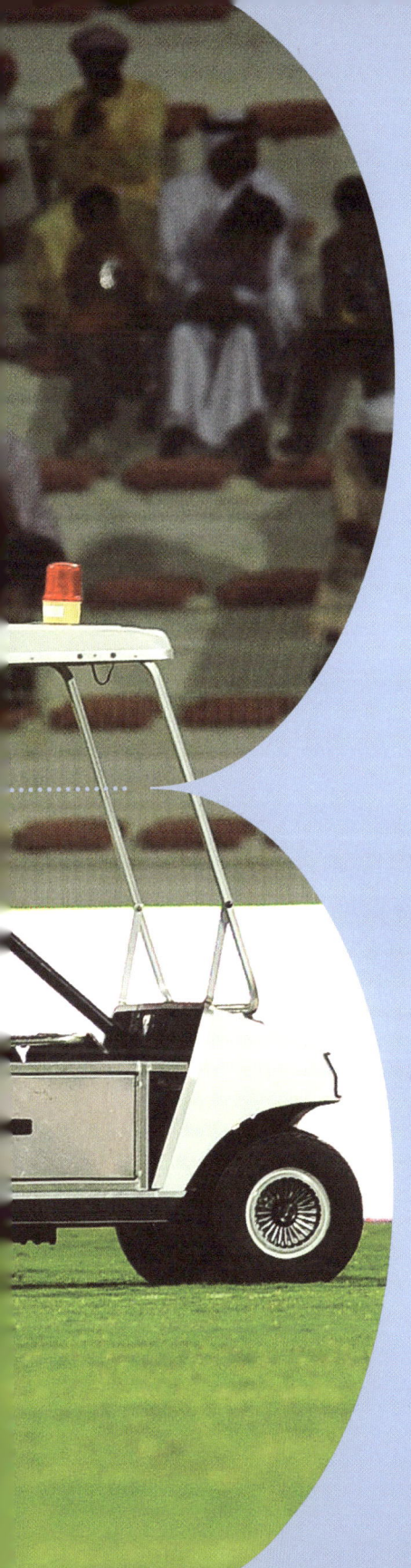

Part 03

수술 없이 통증 잡는 자가 운동법 114

좋은 컨디션을 갖기 위해서는 바른 자세가 필수다. 바른 자세에선 통증도 없고 근육의 긴장도 거의 없기 때문이다. 반면 나쁜 컨디션은 몸이 무겁고 어딘가 아프며, 괴롭고 만사가 귀찮고, 짜증나는 상태다. 이 장에서는 좋은 컨디션을 유지하려면 어떻게 해야 하는지, 바른 자세를 유지하기 위해 도움이 되는 운동법을 알려준다.

들어가며

바른 자세를 유지해야 아프지 않다

컨디션(*condition*)이란 영어사전에 '조정' '조절' 등으로 표현되어 있다. 인체에서는 신체를 개선한다는 의미라고 할 수 있다. 좋은 컨디션은 육체적으로 심리적으로 유쾌한 상태다. 유쾌하다는 것은 호흡이 거칠지 않고 편안한 상태를 말한다. 근육이 긴장되지 않고 아프거나 괴롭거나 하지 않는다. 몸이 편하고 가볍고 날 듯하고 뭐든지 할 수 있는 것 같은 상태다. 좋은 컨디션을 갖기 위해서는 바른 자세가 필수다. 바른 자세에선 통증도 없고 근육의 긴장도 거의 없기 때문이다. 반면 나쁜 컨디션은 몸이 무겁고 어딘가 아프며, 괴롭고 만사가 귀찮고 짜증나는 상태다.

컨디셔닝(*conditioning*)은 기분 좋은 유쾌한 운동이라고 말할 수 있다. 바른 자세로 호흡을 적당히 편하게 유지하며 근육을 너무 긴장하지 않게 사용하는 운동이라 할 수 있다. 트레이닝(*training*)과는 다른 개념이다. 트레이닝이란 기존의 상태를 더 강하게 하려는 운동 방법이다. 우리는 대체로 컨디셔닝보다는 트레이닝으로 운동을 하고 있다. 헬스클럽에서 유쾌한 상태로 근육의 긴장 없이 적당한 호흡의 상태로 운동을 하는 것이 아니라 거친 숨을 쉬고 강하게 무게를 들어올리며 근육통이 생길 때까지 하는 경우가 많다. 하지만 트레이닝 전에 컨디셔닝이 유지되어야 한다. 컨디션이 좋지 않은 경우에는 운동도 잘 되지 않을 뿐더러 부상의 위험이 매우 높다. 부상으로 고생하는 선수들을 보면 거의 대부분 컨디션이 좋지 않은 상태에서 다쳤다고 말한다. 정리하면 바른 자세 유지, 근육의 긴장을 풀고, 호흡을 적절하게 하는 것이 무엇보다 중요하다.

척추의 배열이 가장 중요하다

현대인의 운동량은 매우 적다. 걷기 또한 줄어들면서 근육의 사용이 현저하게 줄어들었다. 쓰는 근육만 사용해서는 완벽한 동작을 할 수 없다. 모든 근육들이 같이 움직여서 동작을 만들어내야 하는데 일부분만 움직이는 바람에 몸의 균형은 깨진다. 그리고 같은 동작만 계속 반복하는(예를 들어 책상에서 컴퓨터를 오래 하는) 경우 그 사용하는 근육들은 혹사당한다. 이와 같은 이유로 균형이 깨지면 몸의 중심인 척추가 무너질 수밖에 없다.

즉 균형이 깨져 척추가 점차 앞뒤, 좌우로 굽거나 휘게 된다. 척추가 굽거나 휘면 문제는 심각해진다. 등 척추가 굽으면서 머리는 앞으로 나오고, 어깨가 올라간다. 척추가 틀어지면 다리 길이도 짧아지고, 무릎도 구부러지고 온몸이 만신창이가 된다.

척추 안에는 척수라는 큰 중추신경이 지나가고 있다. 팔다리를 비롯해 몸에서 오는 신경들이 척수를 통하여 뇌로 전달되는데, 척추가 굽거나 휘면

이 척수에도 영향을 줄 수 있다. 어깨 결림, 두통, 요통, 불면증, 집중력 저하, 온몸의 피곤함, 냉증, 부기 등 불쾌한 증상들이 나타날 수 있다.

무리하게 한 방향으로만 운동을 하는 사람들도 한쪽으로 몸을 혹사시켜 몸의 균형이 깨지며 위와 같은 증세를 보일 수 있다.

몸이 조금이라도 틀어져 있는 느낌이 들면 자세부터 올바로 잡으려는 노력이 필요하다. 누울 때 똑바로 안 되는 경우, 앉을 때 한쪽 골반에 체중이 실리는 경우, 바지 한쪽이 짧은 경우, 신발굽이 한쪽만 많이 닳는 경우 등이 나타나면 척추가 틀어져 있음을 인지해야 한다. 이를 예방하기 위한 운동법에는 고양이·낙타 자세 운동법과 버드독 자세 운동법이 있다.

척추가 굽거나 휘지 않게 하는 운동법

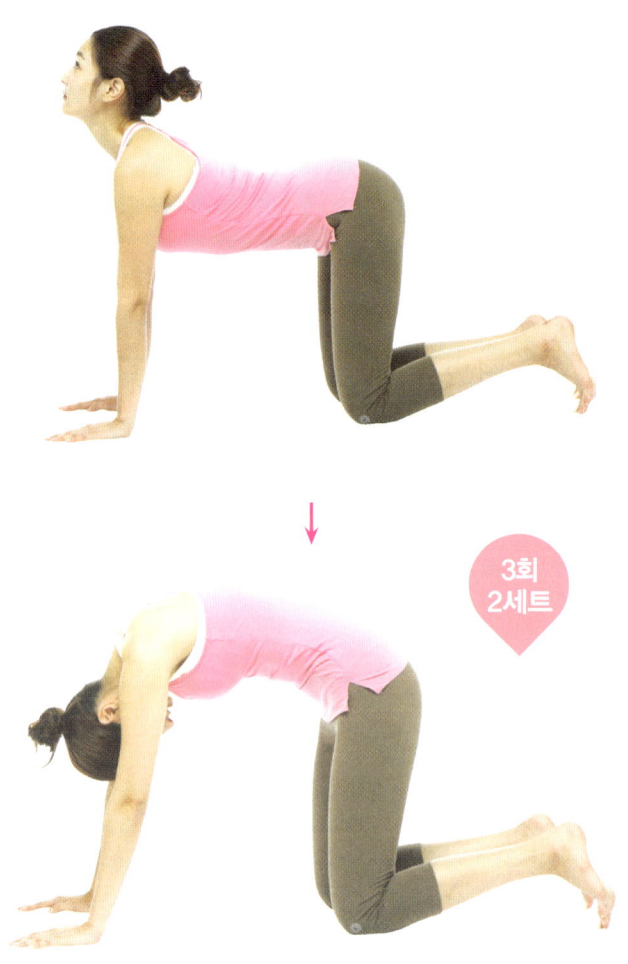

3회
2세트

Excercise 001 고양이와 낙타 자세 운동

운동 목적 몸통 굴곡과 신전 유연성 향상에 도움이 된다.
운동 횟수 3회씩 2세트 실시한다.
운동 방법
1. 매트 위에 네발 자세로 엎드려서 머리와 대둔근을 위로 당겨서 스트레칭한다.
2. 같은 자세에서 머리는 아래로, 등은 위로 당겨서 스트레칭한다.

포인트 스트레칭 정점에서 20~30초를 유지한다.

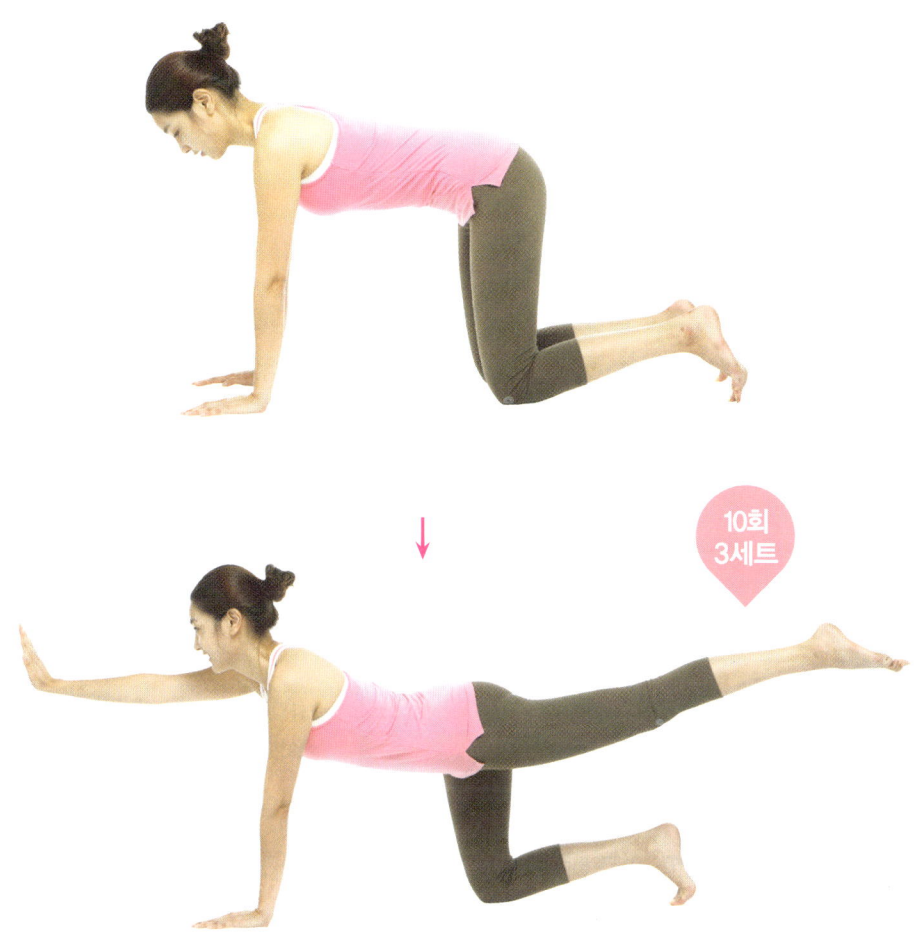

Excercise 002 버드독(새 사냥개) 자세 운동

운동 목적 척추 안정성 향상 및 강화에 도움이 된다.
운동 횟수 양손이 1회로, 10회 3세트 실시한다.
운동 방법
1. 매트 위에 네발 자세로 엎드려서 팔과 다리를 바닥에 지지한 상태에서 준비한다.
2. 한 손은 신전하고 대각선에 있는 발은 들어 올린 상태에서 6초 정도 정지한다.
 올리는 속도보다 천천히 내린 후 반대 손과 발을 같은 방법으로 한다.
포인트 몸이 흔들리지 않도록 하며, 시선은 손끝을 향한다.

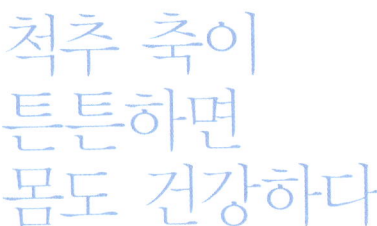

척추 축이 튼튼하면 몸도 건강하다

600여 개나 되는 근육은 우리 몸에서 가장 중요한 구조 중의 하나다. 근육의 기능은 우리 몸의 움직임을 만들고, 뼈를 잡아주어 균형을 유지하게 해준다. 근육 속의 많은 혈관은 혈액 순환을 원활하게 해주고, 글리코겐이라는 에너지를 보관해주며, 우리 몸의 컨디션을 유지해준다.

근육에는 척추, 날개뼈, 어깨, 골반 등을 지탱해주는 근육, 즉 축을 받쳐주는 근육이 있고, 팔과 다리를 움직여주는 근육이 있다. 축을 받쳐주는 근육(축근육)은 작고, 팔과 다리를 움직여주는 근육(관절근육)은 보통 두 개의 관절을 지나면서 크고 길다. 축근육은 척추의 마디마디를 이어주는 다열근, 어깨의 관절을 잡아주는 어깨회전근, 고관절을 안정시켜주는 작은 근육들이다. 관절근육은 이두박근(팔을 구부려주는), 대퇴사두근(무릎을 펴주는) 등과 같이 길고 큰 근육이다.

축근육들은 자세를 유지하게 하는 중요한 근육이지만, 작기 때문에 자세가 조금만 틀어져도 쉽게 손상을 받을 수 있다. 손상받은 근육은 약해지고, 약해진 근육은 축을 흐트러뜨려 균형을 깨지게 한다. 그러면 자세가 또 나빠지고 악순환이 지속된다.

운동을 할 때에도 축근육이 약하면 축을 형성하지 못해 몸이 심하게 흔들려 스포츠의 경기력을 떨어뜨리며 쉽게 부상을 당하게 된다. 우리가 근력 강화 운동을 하려고 할 때에는 축근육부터 해야만 한다. 그래야 기초가 튼튼하게 만들어진다. 이후 관절근육들을 강화시키는 순으로 해야 한다.

척추 축을 강화시키는 운동법

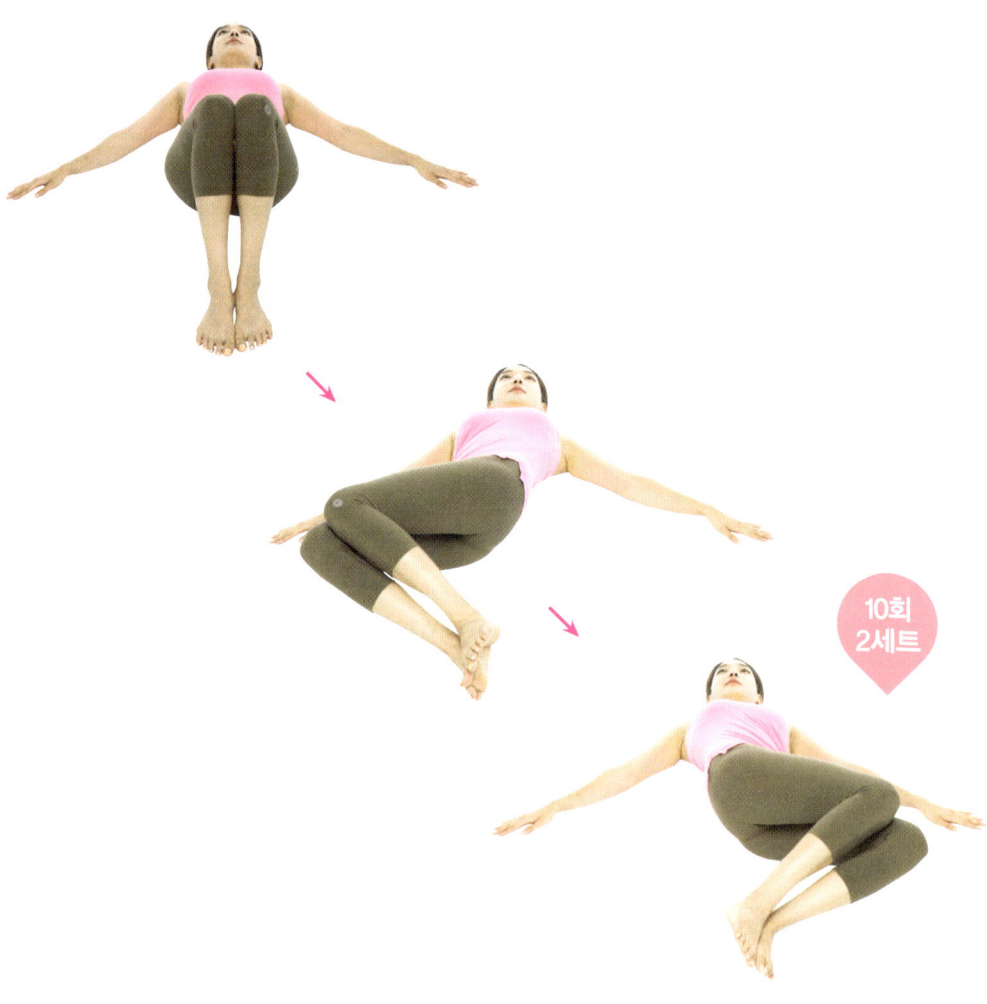

10회
2세트

Excercise 001 힙 크로스오버 운동

운동 목적 몸통 회전 및 유연성이 향상된다.

운동 횟수 10회씩 2세트 실시한다.

운동 방법
1. 매트 위에 누워서 무릎을 굴곡하여 세우고 양팔을 벌려서 준비한다.
2. 다리를 모은 상태로 오른쪽으로 눕힌다. 좌우 번갈아가면서 실시한다.

포인트 스트레칭 정점에서 10~20초 유지한다.

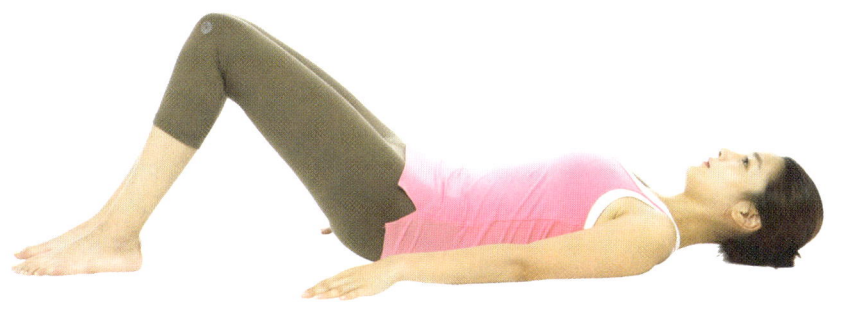

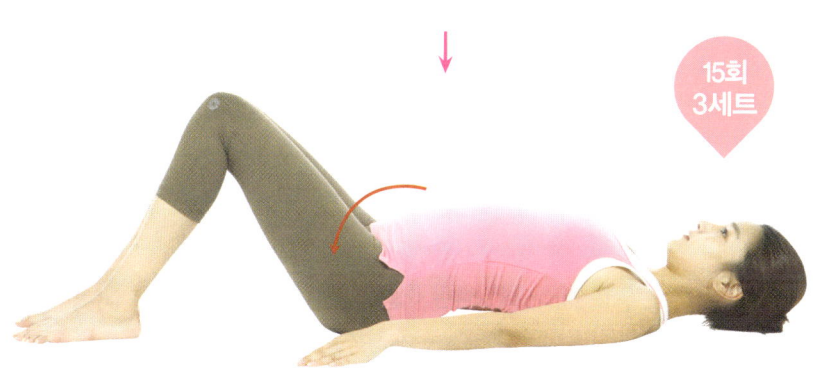

15회
3세트

Excercise 002 펠빅 틸트(골반 기울이기) 운동

운동 목적 골반과 요추의 유연성 향상 및 코어를 강화시킨다.
운동 횟수 15회씩 3세트 실시한다.
운동 방법
1. 바닥에 누워서 다리를 90도 굴곡하여 바닥에 위치하고 준비한다.
2. 골반을 하방으로 회전하여 허리에 공간이 생기도록 실시한다.
포인트 호흡과 작용하는 근육에 집중한다.

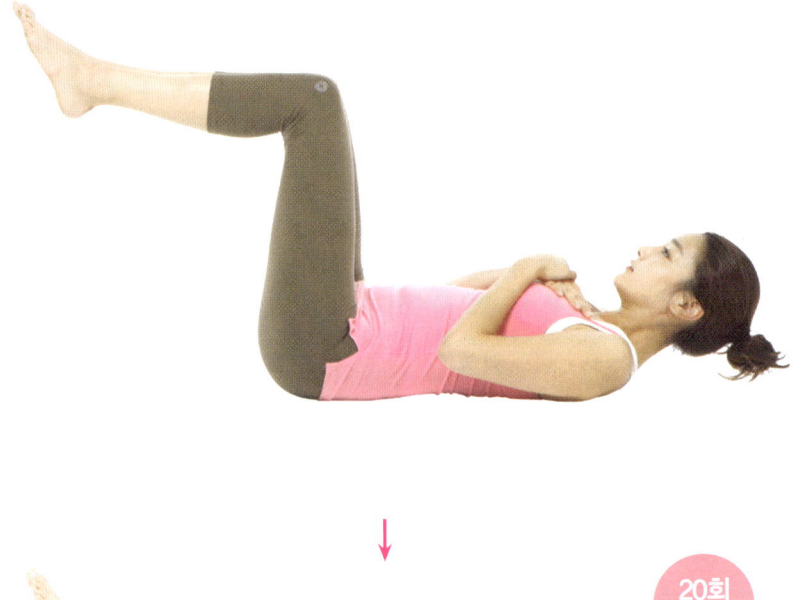

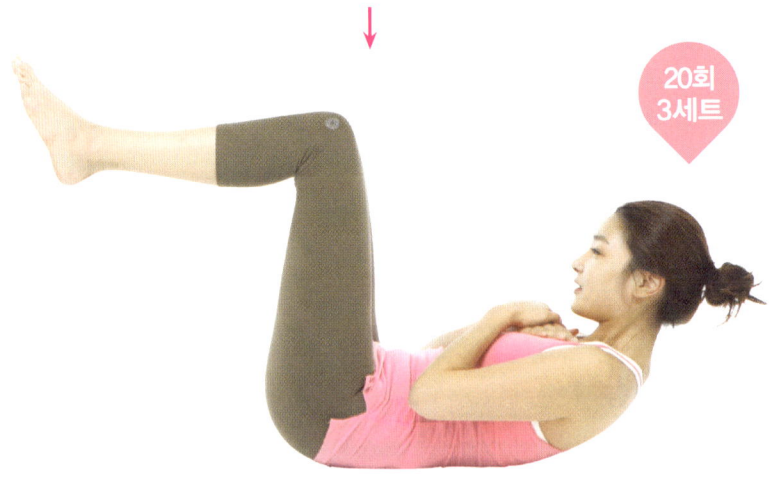

Excercise 003 크런치 운동

운동 목적 복부를 강화시키고 척추의 안정성이 향상된다.

운동 횟수 20회씩 3세트 실시한다.

운동 방법
1. 매트 위에 누워서 팔은 머리 뒤로 교차하고 다리는 90도 굴곡하여 준비한다.
2. 복부만 수축하여 굴곡한 상태에서 1초 정지 후 천천히 시작 위치로 돌아간다.

포인트 운동 시 복부와 엉덩이의 근수축을 유지한다.

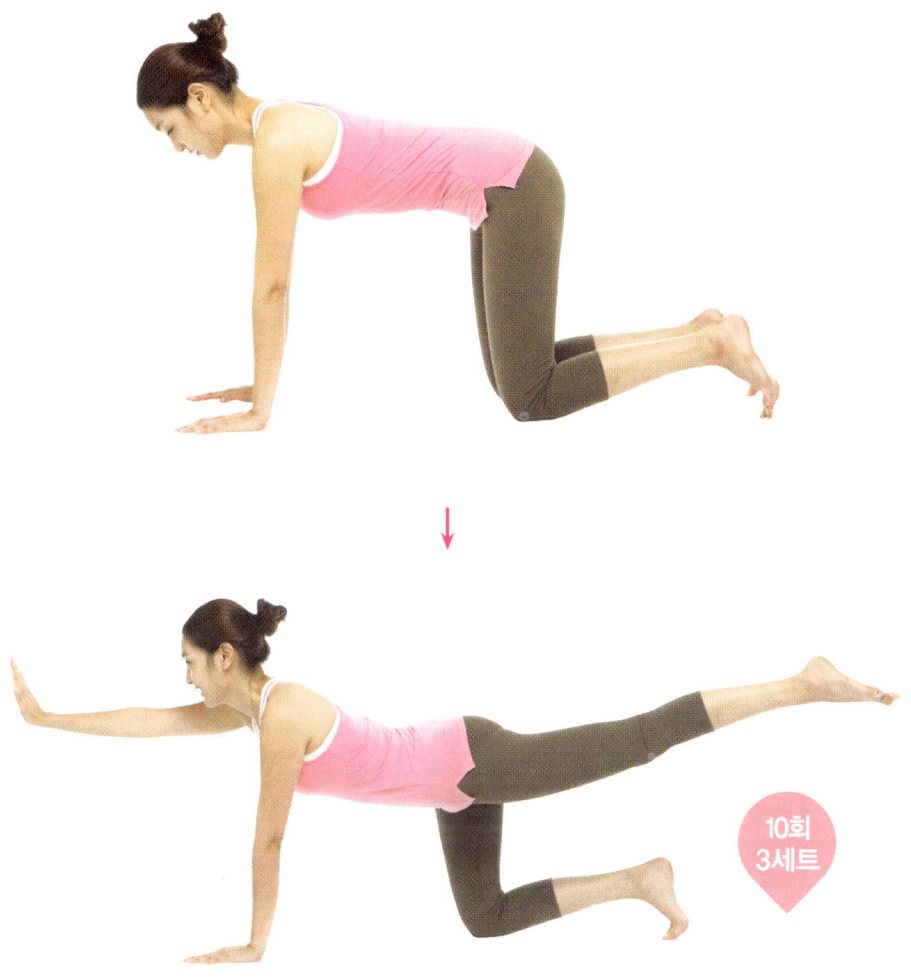

Excercise 004 버드독(새 사냥개) 자세 운동

운동 목적 척추 안정성 향상 및 강화에 도움이 된다.
운동 횟수 양손이 1회로, 10회 3세트 실시한다.
운동 방법
1. 매트 위에 네발 자세로 엎드려서 팔과 다리를 바닥에 지지한 상태에서 준비한다.
2. 한 손은 신전하고 대각선에 있는 발은 들어 올린 상태에서 10초 정도 정지한다. 올리는 속도보다 천천히 내린 후 반대 손과 발을 같은 방법으로 한다.

포인트 몸이 흔들리지 않도록 하며, 시선은 손끝을 향한다.

날개뼈 축을 강화시키는 운동법

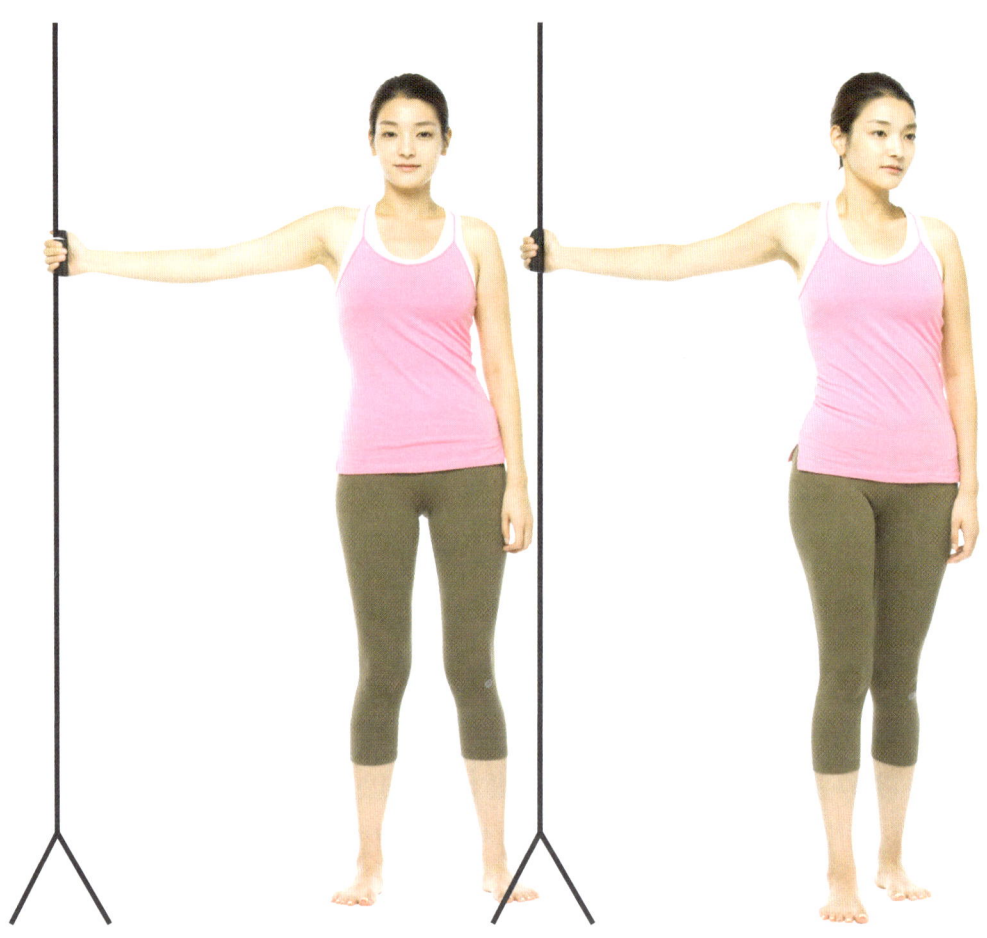

Excercise 001 기둥을 이용한 날개뼈 스트레칭

운동 목적 어깨 앞부분과 날개뼈를 스트레칭한다.
운동 횟수 3회씩 2세트 실시한다.
운동 방법
1. 팔을 편 상태로 기둥을 잡고 선다.
2. 몸통을 앞으로 밀면서 어깨가 스트레칭되게 한다.

포인트 스트레칭 정점에서 20~30초 유지한다.

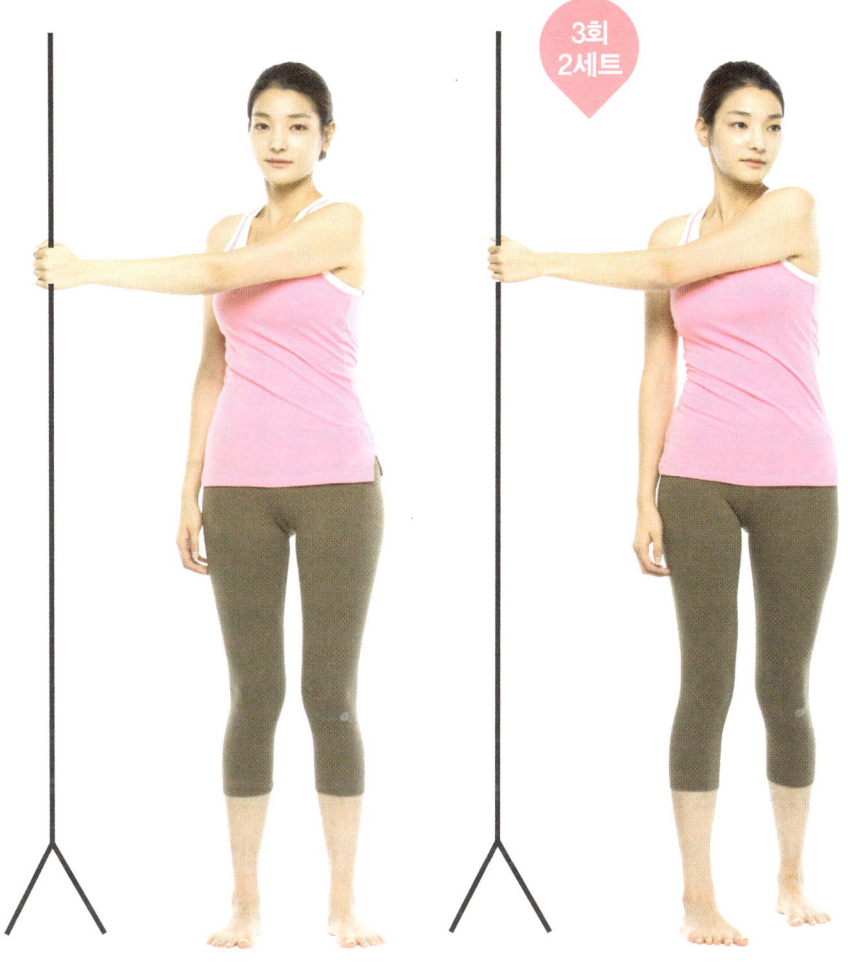

운동 목적 어깨 뒷부분 및 날개뼈를 스트레칭한다.
운동 횟수 3회씩 2세트 실시한다.
운동 방법
1. 반대쪽 팔을 안쪽으로 편 상태로 기둥을 잡고 선다.
2. 몸통을 앞으로 밀면서 어깨가 스트레칭되게 한다.
포인트 스트레칭 정점에서 20~30초 유지한다.

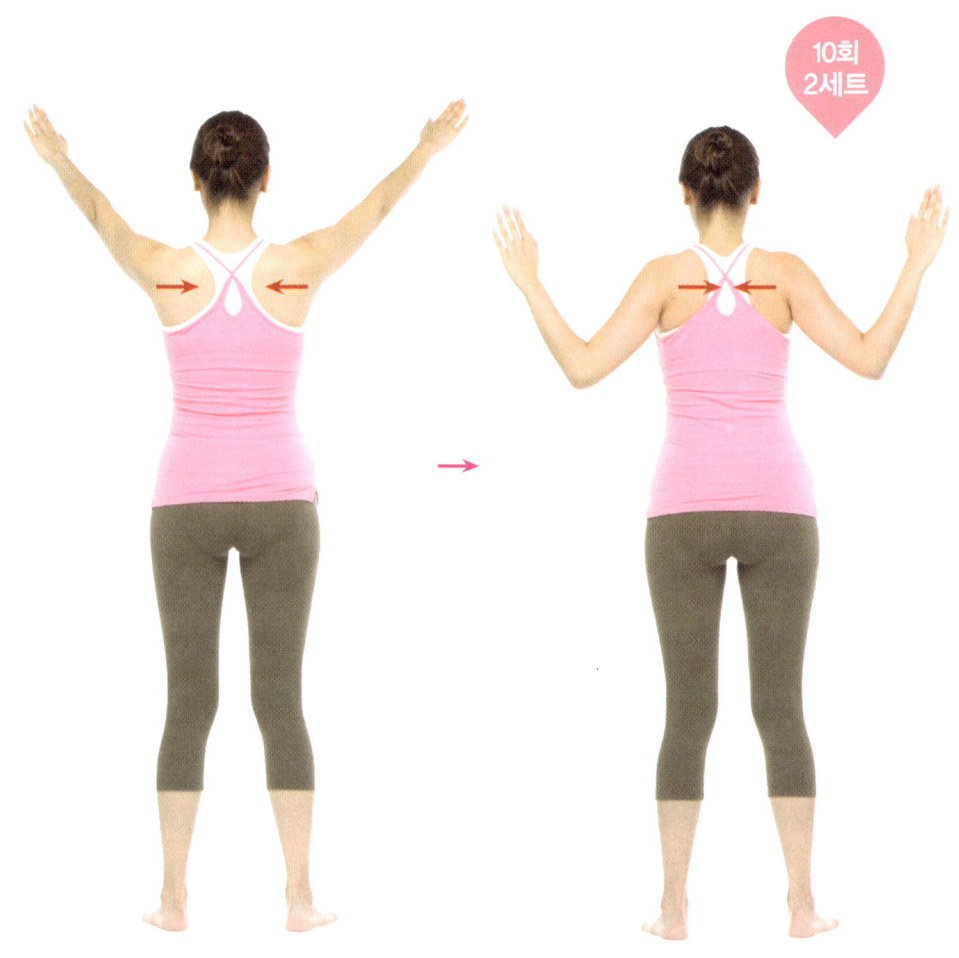

Excercise 002 날개뼈 뒤로 당기기 운동

운동 목적 날개뼈의 안정성을 향상시킨다.
운동 횟수 10회씩 2세트 실시한다.
운동 방법
1. 제자리에 서서 상체를 곧게 세우고 양팔을 벌려 준비한다.
2. 날개뼈를 완전히 맞닿게 수축하여 10초 유지한 후 시작 위치로 돌아간다.

포인트 수축 정점에서 10초 유지한다.

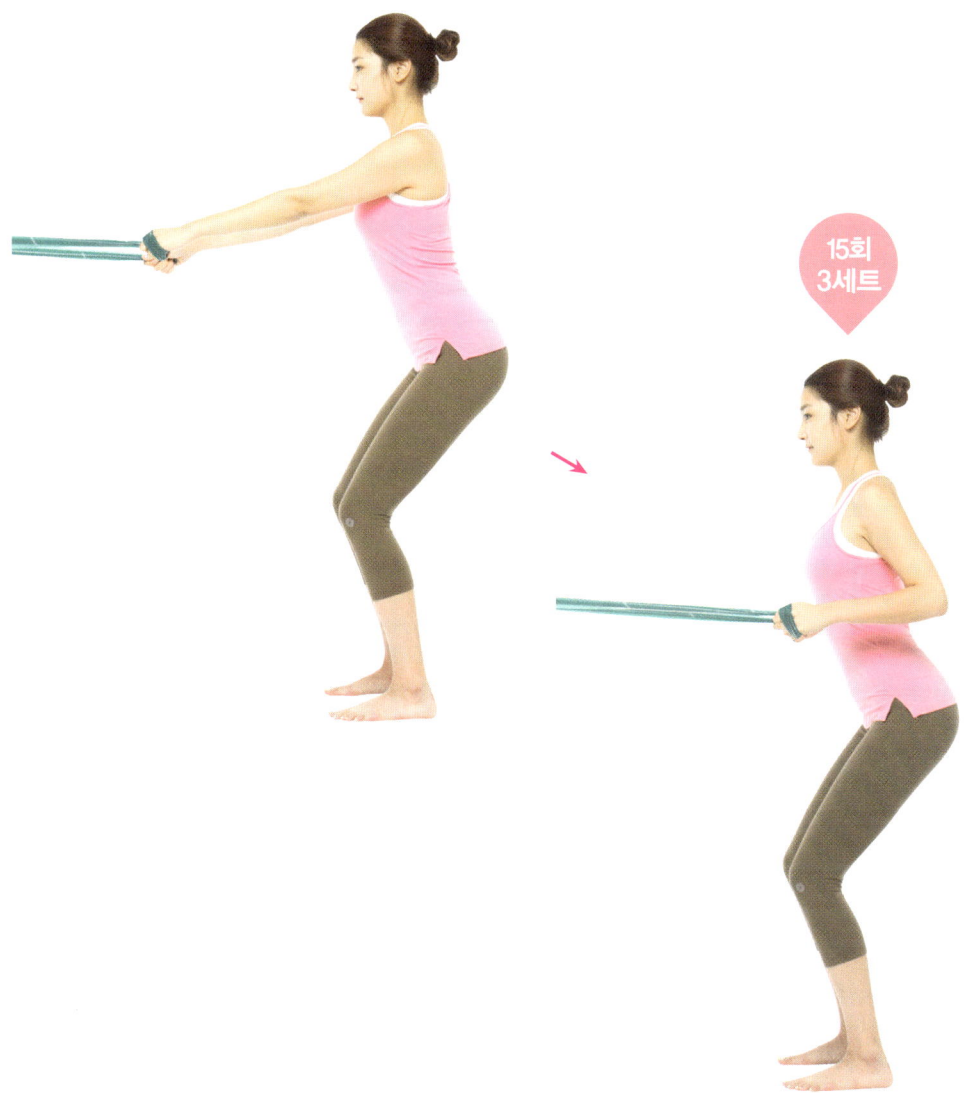

Excercise 003 엑서사이즈 밴드를 이용한 로윙 운동

운동 목적 등 상부위 근육을 강화시킨다.
운동 횟수 15회씩 3세트 실시한다.
운동 방법
1. 어깨 너비만큼 다리를 벌리고 서서 엑서사이즈 밴드를 잡고 준비한다.
2. 팔꿈치를 굴곡하여 하복부 방향으로 당긴 후 1초 정지하고, 시작 위치로 천천히 돌아간다.
포인트 반동하지 않고 무릎을 15도 정도 굴곡한 상태로 유지한다.

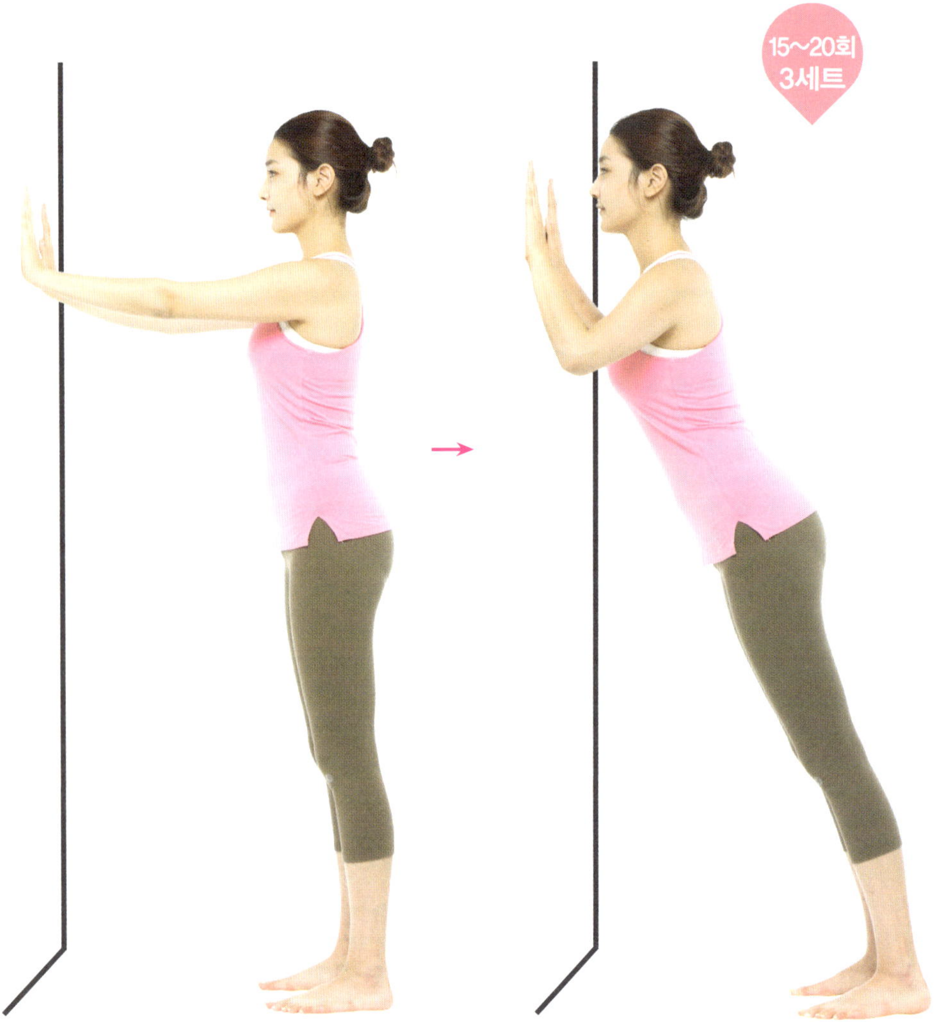

15~20회
3세트

Excercise 004 벽에서 푸시업 운동

운동 목적 상지 근력 강화 및 어깨관절의 안정성을 향상시킨다.
운동 횟수 15~20회씩 3세트 실시한다.
운동 방법
1. 벽 앞에 서서 팔을 펴고 준비한다.
2. 복부와 허리를 긴장하여 등을 수평 유지한 상태로 내려간 후 시작 위치로 돌아간다.
포인트 어깨부터 발끝까지 수평을 유지한다.

어깨관절 축을 강화시키는 운동법

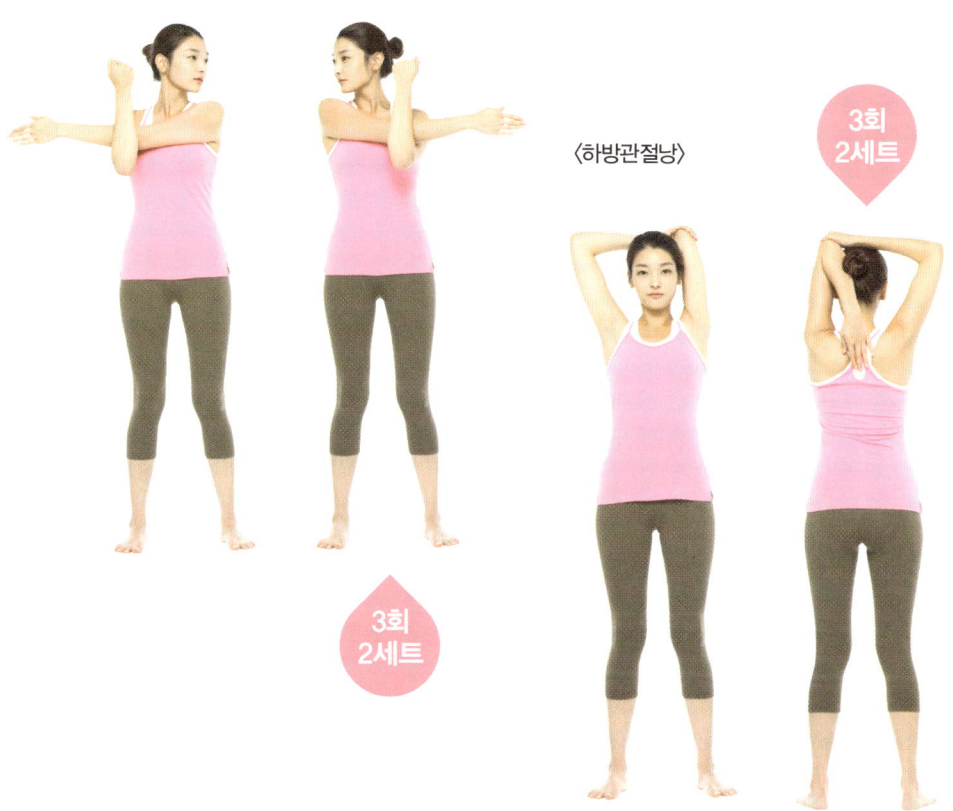

〈후방관절낭〉

〈하방관절낭〉

3회 2세트

3회 2세트

Excercise 001 어깨관절 후방관절낭과 하방관절낭 스트레칭

운동 목적 어깨관절의 가동범위를 회복시킨다.
운동 횟수 3회씩 2세트 실시한다.
운동 방법
1. 서서 양팔을 크로스 자세로 스트레칭한다.
2. 머리 뒤로 양팔을 번갈아가며 스트레칭한다.

포인트 스트레칭 정점에서 20~30초 유지한다.

Excercise 002 엑서사이즈 밴드를 이용한 어깨 운동

운동 목적 어깨관절 외전, 내전, 신전, 굴곡 근육을 강화시킨다.
운동 횟수 15회씩 3세트 실시한다.
운동 방법
1. 다리를 어깨 너비로 벌리고 서서 밴드를 잡고 준비한다.
2. 복부를 긴장시키고 외전, 내전, 신전, 굴곡의 절정 부분에서 1초 유지한 후 시작 위치로 돌아간다.

포인트 반동을 이용하지 않고 어깨 근육만을 이용한다.

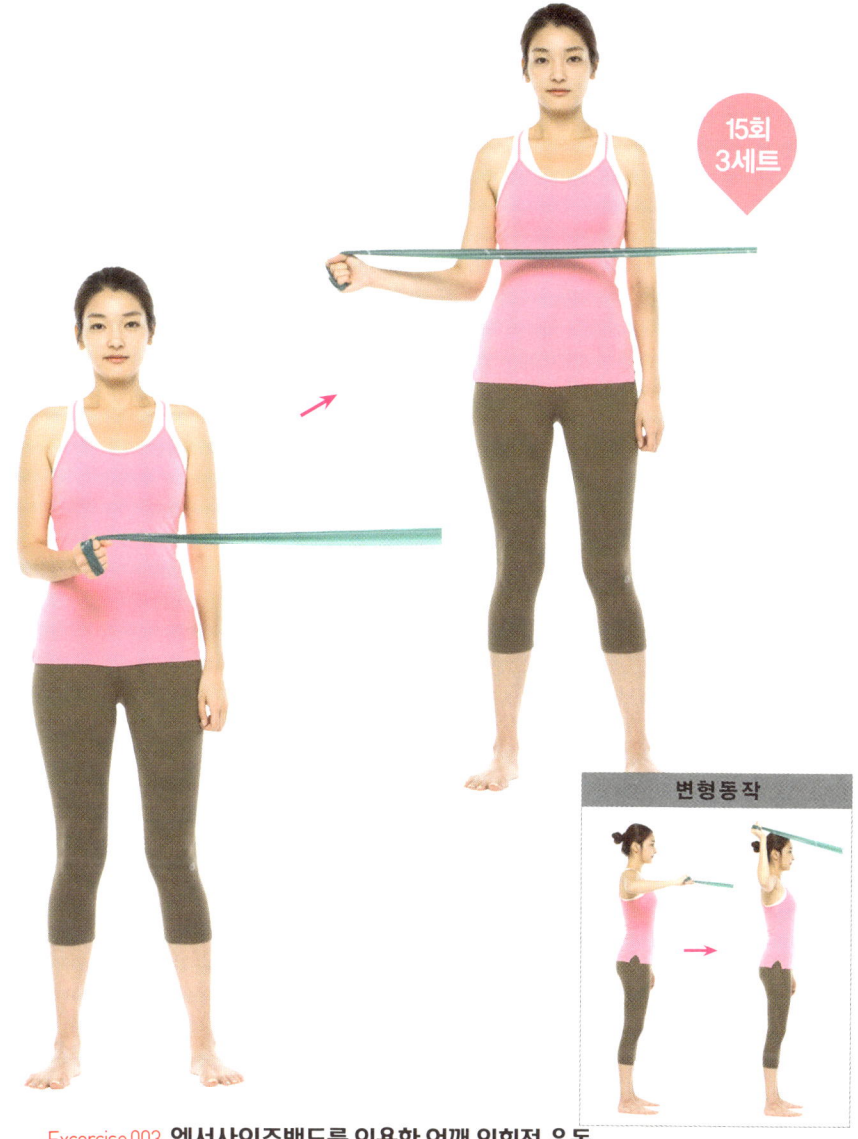

Excercise 003 엑서사이즈밴드를 이용한 어깨 외회전 운동

운동 목적 어깨관절 외회전근을 강화시킨다.

운동 횟수 15회씩 3세트 실시한다.

운동 방법
1. 어깨 너비로 다리를 벌리고 서서 밴드를 잡고 팔꿈치를 90도 굴곡한 상태로 준비한다.
2. 복부를 긴장시키고 팔을 외회전 방향으로 당긴 후 천천히 시작 위치로 돌아간다.

포인트 반동을 이용하지 않고 어깨 근육만 이용한다.

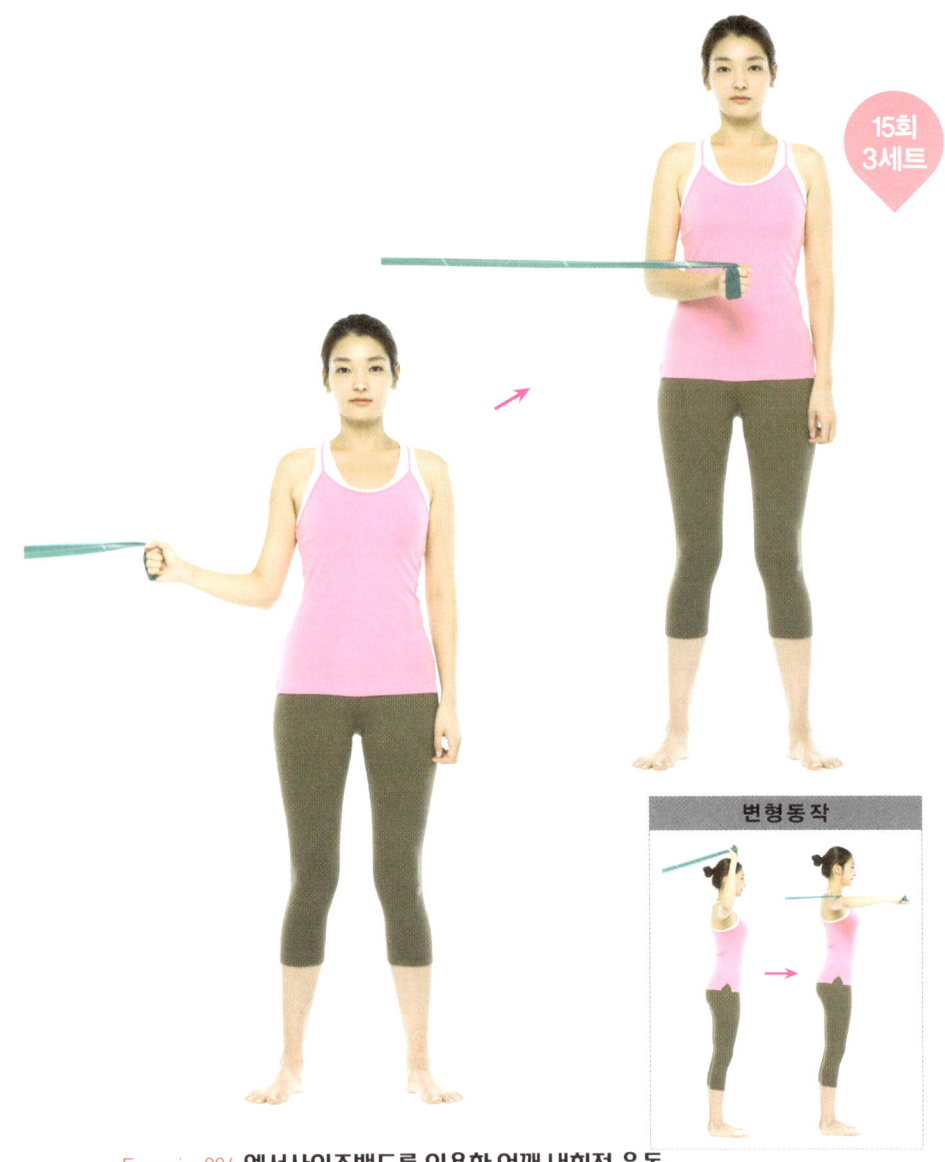

Excercise 004 엑서사이즈밴드를 이용한 어깨 내회전 운동

운동 목적 어깨관절 내회전근을 강화시킨다.

운동 횟수 15회씩 3세트 실시한다.

운동 방법
1. 어깨 너비로 다리를 벌리고 서서 밴드를 잡고 팔꿈치를 90도 굴곡한 상태로 준비한다.
2. 복부를 긴장시키고 팔을 내회전 방향으로 당긴 후 천천히 시작 위치로 돌아간다.

포인트 반동을 이용하지 않고 어깨 근육만 이용한다.

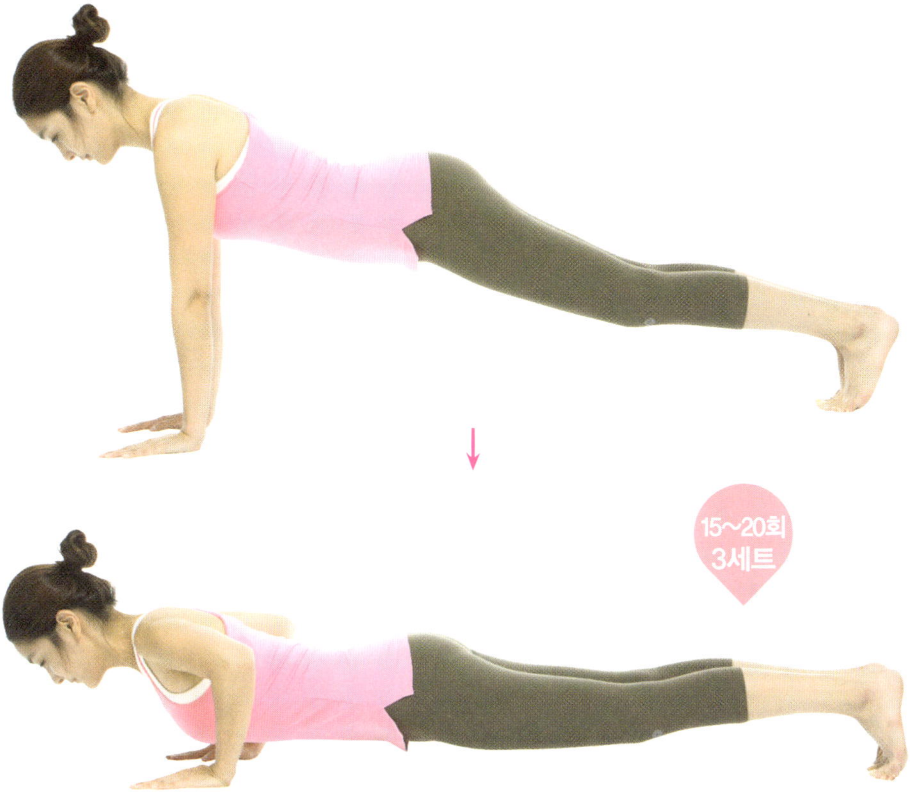

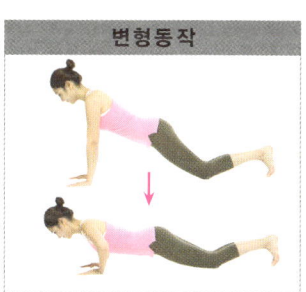

Excercise 005 푸시업 운동

운동 목적 상지 및 체간 근력 강화와 안정성을 향상시킨다.

운동 횟수 15~20회씩 3세트 실시한다.

운동 방법
1. 팔을 어깨 너비로 벌려서 바닥에 위치하고 어깨부터 발까지 일자가 되도록 한 다음 준비한다.
2. 등을 수평 상태로 유지하여 바닥과 평행한 위치까지 내려간 후 시작 위치로 돌아간다.

포인트 어깨부터 발까지 수평자세를 유지한다.

골반 및 고관절 축을 강화시키는 운동법

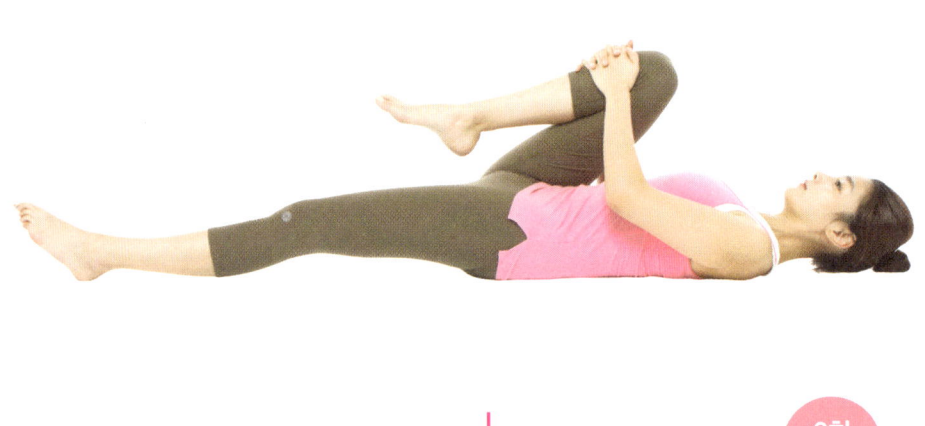

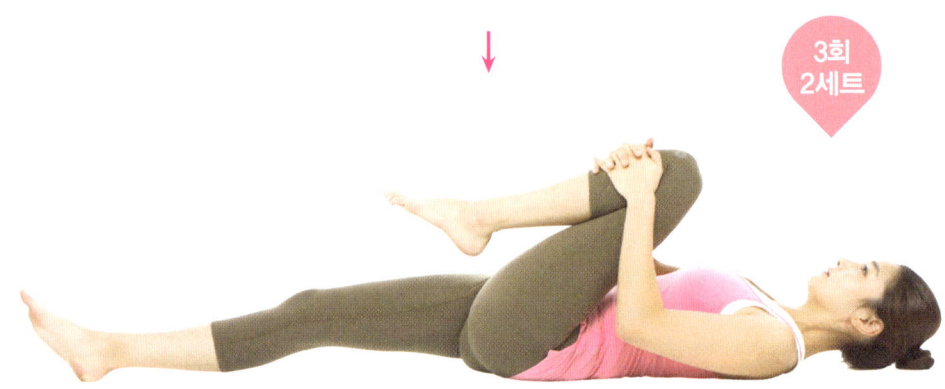

3회
2세트

Excercise 001 둔근 스트레칭

운동 목적 둔근의 가동성을 향상시킨다.
운동 횟수 3회씩 2세트 실시한다.
운동 방법
1. 매트 위에 누워서 한 다리를 굴곡하여 가슴 쪽으로 스트레칭한다.
2. 반대쪽 다리는 바닥에서 떨어지지 않도록 유지하고 번갈아가며 실시한다.

포인트 스트레칭 정점에서 20~30초 유지한다.

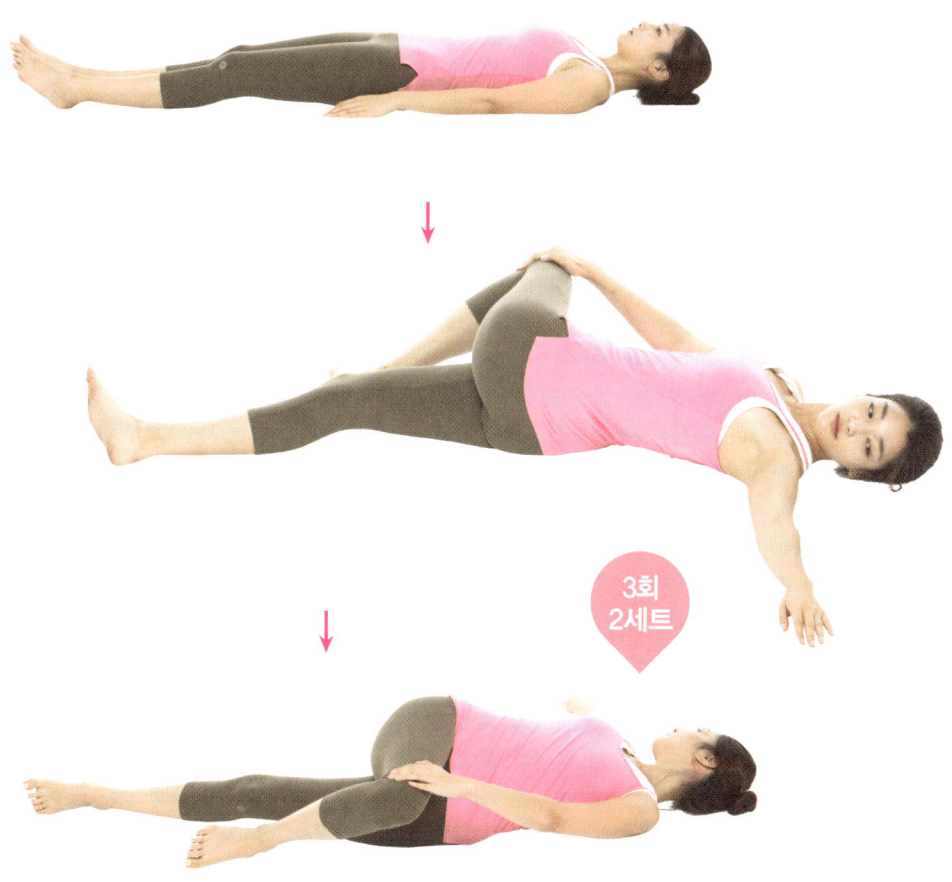

Excercise 002 고관절 외전근 스트레칭

운동 목적 고관절 외전근의 가동성을 향상시킨다.
운동 횟수 3회씩 2세트 실시한다.
운동 방법
1. 매트 위에 누워서 다리와 몸통을 비틀어서 스트레칭한다.
2. 머리는 다리 반대쪽으로 돌아가며 한 손으로 무릎을 잡아준다.

포인트 스트레칭 정점에서 20~30초 유지한다.

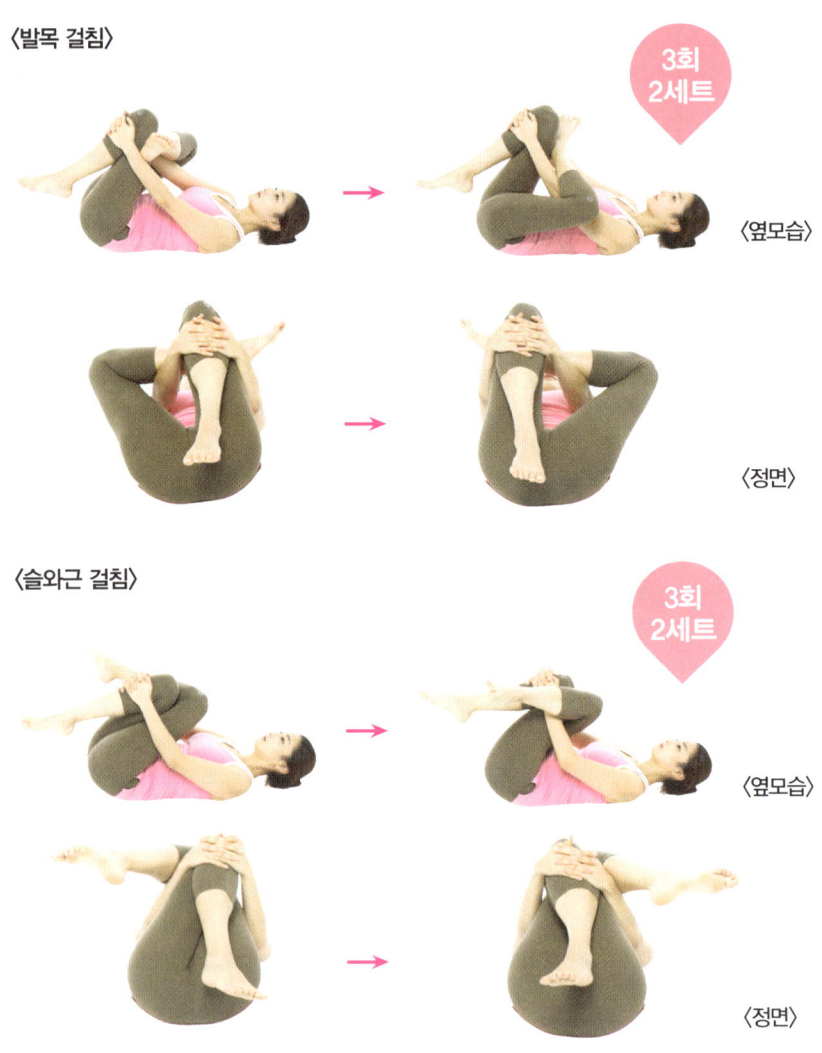

Excercise 003 이상근 스트레칭

운동 목적 이상근의 가동성을 향상시킨다.

운동 횟수 3회씩 2세트 실시한다.

운동 방법
1. 매트 위에 누워서 한쪽 다리 발목 혹은 슬와근을 반대쪽 다리 무릎에 걸친 후 가슴 쪽으로 당겨서 스트레칭한다.
2. 한쪽 다리씩 번갈아가며 실시한다.

포인트 스트레칭 정점에서 20~30초 유지한다.

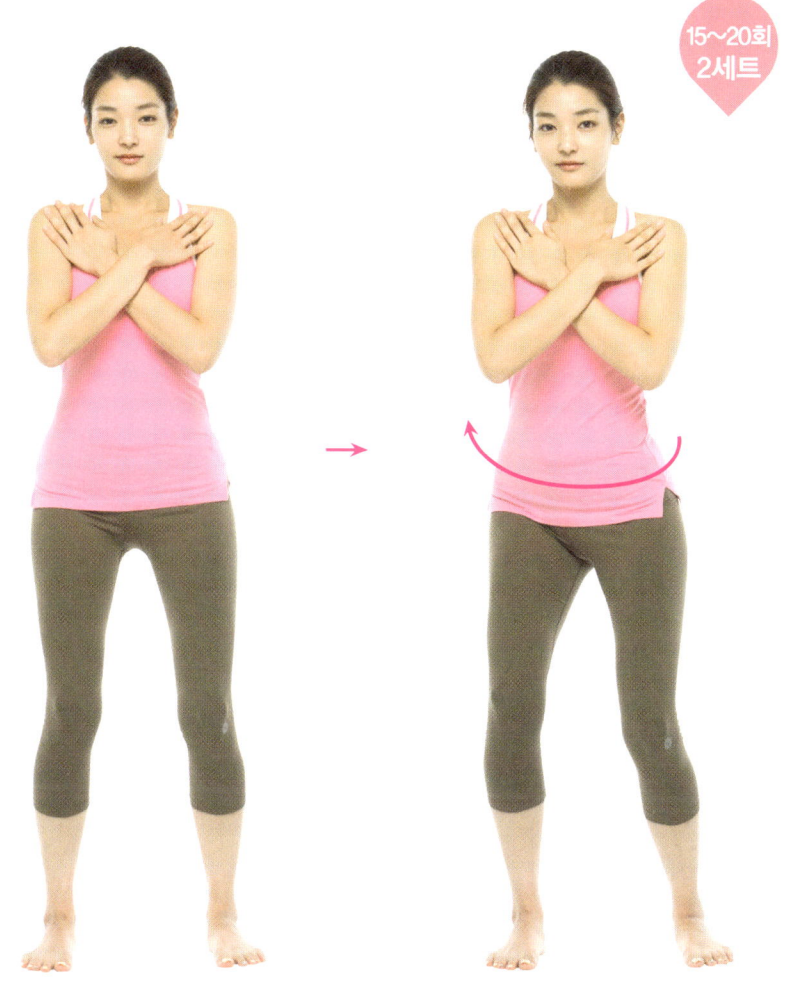

Excercise 004 팔 교차하여 골반 회전 운동

운동 목적 골반과 요추의 가동성을 향상시킨다.

운동 횟수 15~20회씩 2세트 실시한다.

운동 방법
1. 다리를 어깨 너비로 벌린 후 양팔을 가슴 앞에 교차하고 무릎을 살짝 굽혀서 준비한다.
2. 몸통은 가만히 유지하고 골반만 회전한다.

포인트 자세를 유지하며 양방향으로 회전을 실시한다.

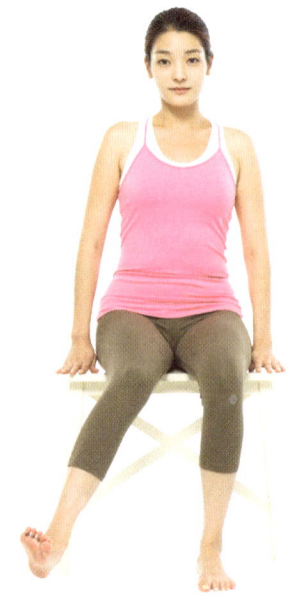
〈한 발 내회전〉

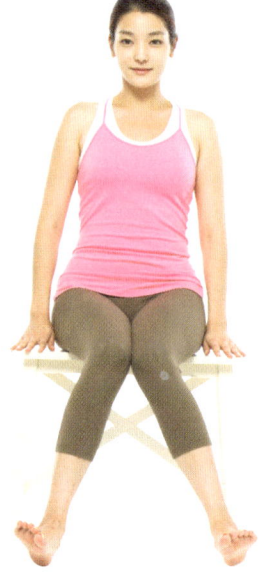
〈양발 내회전〉

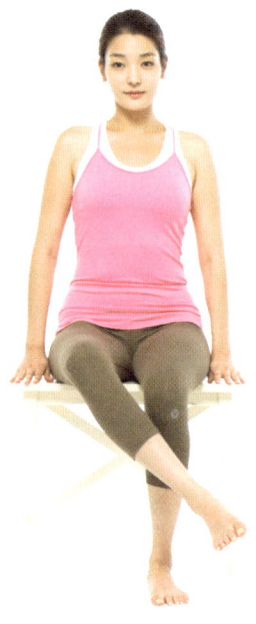
〈한 발 외회전〉

Excercise 005 고관절 내회전 및 외회전 운동

운동 목적 고관절 내/외 회전근을 강화시킨다

운동 횟수 15~20회씩 2세트 실시한다.

운동 방법
1. 어깨 너비로 다리 벌려 의자에 앉아서 준비한다.
2. 무릎을 굽힌 상태로 고관절만 회전한다. 한 발씩 안쪽으로 바깥쪽으로 회전시키거나, 양발을 안쪽으로 회전시킨다.

포인트 회전 시 다리가 들리지 않도록 한다.

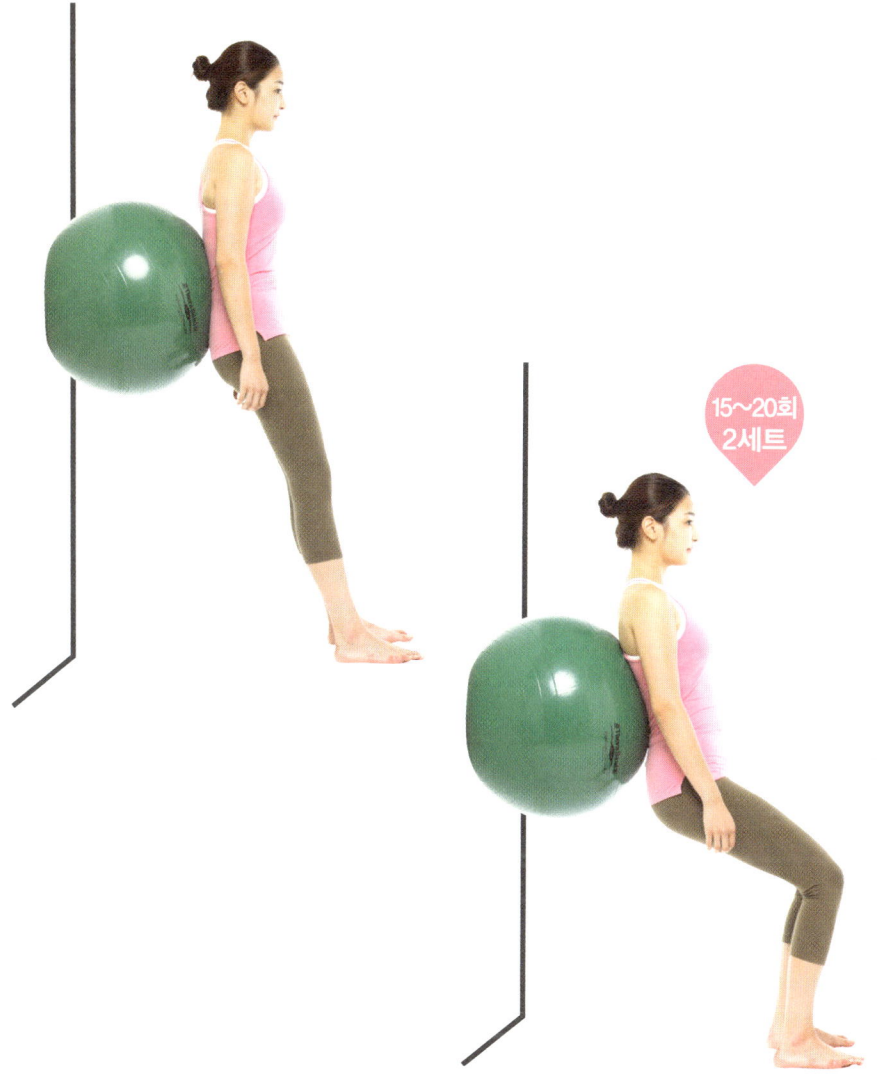

15~20회
2세트

Excercise 006 미니 스쿼트 운동

운동 목적 대퇴사두근 강화, 균형 능력을 향상시킨다.
운동 횟수 15~20회씩 2세트 실시한다.
운동 방법
1. 엑서사이즈 볼을 등에 기대고, 어깨 너비로 벌려 서서 준비한다.
2. 다리를 30도 정도 천천히 굴곡한 후 시작 위치로 돌아간다.
포인트 무릎을 굴곡할 때 무릎이 발가락 앞으로 나오지 않도록 한다.

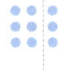

근육도
안 쓰면
약해진다

진화론 가운데 용불용설이 주장하듯, 안 쓰는 것은 퇴화한다. 근육도 마찬가지여서 안 쓰면 약해진다. 우리 몸의 600여 개의 근육들은 서로 연결되어 있고, 어떤 동작을 할 때 같이 작용한다. 만약에 어떤 동작을 할 때 두 개의 근육이 같이 움직여야 하는데 평소 하나의 근육을 쓰지 않게 된다면 그 동작이 제대로 나올 수 없고 동작 시 균형이 깨진다.

사람은 서서 걷는 동물이다. 서 있을 때나 걸을 때가 가장 자연스러운 자세인데 현대인들은 편리한 생활을 위하여 자동차를 많이 이용한다. 그리고 일을 하기 위하여 앉아서 컴퓨터를 하는 시간이 많다. 이렇게 앉아서 생활을 하다 보면 장요근이라는 근육, 복부에서 골반까지 이어주는 근육이 짧아지고 약해진다. 그래서 서 있을 때나 걸을 때 허리가 완전히 펴지지 않고 몸통이 약간 앞으로 구부러진 상태가 된다(그림 3-1).

무릎도 굽어지고 허리를 펴기 위해 척추가 과도하게 앞으로 휜다. 발목 역

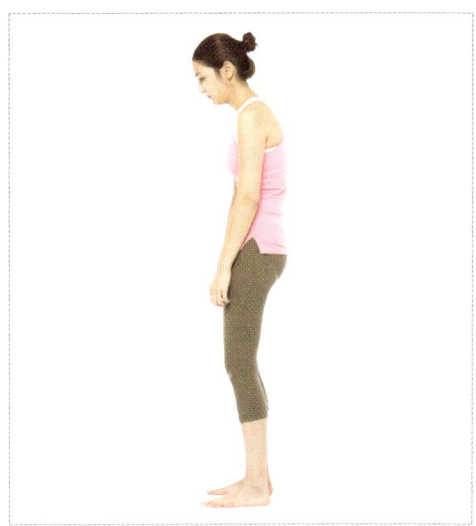

〈그림 3-1〉 등이 굽은 자세

시 구부러지는 각도가 증가한다. 따라서 무릎 힘줄에 통증, 척추관절에 통증, 발목관절에 통증을 일으킬 수 있다. 근육 하나 때문에 온몸에 영향이 미치는 것이다. 마치 기계에서 나사 하나만 빠져도 기계 전체가 망가지듯이 말이다. 과거에 우리는 수세식 화장실을 사용하지 않았다. 그래서 누구나 쪼그려 앉는 자세를 취했는데, 이제 양변기에 익숙해지자 그런 자세를 못하게 되었다. 사용하지 않아서 그 동작을 하지 못하게 된 퇴화된 상태인 것이다.

나이가 들어가면서 우리 몸은 퇴화가 진행된다. 뇌를 잘 쓰지 않으면 치매가 빨리 온다는 보고가 있다. 마찬가지로 쓰지 않는 조직은 퇴화가 빨리 온다. 가뜩이나 노화로 인한 퇴화와 안 써서 오는 퇴화가 겹치면서 퇴화가 급속도로 진행된다. 하지만 뇌를 계속해서 사용하면 치매를 예방할 수 있듯이, 근골격계도 적당하게 골고루 사용하여야 퇴화를 줄일 수 있다.

〈그림 1-30〉(95쪽) 같은 바로 설 수 있는 자세, 팔다리의 관절을 움직여서 관절의 처음부터 끝까지 부드럽게 걸림 없이 움직일 수 있으면 된다. 이런 방법으로 자가 테스트를 해보는 것도 좋다. 과거에 되던 동작들이 현재 되지 않으면 퇴화가 되고 있다는 증거다. 잘 안 쓰던 근육을 쓰도록 의식적으로 노력하자.

몸의 중심, 코어를 강화시키자

코어(core)는 중심이란 뜻이다. 척추, 복부와 골반이 우리 몸의 중심이다. 그 중심이 되는 근육은 크게 네 가지다. 복횡근, 다열근, 골반 하부 근육, 횡격막이 그것이다. 복횡근은 배를 둘러싸고 있는 근육, 다열근은 척추의 뒤쪽에서 마디마디를 이어주는 근육, 골반 하부 근육은 골반의 밑에서 골반을 받쳐주는 근육, 횡격막은 호흡 근육이다. 우리가 흔히 말하는 단전호흡도 이 근육들을 이용한다고 보면 된다. 이 코어 근육들의 가장 큰 기능은 복부에 있는 내장들을 보호하고 척추를 받쳐 자세를 유지하는 것이다.

특히 복횡근의 역할은 내장을 감싸서 내장의 기능을 유지하게 해준다. 이 근육이 약해지면 배가 나오고 내장의 배열도 나빠진다. 내장의 위치가 바뀌면 척추에도 영향을 주어 척추통을 일으킬 수 있다. 복횡근은 우리가 몸을 움직이려고 할 때 가장 먼저 수축하는 근육이다. 이어 위에서 언급한 다열근, 골반 하부 근육, 횡격막이 수축하여 몸의 중심을 잡는 기능을 한다. 따라서 우리 몸의 가장 주요한 근육들이라고 할 수 있다. 그래서 코어라는 말이 붙은 것 같다.

골반 하부 근육은 골반의 안정을 유지시켜주는 역할을 한다. 내장이 밑으로 내려가는 것을 방지하는 한편 요실금, 변실금도 막아주는 역할을 한다. 다열근은 척추에 붙어 척추를 바로잡아 주는 역할을 한다. 특히 몸통을 돌릴 때 척추를 잡아주는 기능을 한다. 척추를 세우는 기능도 있어 이 근육을 튼튼히 하면 키가 작아지는 것을 막아 키가 커지는 효과를 볼 수 있다. 한마디로 척추를 보호하는 가장 중요한 근육이라고 할 수 있다. 횡격막은 폐와 복부 사이에 존재한다. 모양이 낙하산처럼 되어 있다. 주로 폐의 기능과 복압을 유지하는 역할을 하며 위에 말한 세 근육과 동시에 작용한다.

그런데 현대인들은 나쁜 자세, 잘못된 운동, 나쁜 습관, 비만, 운동 부족 등으로 위 근육들의 기능이 떨어져 복압이 적절하게 유지되지 못하고 척추를 잡아주지 못하는 상태가 된다. 결국 여러 가지 통증과 더불어 내장의 기능도 떨어뜨려 내장 질환도 유발할 수 있게 된다.

코어 운동: 드로우 인, 플랭크, 브리지 운동

〈누운 자세〉

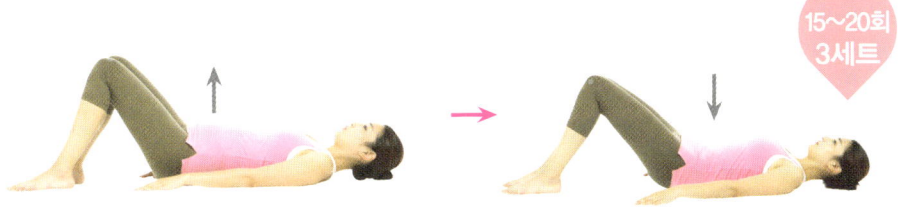

〈앉은 자세〉

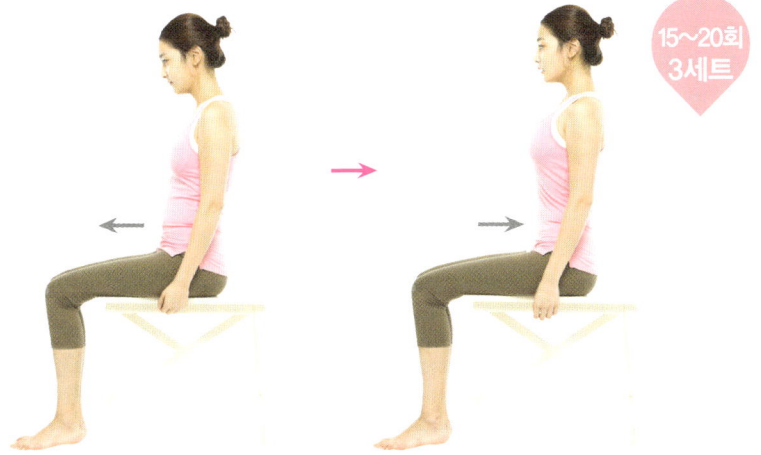

Excercise 001 드로우 인 운동

운동 목적 체간 안정화 및 향상을 돕는다.
운동 횟수 15~20회씩 3세트 실시한다.
운동 방법
1. 바닥에 눕거나 의자에 앉아서 턱을 가볍게 당긴 채 준비한다.
2. 코로 숨을 깊게 들이마시면서 배를 볼록하게 만들어준 후 입으로 내쉬면서 복부를 오목하게 만든다(복부가 꽉 조이는 느낌이 들 때까지 호흡을 내쉬어준다). 그 상태로 4~10초간 유지한 다음 계속하여 반복한다.

포인트 복부에 꽉 조이는 느낌이 없을 때는 괄약근을 조이면서 실시한다.

〈전면〉

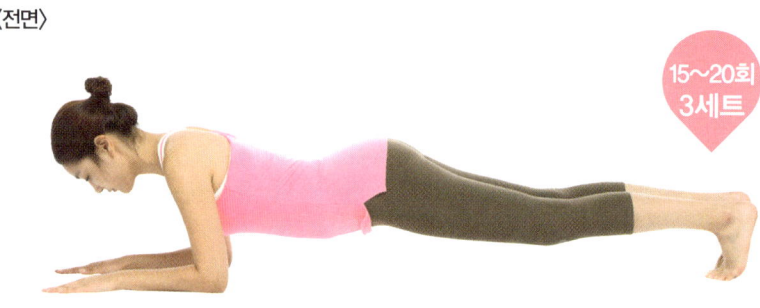

15~20회
3세트

〈측면〉

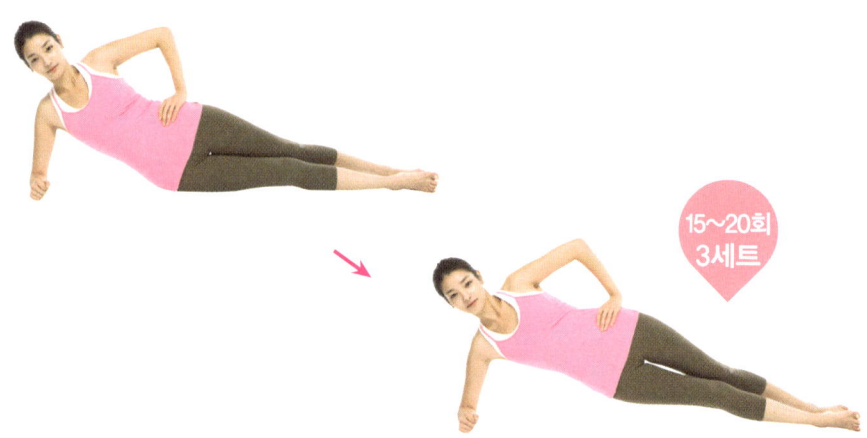

15~20회
3세트

Excercise 002 플랭크 운동

운동 목적 체간 안정성 향상 및 코어 근육을 강화시킨다.

운동 횟수 15~20회씩 3세트 실시한다.

운동 방법 : 전면

1. 팔꿈치 부위를 바닥에 위치하고 푸시업 자세처럼 준비한다. 머리부터 발끝까지 일자로 고정하고 복부를 긴장하여 6~10초 정도 유지한다.

운동 방법 : 측면

1. 한쪽 팔꿈치를 바닥에 위치하고 몸을 측면으로 하여 준비한다.
2. 골반을 들어서 측면 일자로 유지하여 6~10초 정지한 후 시작 위치로 돌아간다.

포인트 몸이 좌우로 흔들리지 않도록 적용 근육에 집중한다.
운동 중 지속적으로 복부를 긴장시켜 체간의 자세를 유지하도록 한다.

〈두 다리 동작〉

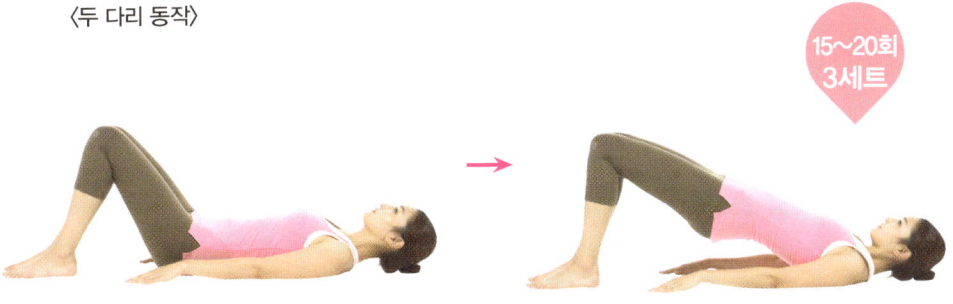

15~20회
3세트

〈한 다리 동작〉

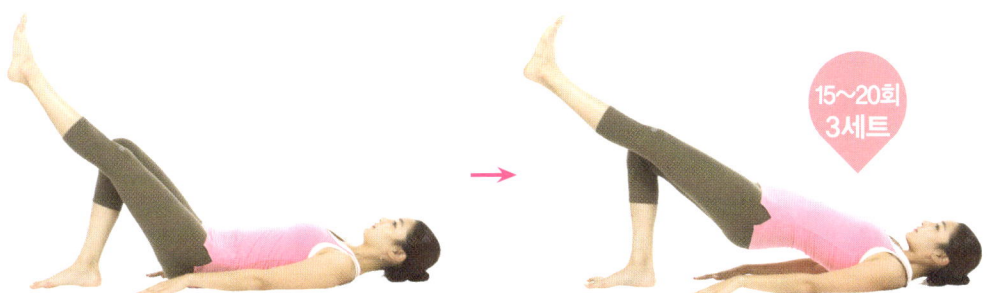

15~20회
3세트

Excercise 003 브리지 익스텐션 운동

운동 목적 코어 근육 및 체간 신전근을 강화시킨다.

운동 횟수 15~20회씩 3세트 실시한다.

운동 방법 : 두 다리 동작
1. 바닥에 누워서 무릎을 굴곡하고 손을 바닥에 위치하여 준비한다.
2. 엉덩이를 수축한 상태로 골반을 정점까지 올린 후 천천히 시작 위치로 돌아간다.

운동 방법 : 한 다리 동작
1. 바닥에 누워서 한쪽 다리를 들고 손을 바닥에 위치하여 준비한다.
2. 엉덩이를 수축한 상태로 골반을 정점까지 올린 후 천천히 시작 위치로 돌아간다.

포인트 몸이 좌우로 흔들리지 않도록 적용 근육에 집중한다.
운동 중 지속적으로 복부를 긴장시켜 체간의 자세를 유지하도록 한다.

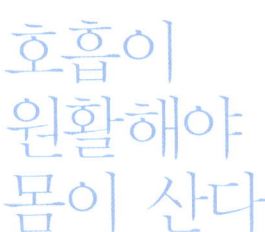

호흡이 원활해야 몸이 산다

호흡이라는 것은 숨을 들이마시고 내쉬는 동작이다. 들이쉴 때는 바깥공기를 빨아들여 그중 산소를 폐 속에 들어온 혈액에 들어가게 한다. 내쉴 때에는 혈액에서 이산화탄소를 뽑아낸다. 즉 호흡은 우리 몸의 세포에 산소를 공급하는 것이다. 이 호흡이 줄어들면 몸 안에 산소가 부족하게 된다. 산소가 부족하면 세포가 제대로 기능을 할 수 없다. 따라서 호흡을 원활하게 하는 것이 중요하다.

현대인들은 나쁜 자세를 가진 사람들이 많다. 앞서 말한 바와 같이 의자에 앉아서 오랫동안 공부를 하거나 컴퓨터를 하고, 등이 굽은 상태로 일하면 호흡을 시켜주는 근육들이 제대로 작용하지 않는다. 이 근육들이 약하니 호흡도 약해질 수밖에 없다. 복식호흡은 이를 대체해줄 수 있다. 횡격막이 폐와 복부의 경계를 이루는데 숨을 들이쉴 때 복식호흡을 하면 횡격막이 충분히 내려가 폐로 가는 호흡량이 많아지고 산소도 풍부하게 공급될 수 있다. 복식호흡으로 횡격막도 강화되어 척추를 강하게 할 수 있고, 호흡도 잘되게 할 수 있는 것이다. 또한 호흡은 부교감신경에 의해 이루어지는데, 부교감신경은 몸을 안정시키는 역할을 한다. 즉 호흡을 통해 몸을 적절히 안정시킬 수 있는 것이다. 결국 좋은 컨디션을 유지할 수 있는 바탕이 된다.

날개뼈가 튼튼해야 어깨와 팔이 안 아프다

올바른 운동을 위해서는 올바른 자세가 중요하다. 반대로 올바른 자세를 위해서는 올바른 운동이 중요하다. 날개뼈와 어깨관절은 또 하나의 축이다. 날개뼈는 몸통에 붙어 있고, 어깨관절은 날개뼈에 붙어 있다. 척추가 흔들리면 모든 관절이 흔들리듯이, 날개뼈가 흔들리면 어깨와 팔이 흔들려 통증이 발생한다. 날개뼈가 몸통에 잘 붙어 있도록 날개뼈를 잡아주는 근육들을 강화시키는 것이 중요하다.

어깨관절은 팔을 움직이는 축이다. 많은 사람들이 허리와 무릎 통증 다음으로 어깨관절 통증을 호소한다. 그만큼 많이 사용하고 탈도 많은 어깨다. 이 축을 흔들리지 않게만 하여도 어깨 통증의 절반 이상을 줄일 수 있다.

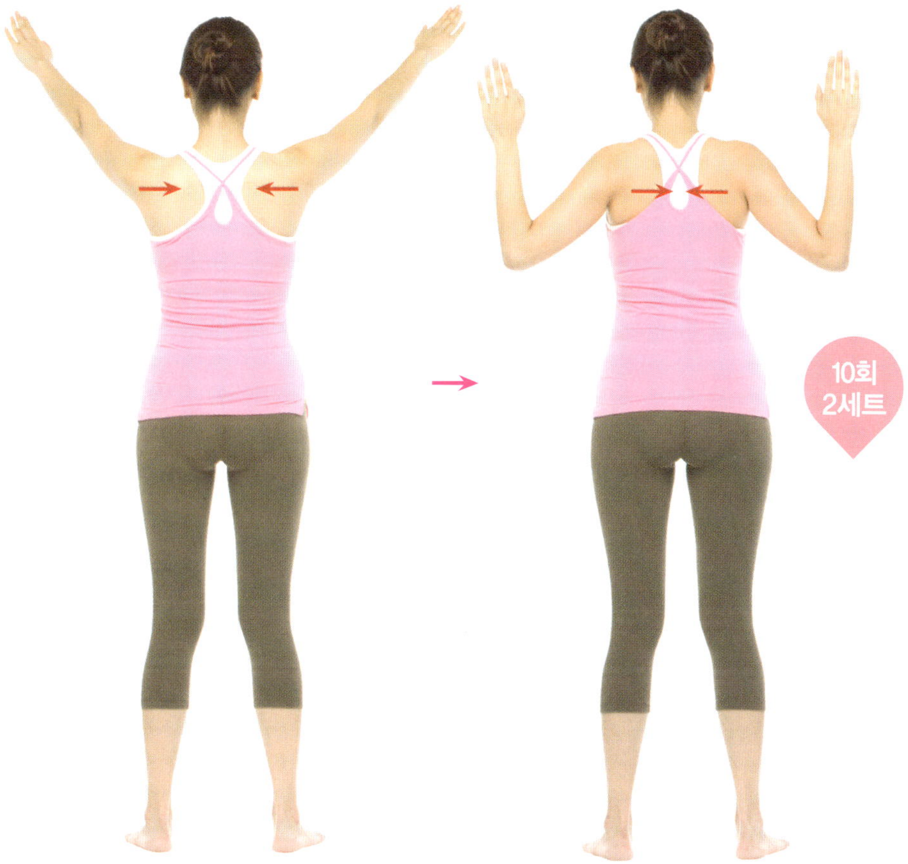

날개뼈 강화 운동법

Excercise 001 **날개뼈 뒤로 당기기 운동**

운동 목적 날개뼈의 안정성 향상을 돕는다.
운동 횟수 10회씩 2세트 실시한다.
운동 방법
1. 상체를 곧게 세우고 양팔을 벌려 준비한다.
2. 날개뼈를 완전히 맞닿게 수축하여 10초 유지한 후 시작 위치로 돌아간다.

포인트 수축 정점에서 10초 유지한다.

어깨회전근 강화 운동법

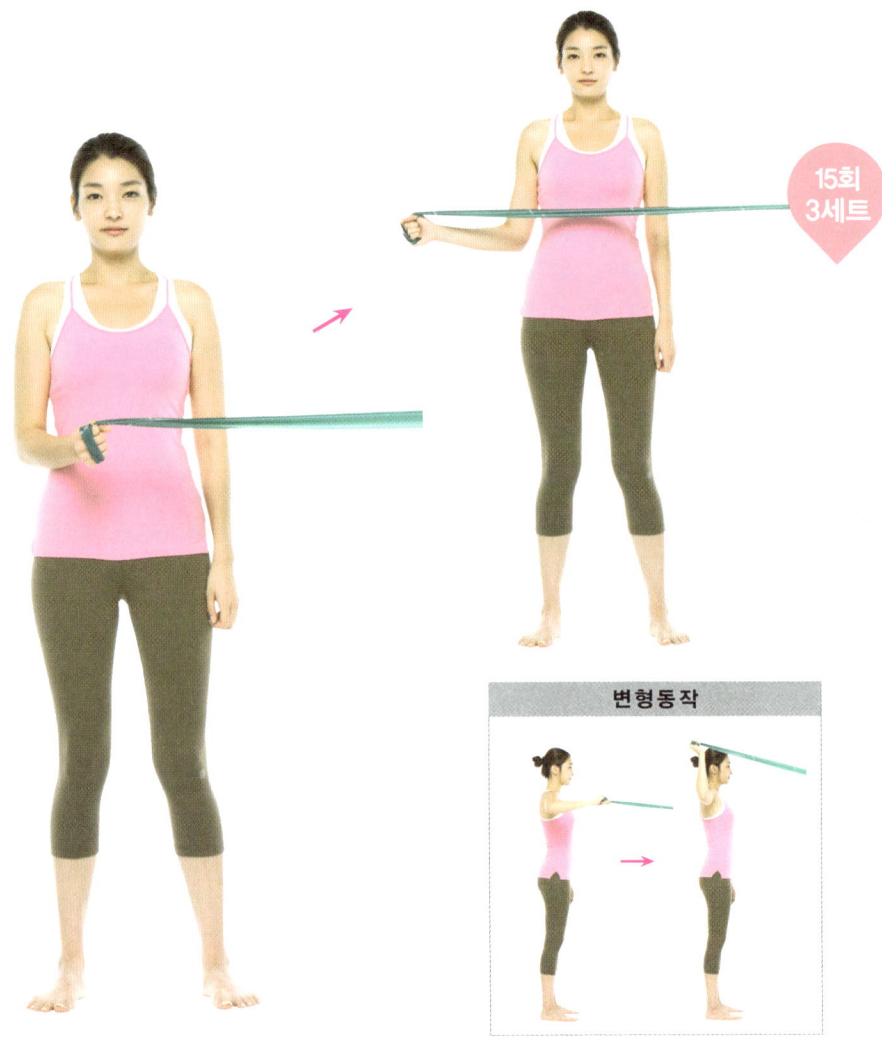

15회
3세트

변형동작

Excercise 001 엑서사이즈밴드를 이용한 어깨 외회전 운동

운동 목적 견관절 외회전근을 강화시킨다.

운동 횟수 15회씩 3세트 실시한다.

운동 방법
1. 어깨 너비로 다리를 벌리고 서서 밴드를 잡고 팔꿈치를 90도 굴곡한 상태로 준비한다.
2. 복부를 긴장시키고 팔을 외회전 방향으로 당긴 후 천천히 시작 위치로 돌아간다.

포인트 반동을 이용하지 않고 어깨 근육만 이용한다.

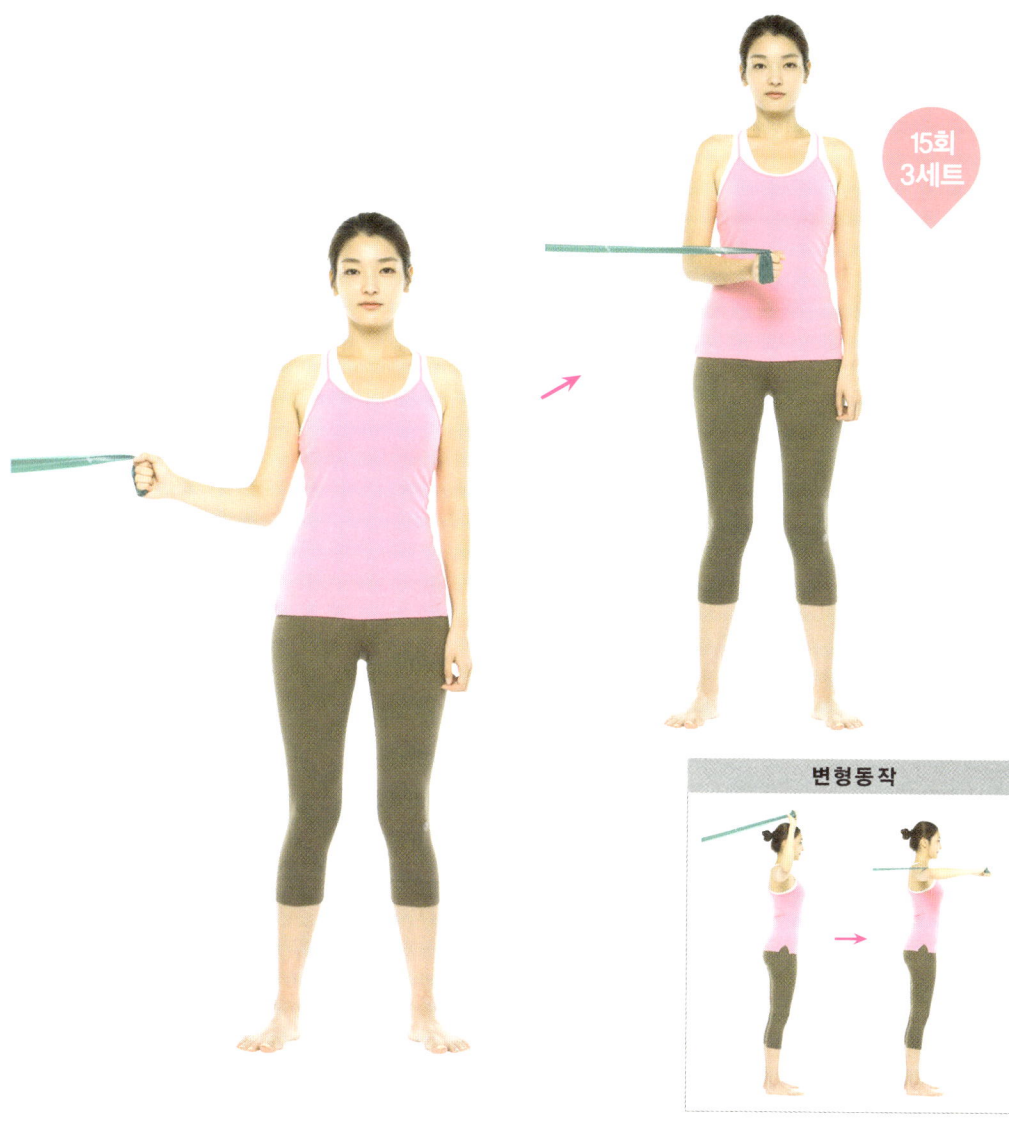

Excercise 002 엑서사이즈밴드를 이용한 어깨 내회전 운동

운동 목적 견관절 내회전근을 강화시킨다.

운동 횟수 15회씩 3세트 실시한다.

운동 방법
1. 어깨 너비로 다리를 벌리고 서서 밴드를 잡고 팔꿈치를 90도 굴곡한 상태로 준비한다.
2. 복부를 긴장시키고 팔을 내회전 방향으로 당긴 후 천천히 시작 위치로 돌아간다.

포인트 반동을 이용하지 않고 어깨 근육만 이용한다.

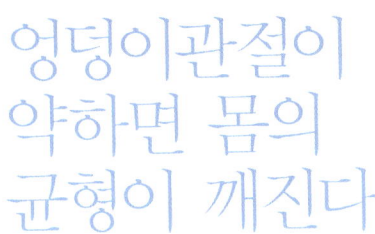

엉덩이관절이 약하면 몸의 균형이 깨진다

엉덩이관절과 골반은 매우 중요한 부분임에도 우리는 그다지 신경 쓰지 않는 것 같다. 엉덩이관절 위에 골반 뼈가 얹혀 있고, 골반은 척추를 지탱한다. 거꾸로 말하면 척추의 힘이 골반으로 전달되고 이것이 엉덩이관절로 전달된다. 체중이 두 개의 엉덩이관절로 분산돼 다리의 스트레스를 줄여주는 기능도 있다. 엉덩이관절에서는 움직임이 전후, 좌우로 일어나기 때문에 걷는 동작은 물론 다양한 동작 및 스포츠를 가능하게 해준다.

엉덩이관절은 척추, 골반과 함께 한 덩어리를 이루어 움직인다. 즉 엉덩이관절의 움직임이 제한되면 골반이나 척추에 바로 영향을 미쳐 통증을 유발할 수도 있다. 반대로 척추의 틀어짐이 한쪽 엉덩이관절에 스트레스를 주어 엉덩이관절염을 일으킬 수도 있다. 또한 상체와 하체를 이어주는 부분이어서, 걷기나 뛰기를 기본으로 하는 스포츠에서는 골반과 더불어 매우 중요한 축이 된다. 그만큼 부상도 많고 문제도 많다. 특히 많은 것이 엉덩이관절에 있는 축이 되는 작은 근육들의 손상이다. 이 근육들이 약해지면 관절이 흔들리고 결국 몸의 균형이 깨진다. 이 근육들이 굳으면 운동이 제대로 되지 않는 것은 당연하다. 근육들이 딱딱해지면 소리도 난다.

골반은 엉덩이관절과도 이어지고 척추와도 이어진다. 척추와 이어지는 부분은 매우 단단한 관절이다. 거의 움직임이 없다. 골반의 문제는 틀어짐으로 나타난다. 주로 좌우, 앞뒤로 틀어진다. 앉을 때 삐딱하게 앉는 자세로부터 틀어지기 시작한다. 사람이 걷기만 한다면 틀어지지 않는다. 틀어진 골반은 척추와 골반의 관절에 통증을 일으킨다. 걸을 때 골반은 위아래, 좌우, 앞뒤로 움직이는데 걷는 동작을 틀어지게 한다. 달리기를 할 때는 더 심하고, 운동경기를 할 때에는 그 스트레스가 상당하여 몸을 망가뜨리게 한다.

골반의 유연성을 키우기 위한 운동법

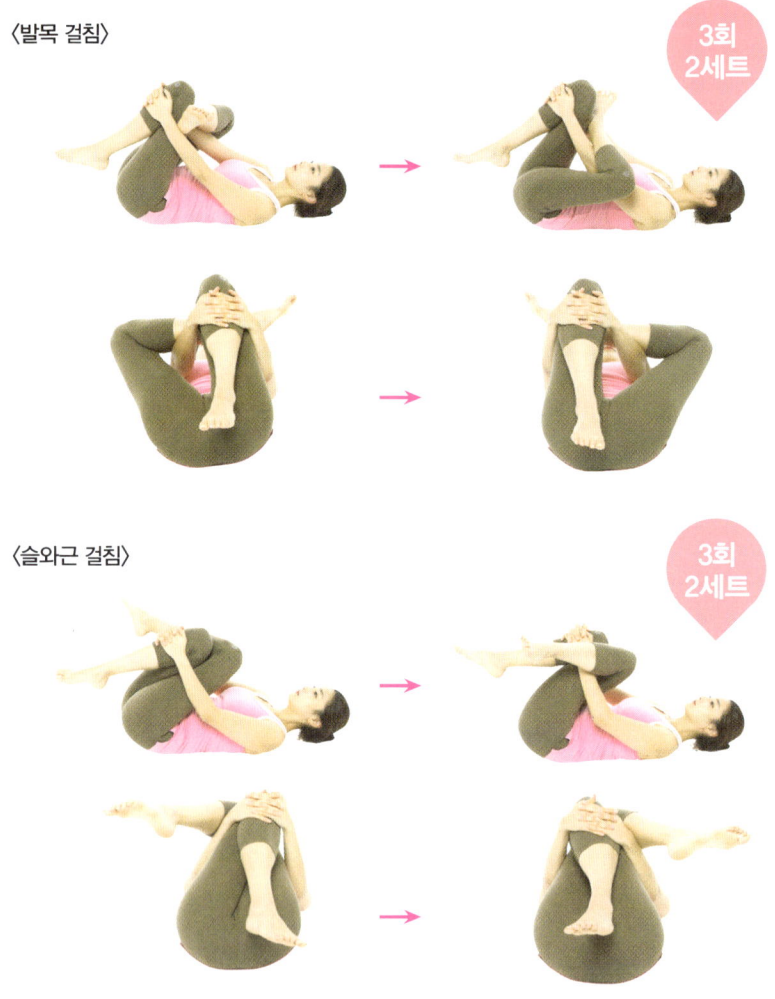

〈발목 걸침〉 3회 2세트

〈슬와근 걸침〉 3회 2세트

Excercise 001 이상근 스트레칭

운동 목적 이상근의 가동성을 향상시킨다.

운동 횟수 3회씩 2세트 실시한다.

운동 방법
1. 매트 위에 누워서 한쪽 다리 발목 혹은 슬와근을 반대쪽 다리 무릎에 걸친 후 가슴 쪽으로 당겨서 스트레칭한다.
2. 한쪽 다리씩 번갈아가며 실시한다.

포인트 스트레칭 정점에서 20~30초 유지한다.

엉덩이관절의 작은 근육들을 강화시키는 운동법

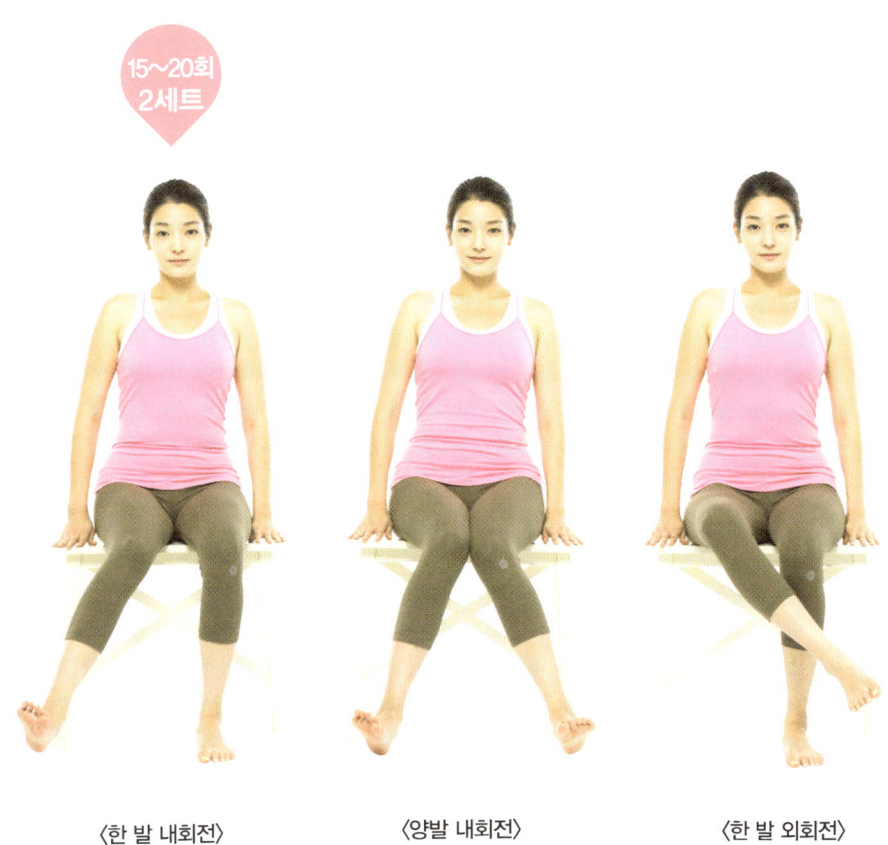

15~20회
2세트

〈한 발 내회전〉　　〈양발 내회전〉　　〈한 발 외회전〉

Excercise 001 고관절 내회전 및 외회전 운동

운동 목적 고관절 내/외 회전근을 강화시킨다
운동 횟수 15~20회씩 2세트 실시한다.
운동 방법
1. 어깨 너비로 다리 벌려 의자에 앉아서 준비한다.
2. 무릎을 굽힌 상태로 고관절만 회전한다. 한 발씩 안쪽으로 바깥쪽으로 회전시키거나, 양발을 안쪽으로 회전시킨다.

포인트 회전 시 다리가 들리지 않도록 한다.

무릎 근육이 강해야 관절염에 안 걸린다

무릎관절 역시 많이 사용하는 관절이다. 특히 스포츠를 할 때 가장 많이 다치는 부분 중의 하나다. 무릎관절은 주로 앞뒤로 움직이고, 좌우로는 움직이지 못하지만 회전은 조금 된다. 따라서 회전운동이나 좌우로 스트레스가 전해지는 운동을 할 때 무릎 손상이 많이 발생하는 것이다. 주로 쪼그리고 앉아서 일을 할 때 무릎관절에 문제가 생긴다. 무릎이 체중이 실린 채로 90도 이상으로 구부러진 상태에서는 그 충격이 상당하다. 무릎을 잡아주는 근육은 대퇴사두근(허벅지 앞근육)과 햄스트링근(허벅지 뒤근육)이다. 대퇴사두근은 체중을 싣고 무릎을 구부릴 때 무릎을 지탱하는 역할을 하며, 앞으로 차고 나갈 때 사용된다. 햄스트링근은 무릎을 구부린 채로 몸통을 좌우로 회전할 때 버티는 역할을 한다. 그리고 걷거나 뛰다가 멈출 때 이 근육이 사용된다. 햄스트링근이 약하면 무릎의 연골판이나 인대(십자, 내측)가 잘 손상된다. 이 두 근육이 약하면 관절염을 자주 일으킨다.

대퇴사두근을 강화시키는 운동법

〈수건 이용 동작〉

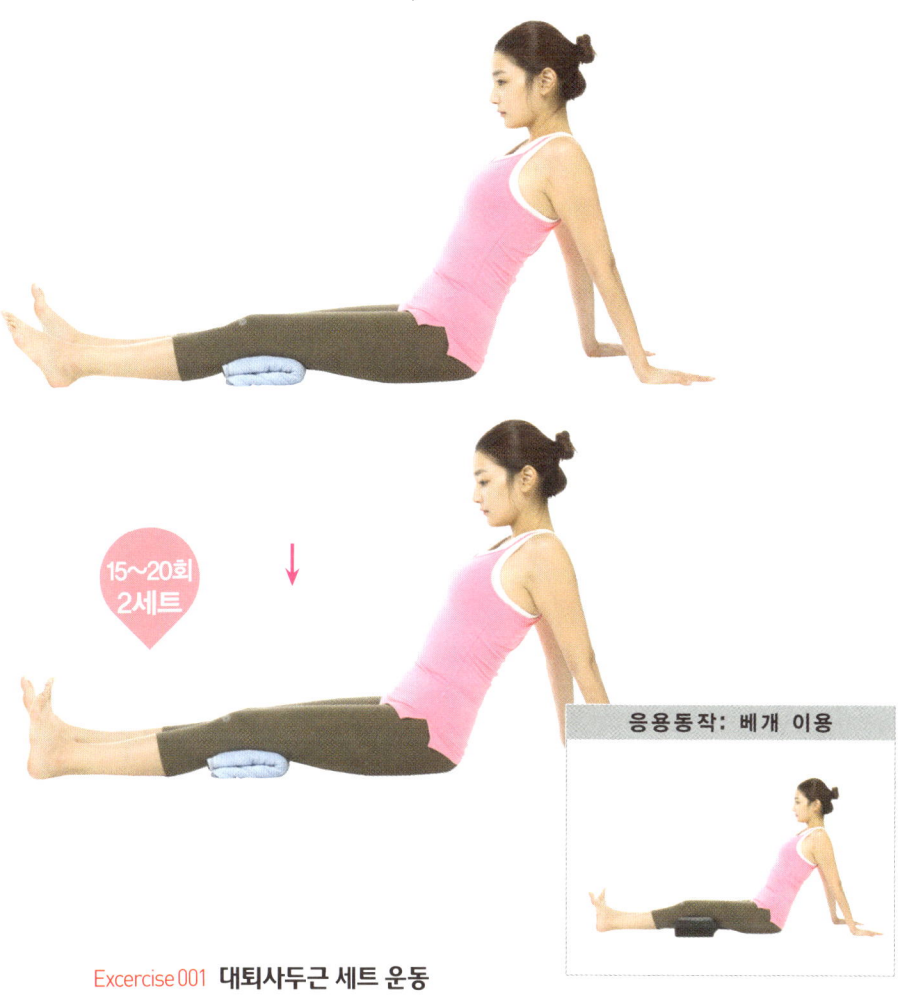

15~20회
2세트

응용동작: 베개 이용

Excercise 001 대퇴사두근 세트 운동

운동 목적 대퇴사두근 강화, 특히 내측광근을 강화시킨다.

운동 횟수 15~20회씩 2세트 실시한다.

운동 방법
1. 바닥에 앉아서 슬관절 아래 부위에 수건 또는 베개를 놓고 준비한다.
2. 발목을 수직으로 하고, 대퇴사두근 부위를 수축하여 슬와근 부위를 강하게 눌러 5초 정지 후 천천히 시작 위치로 돌아간다.

포인트 적용 근육에 집중하여 대퇴사두근을 조이듯이 힘을 준다.

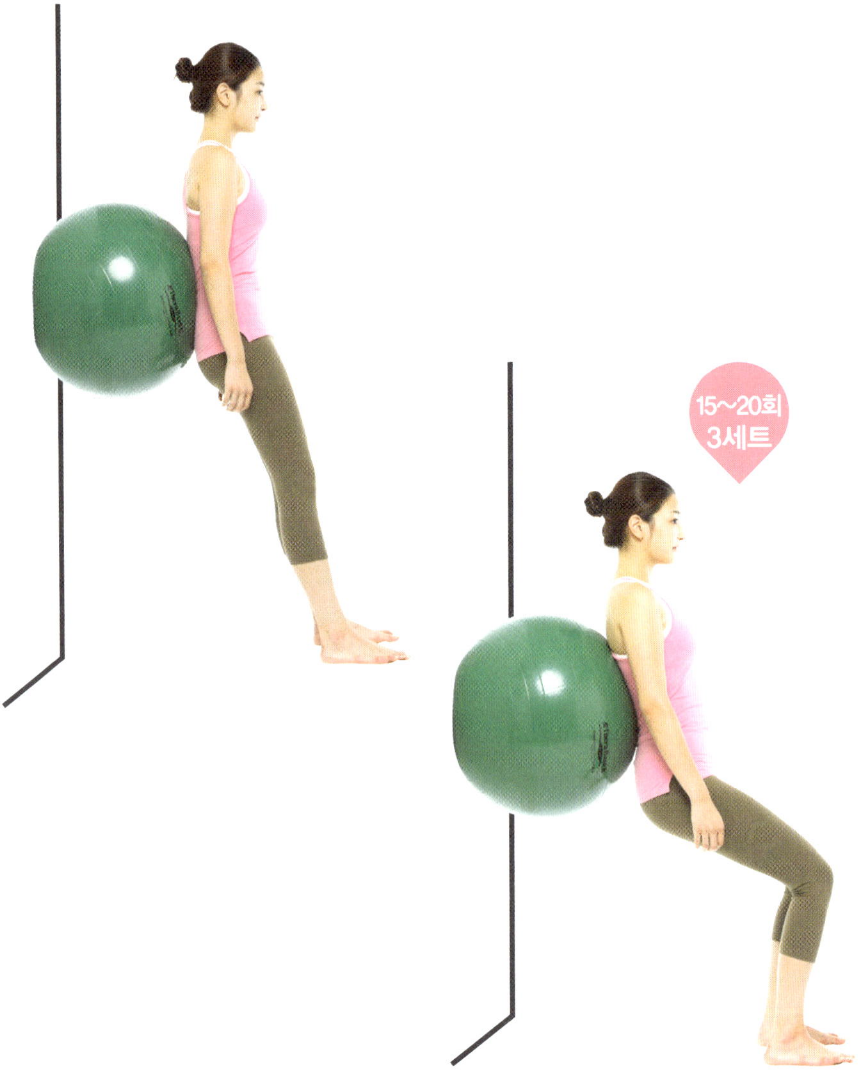

Excercise 002 미니 스쿼트 운동

운동 목적 대퇴사두근 강화, 균형 능력을 향상시킨다.
운동 횟수 15~20회씩 3세트 실시한다.
운동 방법
1. 엑서사이즈 볼을 등에 기대고, 어깨 너비로 벌려 서서 준비한다.
2. 다리를 30도 정도 천천히 굴곡한 후 시작 위치로 돌아간다.

포인트 무릎을 굴곡할 때 무릎이 발가락 앞으로 나오지 않도록 한다.

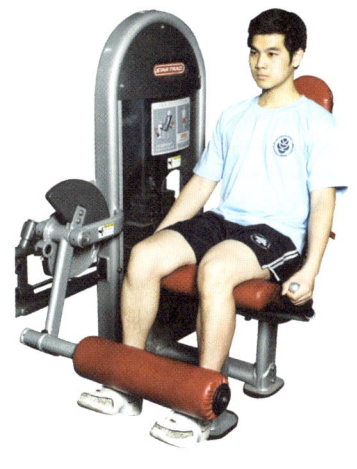

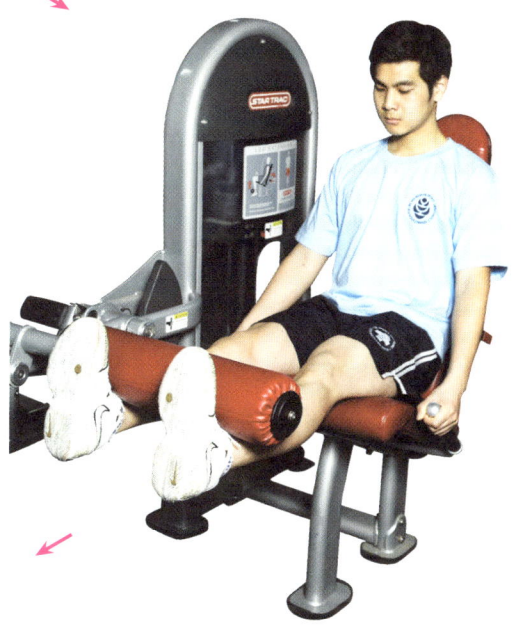
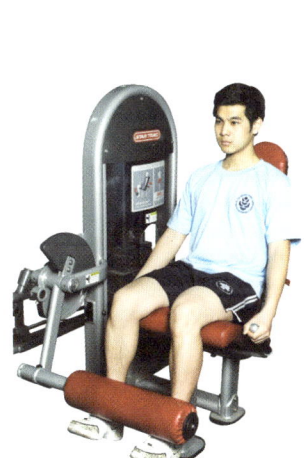

Excercise 003 머신 레그 익스텐션 운동

운동 목적 대퇴사두근을 강화시킨다.

운동 횟수 10~15회씩 3세트 실시한다.

운동 방법
1. 등받이를 조절하여 머신의 시트 위에 앉아서 발걸이가 발등 위쪽에 위치하도록 조절한다.
2. 대퇴사두근을 수축시켜 무릎을 펴서 1초 정지 후 천천히 시작 위치로 돌아간다.

포인트 골반이 뜨지 않도록 주의한다.
양 발끝이 바깥쪽으로 돌아가지 않도록 일자를 유지한다.

햄스트링근을 강화시키는 운동법

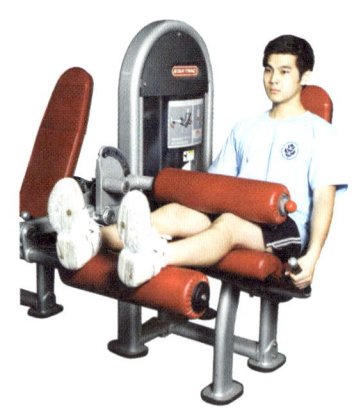
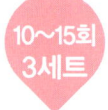
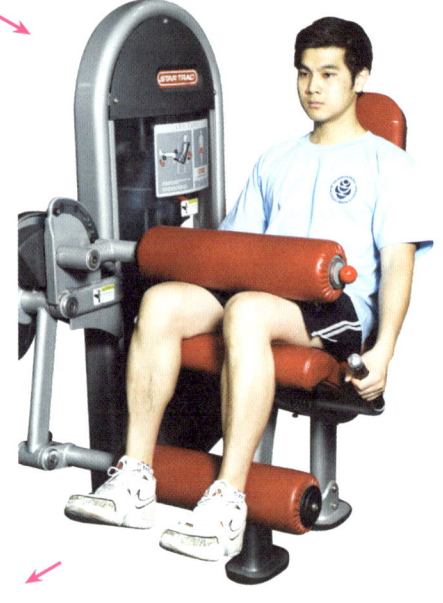
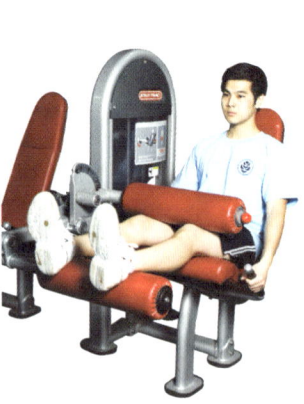

Excercise 001 머신 레그 컬 운동

운동 목적 햄스트링을 강화시킨다.

운동 횟수 10~15회씩 3세트 실시한다.

운동 방법

1. 레그 컬 머신 위에 앉아서 발걸이가 발목 뒤 부위에 위치하도록 조절한다.
2. 햄스트링 부위를 수축하여 무릎을 90도 접어서 1초 정지 후 천천히 시작 위치로 돌아간다.

포인트 골반이 뜨지 않도록 주의한다.
양 발끝이 바깥쪽으로 돌아가지 않도록 일자를 유지한다.

몸 전체를 지탱하는 발목이 중요하다

발목에 오는 통증은 주로 삐끗해서 인대를 다치거나 그 후유증으로 발생하는 경우가 많다. 앞서 말한 바와 같이 인대 속에는 고유수용성 감각신경이 매우 많다. 이 신경은 위치와 움직임을 잡아주는 신경으로 균형을 유지하는 역할을 한다. 그러나 이 인대들의 손상으로 인해 발목이 불안정해진다. 삐고 또 삔다. 그래서 더욱 불안정해지는 것이다.

발목은 온 체중을 받쳐야 하는 부분인데 균형이 떨어지면 몸이 심각하게 흔들린다. 뛸 때에는 발목에 가해지는 충격이 체중의 100배 이상 가는 경우도 있어 발목의 안정성은 매우 중요하다.

발목은 걸을 때 위아래로 주로 움직인다. 좌우로도 약간의 움직임은 있다. 문제는 방향을 바꿀 때나 몸이 좌우로 밀릴 때 발목이 좌우로 움직이면서 발목의 인대가 다칠 수 있다는 것이다. 특히 발목의 구조상 발이 안쪽으로 잘 꺾이게 되어 있다. 뼈의 구조도 그렇고, 인대도 바깥쪽 인대가 작고 가

늘다. 근육 역시 발목이 바깥쪽으로 밀리는 걸 받쳐주는 근육이 상대적으로 약하다. 그래서 발목을 삘 때 안쪽으로 돌아가면서 다치는 것이 대부분이다.

발목관절 역시 관절을 받쳐주는 근력이 강하면 인대에 무리가 덜 온다. 반대로 근력이 약하면 인대에만 의존하게 돼 인대가 늘어나거나 찢어진다. 따라서 발목의 안정성을 위해서는 무엇보다도 근력을 키우는 것이 급선무다. 그리고 인대 속에 있는 고유수용성 감각신경을 회복시키도록 노력해야 한다.

발목의 안정성을 위한 운동법

〈배측 굴곡〉　　　　　〈저측 굴곡〉

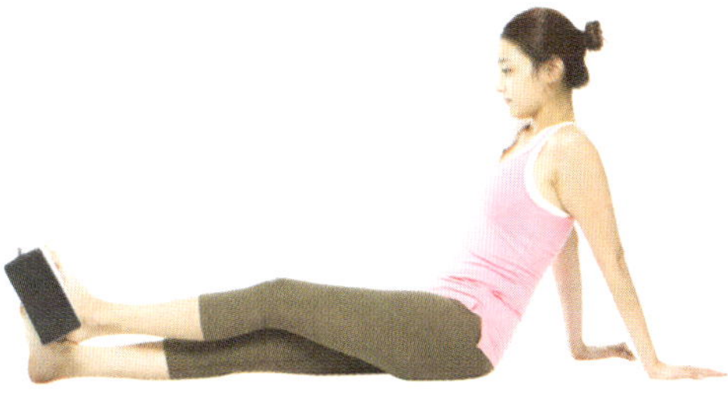

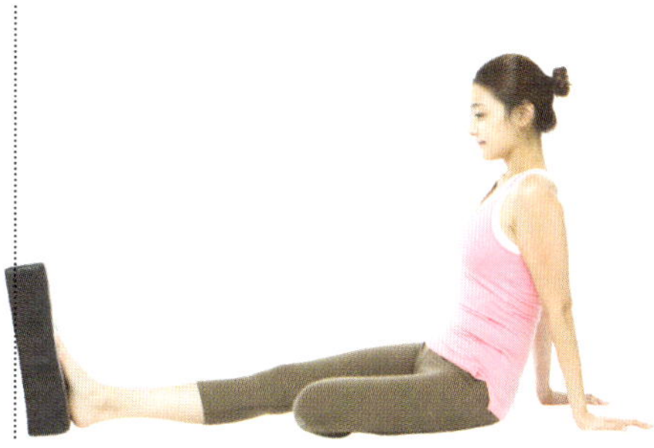

15~20회
2세트

〈내반〉　　　　　〈외반〉

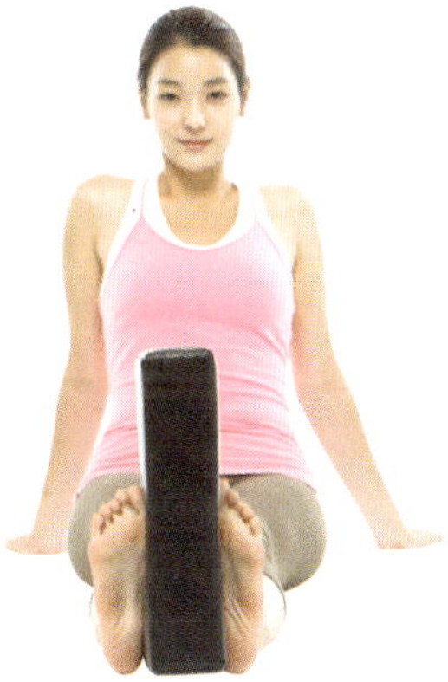

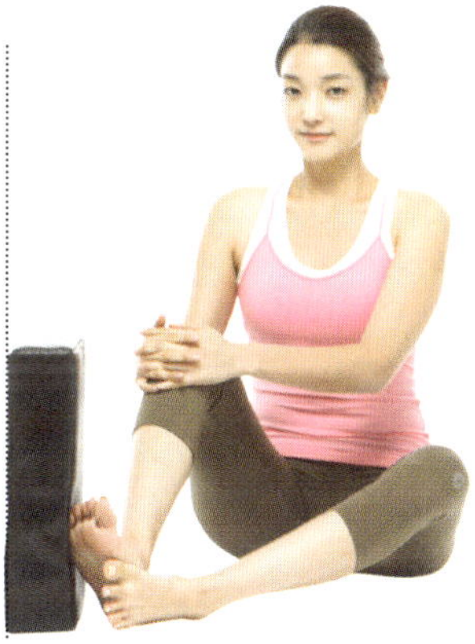

Excercise 001 등척성 발목 강화 운동

운동 목적 발목 가동 근육의 통증을 예방할 수 있게 발목 근력을 강화시킨다.
운동 횟수 15~20회씩 2세트 실시한다.
운동 방법
1. 바닥에 앉아서 벽에 베개를 기대어 놓고 준비한다.
2. 발만 이용하여 배측 굴곡, 저측 굴곡, 내반, 외반을 반복하여 실시한다.
포인트 경골의 회전 없이 발목의 가동성으로만 강화시켜야 한다.

〈배측 굴곡〉　　　　　　〈저측 굴곡〉

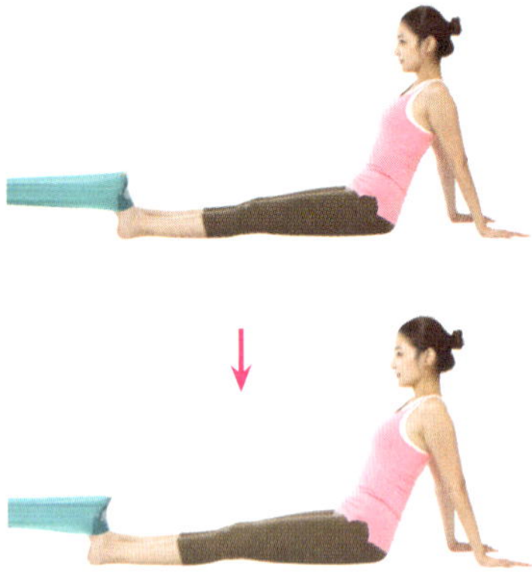

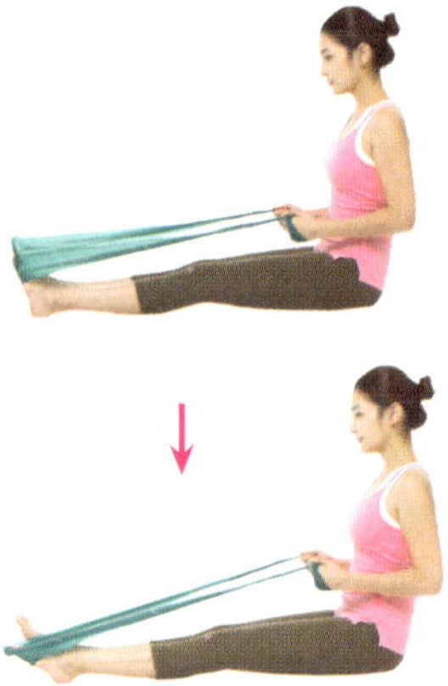

15~20회
2세트

〈내반〉　　　　　　〈외반〉

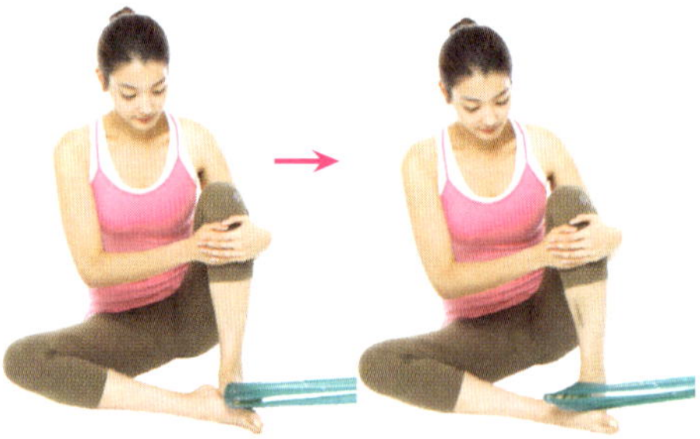

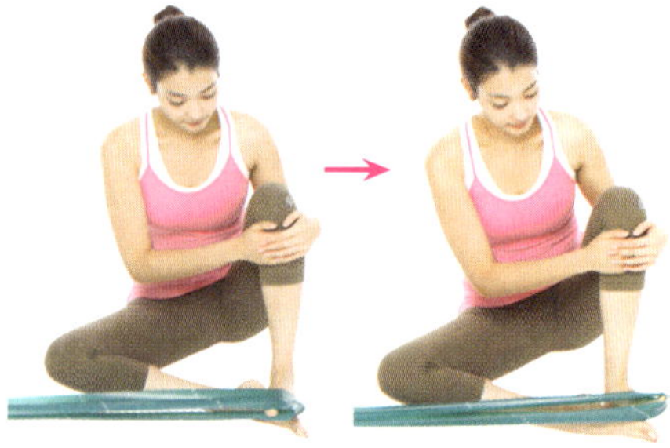

Excercise 002 엑서사이즈 밴드를 이용한 발목 강화 운동

운동 목적 발목 가동성 근육을 강화시킨다.

운동 횟수 15~20회씩 2세트 실시한다.

운동 방법

1. 바닥에 앉아서 한 다리에 엑서사이즈 밴드를 착용하고 준비한다.
2. 발만 이용하여 배측 굴곡, 저측 굴곡, 내반, 외반을 반복하여 실시한다.

포인트 경골의 회전 없이 발목의 가동성으로만 강화시켜야 한다.

〈눈 뜨고 한 다리〉 〈눈 감고 한 다리〉

1분 2세트

〈눈 뜨고 까치발〉 〈눈 감고 까치발〉

Excercise 003 한 다리 균형 잡기

운동 목적 하지 균형 및 고유감각을 향상시킨다.

운동 횟수 1분 2세트 실시한다.

운동 방법
1. 한 발로 서서 반대쪽 발을 허리 높이까지 들어 올린 다음 양팔을 벌린 채 준비한다.
2. 1분간 자세를 유지한다. 만약 난이도가 쉽거나 또는 트레이닝을 통해 쉬워졌다면 눈을 감거나 까치발 상태로 실시한다.

포인트 처음 위치에서 발이 이동되거나 들고 있는 다리가 떨어지면 처음부터 다시 실시한다. 엄지발가락에 힘을 주고 최대한 감각을 이용해 실시한다.

효과적인
근력 운동법은
따로 있다

근육은 앞과 뒤, 좌와 우, 위와 아래로 서로 반대로 붙어 동작과 운동을 조절한다. 팔의 이두박근과 삼두박근을 예로 들어 설명하면, 우리가 팔꿈치를 구부리면서 아령을 들어 올리면 이두박근은 수축하는 반면, 반대쪽에 있는 삼두박근은 이완이 되어 이두박근의 수축을 효과적으로 만들어 준다. 하루 종일 서 있어 등허리 근육이 뻣뻣한 사람의 경우 윗몸일으키기 같은 복근 운동을 해주면 등허리 근육이 다소 느슨해져 허리의 뻣뻣함을 다소 완화시킬 수 있다. 이렇게 한쪽이 뻣뻣한 경우에 반대쪽 근력을 키워주면 좀 더 효과적인 운동을 할 수 있다.

그리고 근육은 쓰고 나면 느슨해지는 경향이 있다. 이것은 반사적으로 누구에게나 일어난다. 이 반사를 이용해보자. 30분 동안 일을 하고 나서 1분간 가벼운 체조나 스트레칭을 하는 것이다. 30분 운동 하고 나서 5분간 가볍게 체조와 스트레칭을 하는 것이다. 훨씬 효과적으로 몸의 부드러움과 근력을 유지할 수 있다.

하지만 아침에 일어나서 곧바로 스트레칭을 하고 운동하기 전에도 스트레칭부터 하는 사람이 있는데, 이는 잘못된 것이다. 굳은 상태에서 곧바로 하는 스트레칭은 위험천만하다. 굳은 조직이 찢어질 수 있다. 또한 스트레칭 후에는 근육에 긴장이 온다. 굳은 근육이 더 굳을 수 있는 것이다. 평소 몸이 뻣뻣하고 근육과 관절이 굳었다고 생각되는 사람이면 스트레칭부터 하는 우를 범하면 안 된다. 가벼운 체조부터 시작하는 것이 몸에 무리를 주지 않는다.

체조와 걷기로
몸을 유연하게
만들자

어떤 사람은 자신이 선천적으로 뻣뻣하다고 생각한다. 유연성이라는 것은 부드럽다는 말이다. 좋은 컨디션을 유지하는 데 가장 기본적인 것이자, 운동을 할 때에도 가장 중요한 것이 유연성이다. 아침에 일어나서 몸이 뻣뻣하면 괴롭다. 좋은 컨디션이 아닌 것이다.

아침에 운동을 하러 나가서 체조를 하거나 스트레칭을 할 때에도 '악' 소리가 저절로 나는 것은 유연성이 떨어졌기 때문이다. 뻣뻣한 몸을 억지로 움직이다가 다치고, 운동 범위도 제대로 나오지 않아 폼이 엉망이다. 유연성이 떨어져 움직임이 적어지면 관절의 운동 범위 또한 줄어들어 충분한 힘을 내기도 어려워진다.

운동을 하는 데도 그렇지만 일상생활에서도 유연성은 무척 중요하다. 오래 앉았다가 일어나려 하면 허리가 잘 펴지지 않거나, 엉덩이관절이 굳어 걸음걸이가 시원치 않다. 모두 유연성이 부족한 탓이다. 유연성은 가장 중요한 것임에도 가장 많이 신경을 쓰지 않는다.

현대인들은 앉아서 생활하는 시간이 많은 반면 운동 시간은 턱없이 부족하다. 또한 잘 걷지도 않고 자동차만 이용하고, 일상생활 동작의 형태도 일정하다. 그래서 잘 쓰는 동작과 안 쓰는 동작이 뚜렷하다. 안 쓰는 동작은 근육, 관절, 인대들을 퇴화시킨다. 짧아지고 약해지면서 기능 또한 떨어진다. 결국 유연성도 떨어지고 근력도 줄어든다. 기능이 점차로 감소하는 것이다.

현대인들이 가장 먼저 손쉽게 할 수 있는 것은 체조와 걷기다. 하지 않던 운동을 갑자기 하려고 헬스클럽에 가서 뛰기부터 하고, 바벨 들기부터 하면 몸을 다친다. 가장 기본적인 동작부터 해야 한다. 그것이 바로 체조와 걷기다. 초등학교 시절 국민체조, 신세계 체조 등을 배웠다. 그 당시에는 '이런 걸 왜 하는 거지?' 라며 귀찮아했지만 지금 생각해보면 이 체조가 얼마나 중요한지를 깨닫게 된다. 걷기 또한 인간의 가장 기본적인 동작이다. 사람이 걷기만 하고 살면 별다른 병이 없을 것이다. 모든 관절을 자연스럽게 쓰고 그렇게 힘이 들지 않게 사용하는 좋은 운동이다.

스트레칭은 체조나 걷기로 다 해결이 안 될 때 근육이나 관절을 좀 더 늘려주기 위해 하는 것이다.

너무
유연해도
몸이 아프다

너무 유연해서 관절이 반대쪽으로 넘어가는 사람이 있다. 팔꿈치도 뒤로 휘고, 무릎도 뒤로 빠진다. 엄지손가락과 엄지 손끝이 팔에 닿을 만큼 유연하다. 하지만 과연 이것을 유연하다고 할 수 있을까? 너무 심한 것이다. 이것은 유연한 것이 아니라 불안정한 것이다. 이처럼 선천적으로 타고난 사람이 있다. 이 경우 일상생활은 문제가 없다. 하지만 운동을 하는 경우에는 문제가 될 수 있다. 그리고 무거운 물건 들기 같은 힘을 많이 써야 하는 일을 할 때에도 문제가 될 수 있다. 관절이 다소 불안정하기 때문에 붙어 있는 근육이나 인대들도 느슨해서 힘을 제대로 받지 못할 뿐만 아니라 무리가 되어 손상되기 쉽다.

이완성을 타고난 한 골프선수가 있었다. 골프를 시작한 지 얼마 되지 않아 어깨는 물론 온 관절이 다 아프다고 한다. 운동 시에 관절이 불안정해져 관절, 힘줄, 인대, 근육들이 손상된 것이다. 골프를 하지 않았을 때에는 별 문제가 없었다.

관절의 이완성을 타고난 사람은 운동 시 매우 주의해야 한다. 관절에 통증이 발생할 수 있기 때문이다. 우선 앞서 말한 축을 잡아주는 근육을 강화시키는 데 힘써야 한다. 이후 균형 잡기 같은 고유수용성 감각운동을 철저하게 해야 부상 없이 운동을 할 수 있다.

걷기가
왜 가장 좋은
운동일까?

사람은 걷는 동물이다. 사람이 걷기만 하면 병이 별로 없을 것이다. 걷기는 모든 관절을 다 움직인다. 발목, 무릎, 엉덩이, 척추, 어깨 전부가 모두 골고루 움직인다. 관절과 근육을 모두 사용하여 우리 몸을 균형 있게 해준다. 연골에 무리가 가지 않고, 인대도 적당하게 자극하며 근육 수축도 알맞게 해서 몸에 무리가 되지 않는 좋은 운동이다. 걷기는 혈액 순환을 촉진시킨다. 근육 속에 혈관이 많아 근육을 움직이면서 혈액을 온몸으로 골고루 퍼지게 하여 건강을 도모한다.

심리적으로도 걷기는 우리 몸을 안정시킨다. 운동의 효과도 있지만 걸으면서 뇌의 활동도 좋아지기 때문이다. 알파파를 활성화시켜 뇌를 안정화시키고, 근육의 운동으로 뇌를 자극하는 두 가지 작용 때문이다.

걸을 때에도 자세를 반듯이 하는 것이 중요하다. 보폭은 자연스럽게 하는데, 보통 성인의 경우 60~80cm, 발 간격은 어깨 넓이 그리고 1분에 약 60보

정도 걷는 것이 적당하다. 보폭이 넓거나 너무 빠르게 걷기를 할 때에는 조심해야 한다. 부상의 위험이 있기 때문이다.

처음에는 앞서 기술한 정도로 유지하는 것이 좋다. 그리고 팔을 크게 휘두르는 사람이 있다. 물론 에너지 소모가 많아 살빼기에는 좋지만 어깨관절을 다칠 수 있기 때문에 팔도 자연스럽게 흔드는 것이 바람직하다.

최근 걷기 열풍이 불면서 파워 워킹하는 법도 있고, 워킹화라는 신발 상품도 나온다. 좀 더 이전에 마사이족이 신는 신발이 유행한 적도 있었다. 걷기에 자연스럽게 만들어진 신발이다. 물론 좋은 신발이다. 하지만 발에 특별한 문제가 있지 않는 한 일반 운동화도 괜찮다. 이것은 마치 해발 5,000미터 이상 고지대를 등산하는 데 필요한 등산복을 입고 평지를 걷는 것과 같다. 굳이 그렇게까지 할 필요는 없다. 발바닥이 둥근 마사이족 신발 같은 운동화는 발목이 굳었거나 다쳤던 사람이 발목을 잘 못 쓸 때 사용하는 것이 좋다. 오히려 평발인지, 까치발인지를 살펴 발바닥에 깔창을 조절해 사용하는 것이 더 좋다.

허리 척추-골반 리듬이 중요하다

생체역학이라는 말은 다소 생소한 과학 용어처럼 들리겠지만 매우 중요한 개념이다. 쉽게 풀어 말하자면 올바른 자세, 부드러운 움직임, 바른 구조를 유지하자는 말이다. 주로 허리 척추와 골반의 리듬, 날개뼈와 어깨의 리듬, O다리, X다리, 평발 등을 다룬다. 척추는 골반 위에 얹혀 있다. 척추와 골반은 하나의 집합체라 같이 움직인다. 허리 척추가 전만될 때(앞으로 굽을 때) 골반은 앞으로 구부러지고(그림 3-2), 허리 척추가 일자가 될 때 골반은 위 부분이 뒤로 젖혀진다. 골반은 걸을 때 좌우, 위아래로 움직이게 되어 있다. 이 리듬이 잘 유지되어야 문제가 없다. 이를 허리 척추-골반 리듬이라고 한다.

오랜 시간 앉아서 생활하는 사람은 허리와 골반이 굳어 이런 리듬이 나올 수 없다. 한쪽으로 골반이 틀어진 사람의 경우 걸음도 짝짝이가 된다. 운동을 할 때 부상은 당연하다. 허리 척추의 전만이 유지되지 않을 때에는

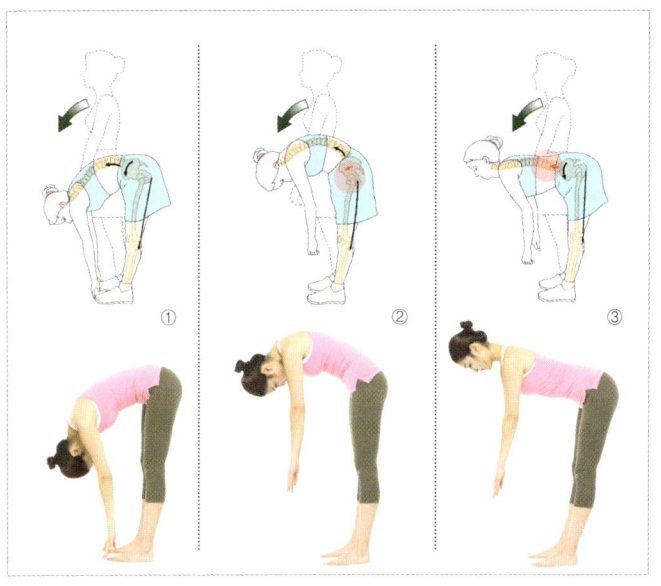

〈그림 3-2〉 ① 정상 ② 골반의 굴곡이 안 되는 경우 ③ 허리의 굴곡이 안 되는 경우

디스크 탈출이 잘 발생하고, 삐딱하게 앉아 허리 골반이 틀어진 사람은 척추관절에 관절염이 잘 발생한다. 근육의 불균형은 당연하다. 한쪽 근육은 늘어나고 다른 쪽은 짧아지고 굳고 하는 것이다.

평소 고양이와 낙타 자세 운동, 골반 좌우로 움직이기, 앞뒤로 움직이기 운동을 해주는 것이 좋고, 앉을 때에는 한쪽으로 기울지 않게 앉아야 하며, 수시로 일어나 허리와 골반을 움직여주는 것이 필요하다.

척추가 굽거나 휘지 않게 하는 운동법

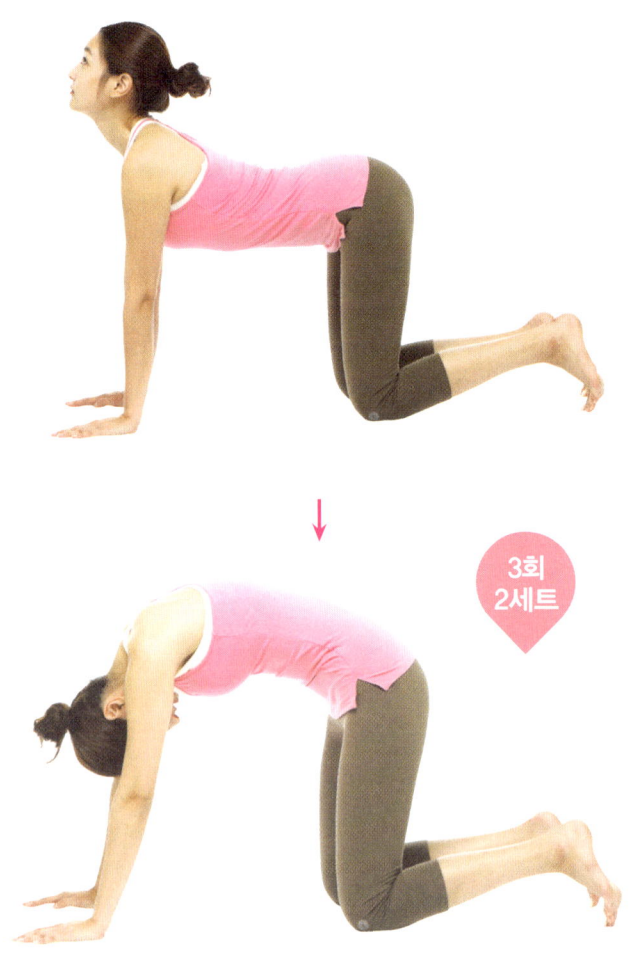

3회
2세트

Excercise 001 고양이와 낙타 자세 운동

운동 목적 몸통 굴곡과 신전 유연성 향상에 도움이 된다.

운동 횟수 3회씩 2세트 실시한다.

운동 방법

1. 매트 위에 네발 자세로 엎드려서 머리와 대둔근을 위로 당겨서 스트레칭한다.
2. 같은 자세에서 머리는 아래로, 등은 위로 당겨서 스트레칭한다.

포인트 스트레칭 정점에서 20~30초를 유지한다.

날개뼈-팔뼈 리듬도 중요하다

날개뼈는 하나의 축으로서 몸통에 붙어서 어깨관절을 조절해주는 역할을 한다. 따라서 날개뼈의 움직임이 부드럽지 못하면 어깨관절에 영향을 준다. 팔을 옆으로 올릴 때 90도까지 올릴 때에는 날개뼈의 움직임이 없다. 그러나 90도 이상 올릴 때에는 날개뼈가 같이 옆으로 움직여주어야(그림 3-3) 팔을 자연스럽게 160도까지 옆으로 올릴 수 있다. 이를 날개뼈-팔뼈 리듬이라고 한다.

그러나 평소 어깨 부분이 결리는 사람들, 등이 뻣뻣하고 결리는 사람들, 어깨를 돌릴 때 소리가 나는 사람들 그리고 목 디스크가 있는 사람은 날개뼈-팔뼈 리듬이 부드럽지 못한 경우가 많다. 가끔 무거운 것을 들어 올리다가 등 근육이 삐끗했던 사람, 골프를 하다가 스윙을 잘못해 등 부분에서 '뚝' 소리가 나면서 통증을 느꼈던 이들에게도 나타날 수 있다. 또한 자세가 구부정한 사람들, 옆으로 잘 누워서 자는 사람들에게도 이런 증세가

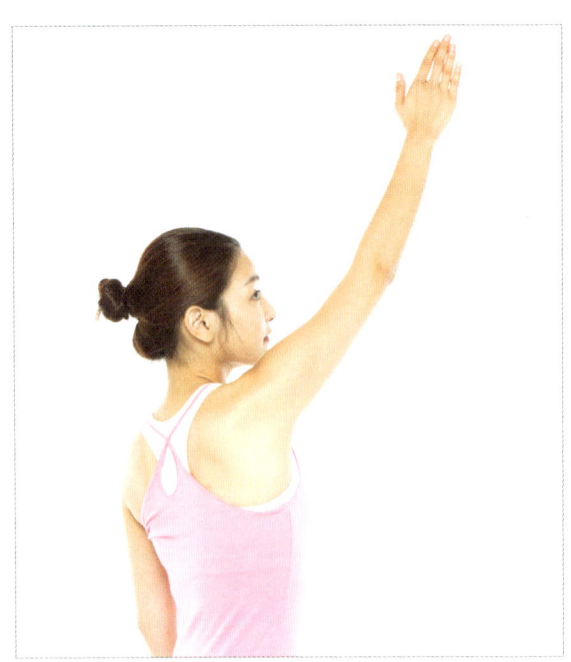

〈그림 3-3〉 팔을 옆으로 90도 이상 올릴 때는 날개뼈가 같이 옆으로 움직인다.

올 수 있다. 날개뼈에 붙는 근육들은 목에서도 오고 어깨, 팔에서도 온다. 이 근육들을 다 풀어주어야 한다. 이 근육들은 또한 작기 때문에 쉽게 약해지고, 쉽게 굳기 때문에 신경을 많이 써야 한다. 실제로 40대 이상에서 어깨와 날개뼈 주위에 소리가 나지 않는 사람, 굳지 않은 사람은 거의 없다. 다음과 같은 방법으로 풀어주고 강화하는 것이 좋다.

날개뼈를 풀어주는 운동법

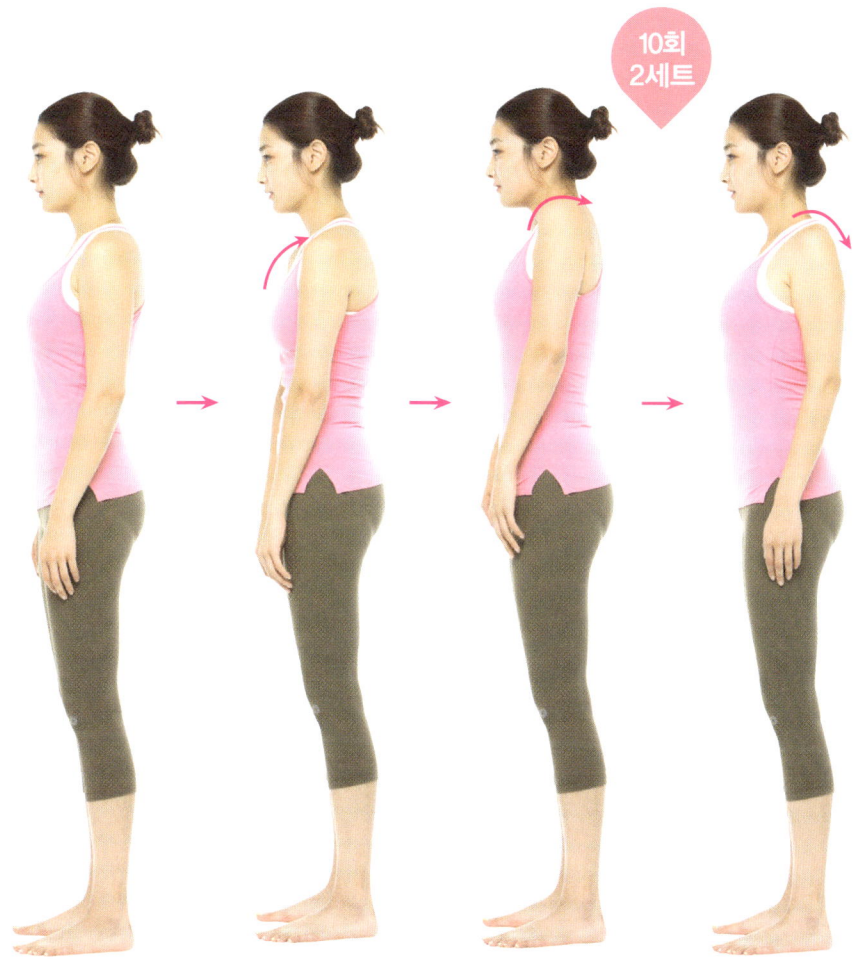

10회
2세트

Excercise 001 어깨 회전 운동

운동 목적 어깨관절 범위 향상 및 안정화를 돕는다.
운동 횟수 10회씩 2세트 실시한다.
운동 방법
1. 어깨에 긴장을 풀고 직립자세로 앉거나 선다.
2. 어깨를 뒤에서 앞으로 회전하면서 움직여준다.

포인트 몸에서 힘을 빼고 자연스럽게 회전한다.

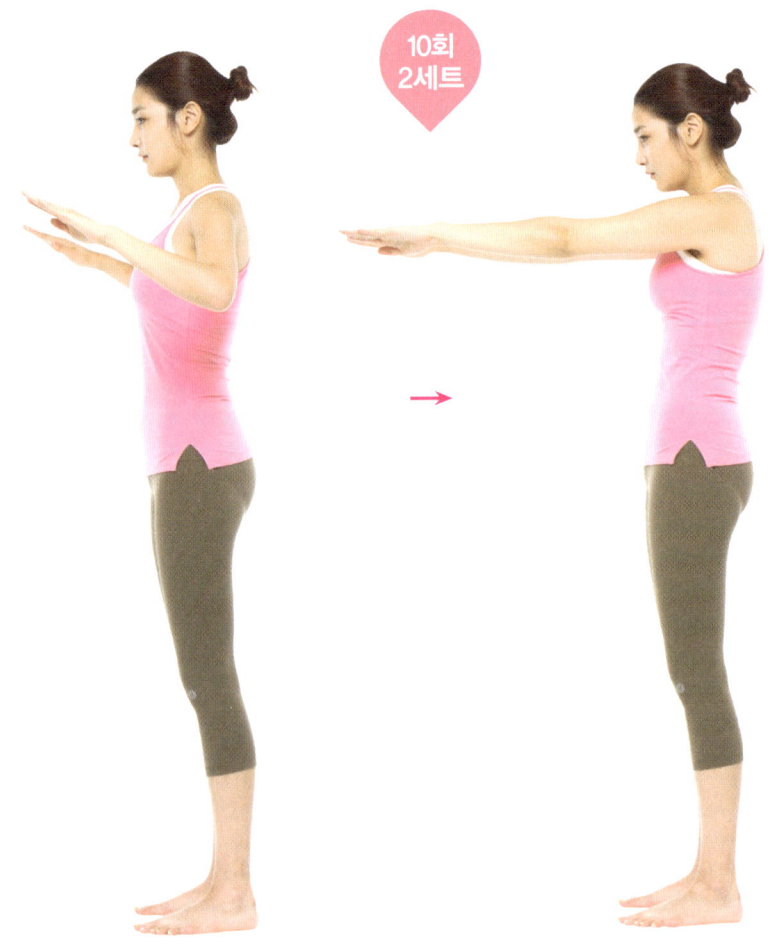

Excercise 002 날개뼈 앞으로 밀기 운동

운동 목적 날개뼈의 안정성을 향상시킨다.

운동 횟수 10회씩 2세트 실시한다.

운동 방법
1. 양팔을 앞으로 향하게 한다.
2. 양쪽 날개뼈를 앞쪽으로 밀어준 상태로 10초 정지 후 시작 위치로 돌아간다.

포인트 양쪽 날개뼈를 앞쪽으로 밀어줄 때 최대 정점까지 밀어준다.

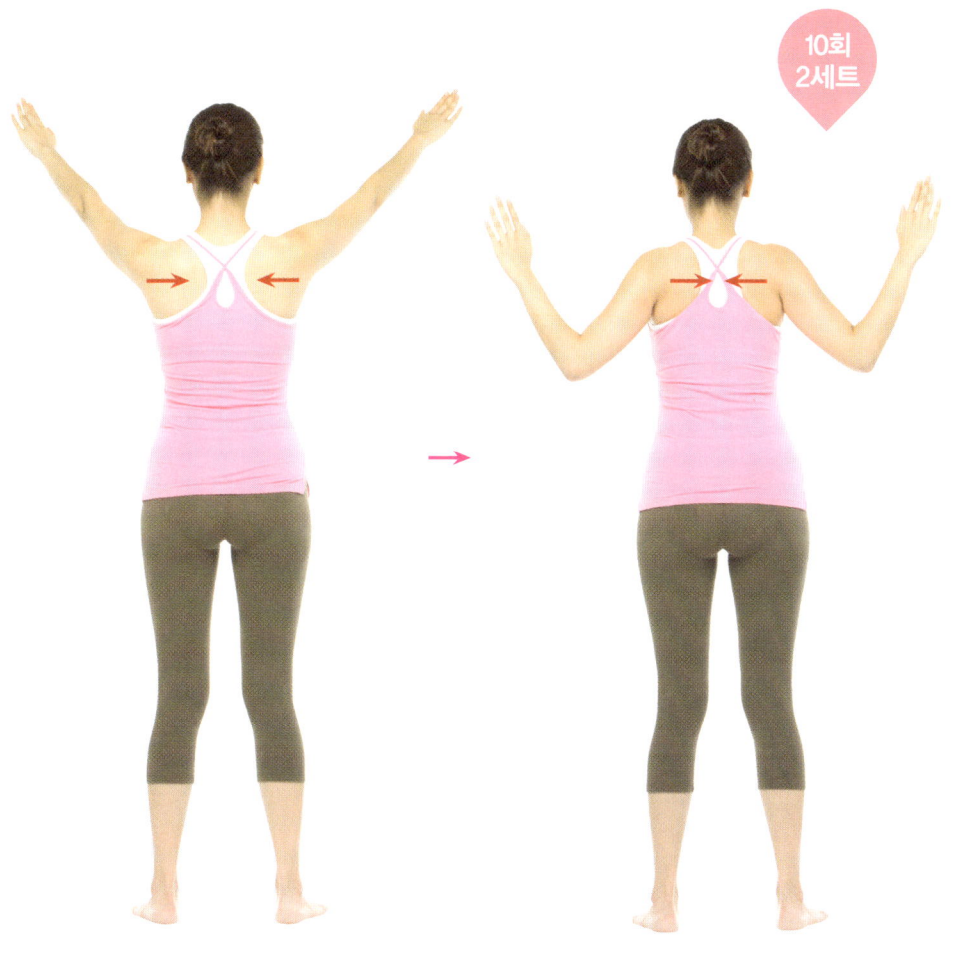

Excercise 003 날개뼈 뒤로 당기기 운동

운동 목적 날개뼈의 안정성을 향상시킨다.

운동 횟수 10회씩 2세트 실시한다.

운동 방법
1. 제자리에 서서 상체를 곧게 세우고 양팔을 벌려 준비한다.
2. 날개뼈를 완전히 맞닿게 수축하여 10초 유지한 후 시작 위치로 돌아간다.

포인트 수축 정점에서 10초 유지한다.

O다리,
X다리
교정할 수 있다

O다리는 육안으로 보기에도 좋지 않다. 특히 여성들은 치마를 입고 다니려면 무척이나 신경이 쓰인다. 하지만 O다리는 미용적인 문제보다 기능적인 측면에서 더 신경을 써야 할 부분이다. O다리가 되면 우선 무릎에 충격이 많이 간다. 무릎의 내측에 있는 관절연골과 반월연골판이 잘 닳고 찢어질 수 있다. 관절염의 전형적인 상태다. 진행될수록 점점 더 휘어간다. 무릎의 앞쪽 힘줄(슬개건)에 스트레스를 받아 힘줄염이 생길 수 있다. 무릎 외측의 구조들이 상대적으로 타이트해져 장경인대에 염증이 생길 수 있다. 발에도 영향을 주어 기능성 평발을 만들어 아킬레스건염 또는 족저근막염 등을 일으킬 수 있다. 골반도 안으로 돌아가는 경향을 만들어 골반 통증도 유발할 수 있다. 또한 허리 척추에도 통증이 생길 수 있다.

O다리의 교정을 위해서 서서 무릎을 내측으로 붙이는 운동을 해주면 더 이상 휘지 않는다(그림 3-4). 그리고 위에서 말한 합병증의 발생과 병의 진

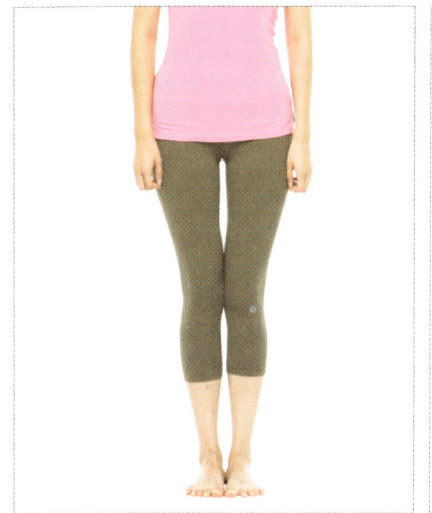 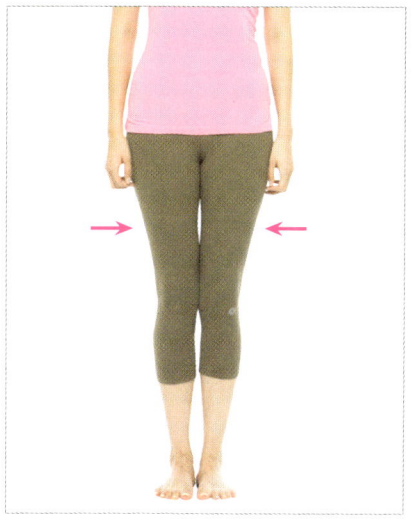

〈그림 3-4〉 O다리 교정운동. 서서 무릎을 내측으로 10초 동안 붙이는 운동을 10회씩 2세트 실시한다.

행도 막을 수 있다. 성장기의 어린이는 자라기 때문에 대부분 교정이 가능하다. 하지만 성장이 끝난 경우는 어렵다. 관절염이 있어서 다리가 휘는 분들은 반드시 해주는 것이 좋다. O다리도 심하고 관절염도 심한 분은 수술을 해서 다리를 곧게 펴주는 방법이 있다. 초기에 발견하고 운동을 시행한다면 병과 합병증이 발생하지 않는다. X다리 역시 무릎 안쪽에 통증과 함께 발, 허리에 영향을 주는데, 양반다리 앉기 등을 훈련하면 합병증을 다소 막을 수 있다.

기능성
평발도
고칠 수 있다

기능성 평발을 잘 아는 사람은 드물다. 의사들에게도 비교적 생소한 용어다. 구조적인 평발은 타고나기를 발 안쪽의 아치가 내려앉는 형태로 되어 있다. 그러나 기능성 평발은 후천적으로 평발이 되어가는 과정이다. 발은 무거운 체중을 받쳐야 하기 때문에 뼈의 구조가 아치형으로 되어 있다. 차가 다니는 아치형 다리를 본 적이 있을 것이다. 이 아치가 큰 부하를 견디는 것이다. 그러나 아무리 강한 아치라도 계속 무게를 실으면 점차 무너지게 된다. 의학적 전문 용어로 표현하면, 발목관절의 '과회내(overpronation)'라고 한다.

주로 많이 걷거나, 달리기를 많이 하거나, 점프를 많이 해도 발생한다. 또한 오래 서 있는 직업을 가진 사람들에게도 나타날 수 있고, 신발을 잘못 신는 경우에도 발생할 수 있다. 발을 잡아주지 못하는 헐렁한 신발, 슬리퍼, 요즘 젊은이들에게 유행하는 굽도 별로 없고 천으로 만든 신발 등도 발의

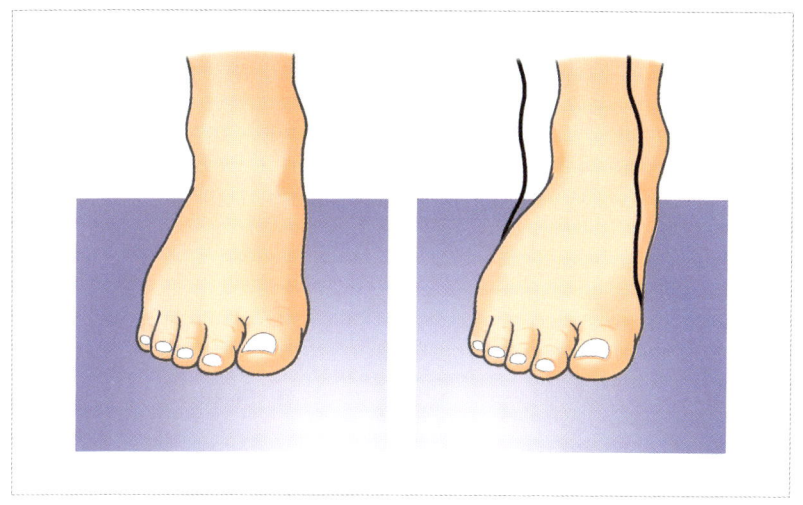

〈그림 3-5〉 굽도 낮고 천으로 만든 신발 등을 신으면 발의 아치를 받쳐주지 못해 무너지면 발바닥이 평발처럼 된다. 발목의 내측이 내려가면서 발목하관절의 내측이 내려가고, 바깥쪽은 상대적으로 올라간다.

아치를 받쳐주지 못해 아치가 무너질 수 있다. 아치가 무너지면 발바닥이 평발처럼 된다. 발목의 내측이 내려가면서 발목하관절(그림 3-5)의 내측이 내려가고, 바깥쪽은 상대적으로 올라간다.

발목에는 관절이 두 개 있다. 발목관절과 발목하관절이다. 발목관절에서는 발목의 위아래 움직임, 발목하관절에서는 좌우 움직임이 일어난다. 관절이 틀어지면서 관절에 무리가 따른다. 발바닥을 받쳐주는 근막(발바닥 근막, 족저근막)이 늘어나면서 염증이 발생하고 심하면 찢어지기도 한다. 발목하관절이 돌아가면서 발뒤꿈치 쪽에 붙어 있는 아킬레스건이 휘면 아킬레스건염이 올 수 있다.

발목하관절이 틀어지면 발목이 불안정해져 발목을 쉽게 삐게 된다. 과도한 달리기는 뼈에 영향을 미쳐 발가락의 피로골절, 정강이뼈의 피로골절을 유발할 수 있다. 발목하관절이 돌아가면서 발목이 받쳐주고 있는 정강이

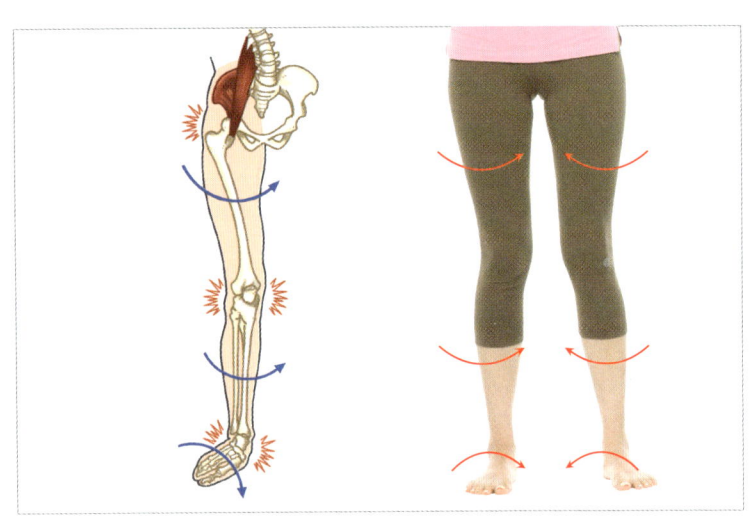

〈그림 3-6〉 발목하관절이 돌아가면서 발목이 받쳐주고 있는 정강이뼈(경골)도 안쪽으로 회전하게 된다. 결국 무릎관절을 어긋나게 하여 무릎 힘줄염, 무릎 통증을 일으킬 수 있다.

뼈(경골)도 안쪽으로 회전하게 된다(그림 3-6).

결국 무릎관절을 어긋나게 하여 무릎 힘줄염, 무릎 통증을 일으킬 수 있다. 틀어진 무릎은 골반은 물론 허리 척추에도 영향을 미친다. 통증이 발생하는 것이다. 특히 O다리를 가진 사람의 경우 그 정도가 더 심해진다. 교정을 위해서는 아치를 형성하는 운동을 해야 한다. 아킬레스건과 발바닥 근막을 타이트하게 만들기 위해 마사지와 스트레칭을 해주면 좋다(그림 3-7). 신발 속에 아치를 받쳐줄 수 있는 의료용 깔창을 넣어주는 것도 좋은 방법이다.

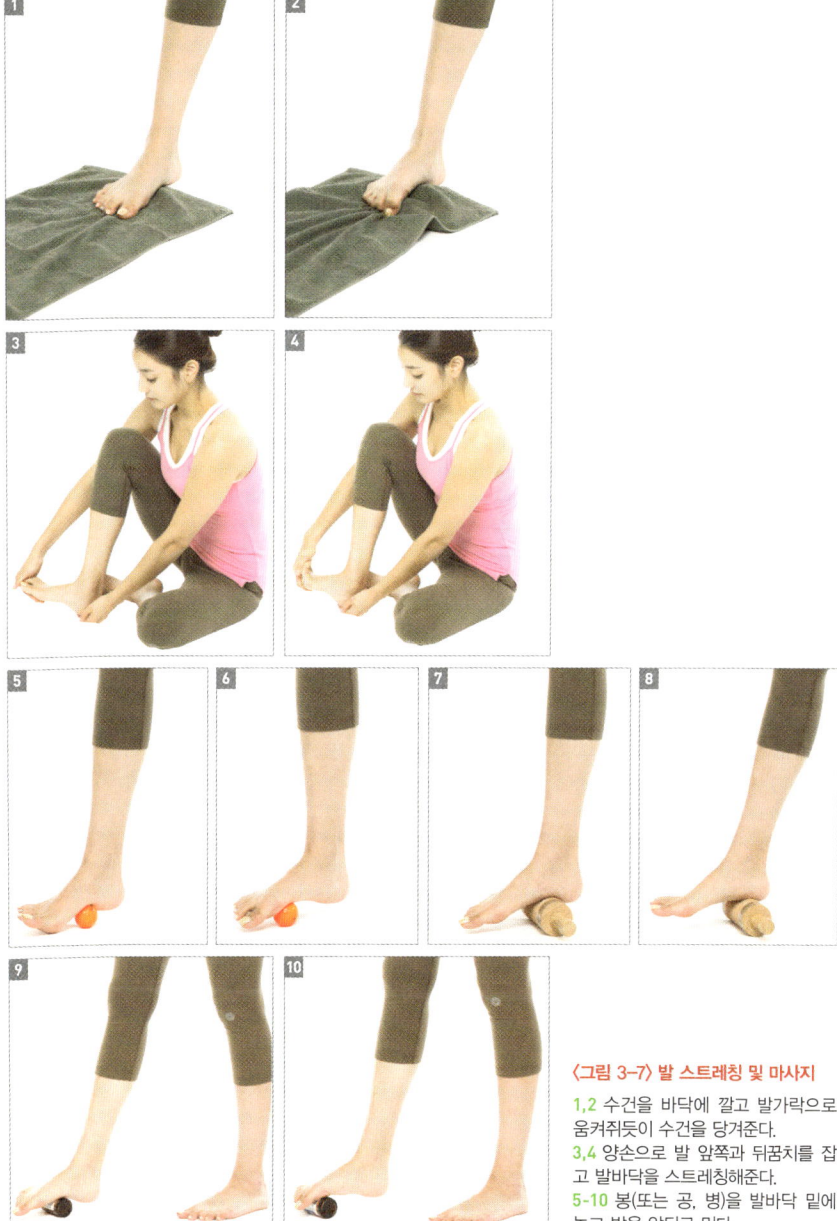

〈그림 3-7〉 발 스트레칭 및 마사지

1,2 수건을 바닥에 깔고 발가락으로 움켜쥐듯이 수건을 당겨준다.
3,4 양손으로 발 앞쪽과 뒤꿈치를 잡고 발바닥을 스트레칭해준다.
5-10 봉(또는 공, 병)을 발바닥 밑에 놓고 발을 앞뒤로 민다.

까치발엔 의료용 깔창을 사용하자

아치가 정상보다 높은 경우, 까치처럼 걷는다고 해서 까치발이라고 한다. 까치발도 아치에 상당한 스트레스가 가해져 발바닥 근막염이 잘 생긴다. 체중이 앞과 뒤에 더 많이 실리면서 발뒤꿈치와 발바닥 앞쪽에 통증을 느낀다. 역시 아치를 받쳐주어 체중의 분산을 노릴 수 있는 의료용 깔창이 도움이 된다.

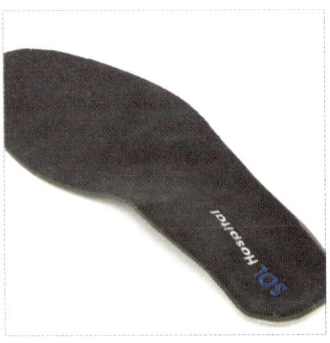 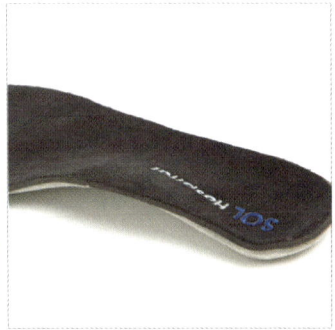

균형 운동으로
좋은 컨디션을
유지하자

소뇌, 귀의 전정기관, 눈, 근골격계의 고유수용성 감각신경들이 우리 몸의 균형을 잡는다. 눈이 가장 중요하다. 이 기관들이 퇴화하고 노화되면 당연히 균형력이 떨어진다. 그래서 나이가 들면 잘 넘어지는 것이다. 근골격계에서는 관절이 굳고, 근육이 약해지며, 인대가 약해지는 것도 이유이지만 일을 많이 해서 혹은 운동 부상으로 조직들이 상해서 고유수용성 감각신경까지 기능이 떨어지며 균형력이 더 약해진다. 균형력이란 단순히 균형만 잡는 것이 아니라 위에 언급한 4가지 신경들의 도움으로 근육의 톤을 조절함으로써 코디네이션(*coordination*), 즉 동작을 얼마만큼의 힘으로, 어느 정도의 속도로 리드미컬하게 그리고 조화롭게 정확히 하는가를 조절한다. 한 발로 서 있기, 눈 감고 서 있기, 박스 오르내리기 등의 운동을 통해서 균형력을 높이면 좋은 컨디션을 유지할 수 있다.

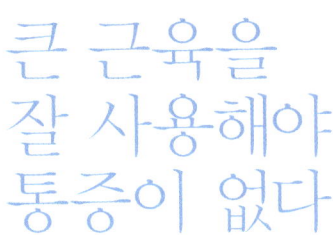

큰 근육을 잘 사용해야 통증이 없다

우리 몸의 큰 근육은 대개 몸통 가까운 부분에 붙어 있어 몸에서 팔다리로 이어져 팔과 다리의 큰 동작을 이루어낸다. 광배근은 척추, 어깨, 팔까지 이어져 큰 동작을 만든다(그림 3-8).

그리고 두 개 이상의 관절을 지나가면서 두 개 이상의 관절을 움직이게 해준다. 허벅지 앞의 대퇴사두근은 골반에서 엉덩이관절을 지나 무릎까지 이어져 있다(그림 3-9).

축구에서 공을 차는 동작처럼 다리의 큰 움직임을 만들어준다. 반대로 큰 근육이기 때문에 한번 망가지면 몸 전체에 영향을 줄 수 있다. 주로 좌우 대칭으로 되어 있어 한쪽이 굳으면 몸이 균형이 깨지고 동작도 이상해진다. 광배근의 경우 한쪽이 굳으면 몸통이 한쪽으로 기운다. 워낙 큰 근육이기 때문에 움직임이 많고 근육의 비틀림 같은 스트레스도 많이 받게 된다. 몸통이 회전하는 동작을 취할 때 대퇴사두근 같은 근육이 골

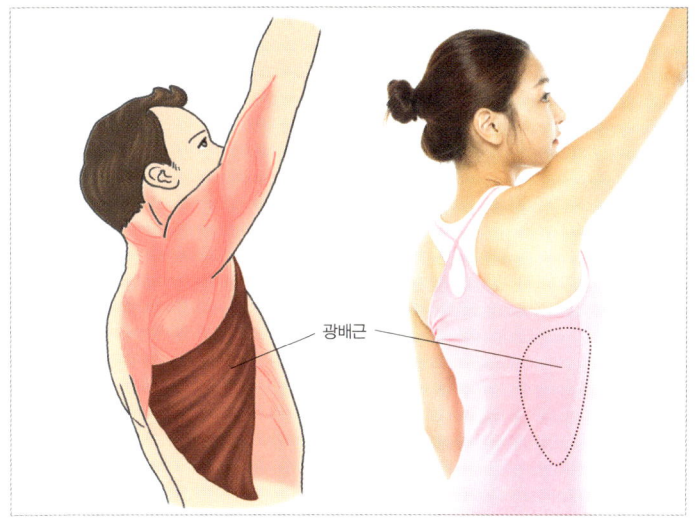

〈그림 3-8〉 광배근

반에서 뒤틀릴 수 있다. 부상을 당하기 쉽다.

이외에도 복근, 척추기립근, 엉덩이 대둔근, 허벅지 뒤 햄스트링근, 이두박근, 삼두박근, 삼각근, 앞가슴의 대흉근 등이 큰 근육이다. 이 큰 근육들은 100퍼센트 사용하는 경우가 드물다. 운동할 때도 그렇고 일상생활에서는 10퍼센트만 사용하는 경우도 있다. 근육을 사용한다는 것은 근육이 수축한다는 것이다. 구체적으로 말하면 근육섬유들이 얼마나 많이 수축하느냐이다.

예를 들어 근육섬유가 100개 있다고 할 때 10개만 수축하면 10퍼센트만 쓴다고 표현한다. 이 큰 근육들이 100퍼센트 수축한다면 어마어마한 힘을 낼 수 있다. 사람이 갑자기 강한 폭발적인 힘을 내는 것도 이 때문이라고 할 수 있다. 큰 근육을 사용하지 않으면 작은 근육에 의존하게 되어 작은 근육에 무리가 올 수 있다. 따라서 큰 근육을 효율적으로 사용할 수 있는

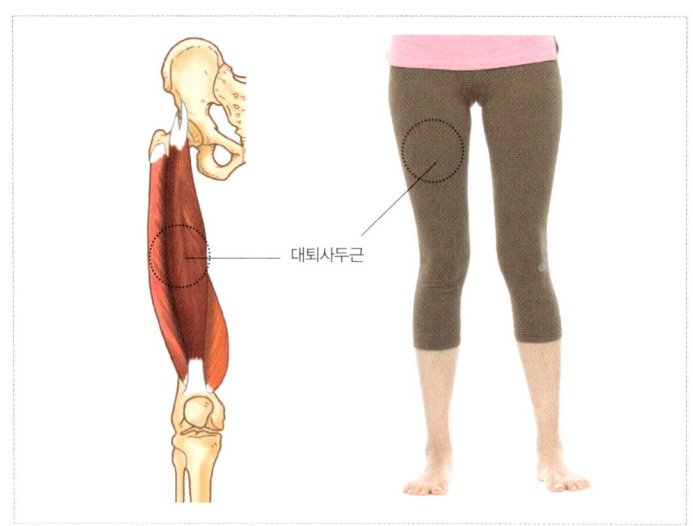

〈그림 3-9〉 대퇴사두근

방법을 터득하는 것이 좋다. 근력과 유연성 운동에 힘을 써야 한다. 팔굽혀펴기, 윗몸일으키기, 프레스 업, 브리지, 쿼드셋, 미니 스쿼트, 다리 들어 올리기(SLR) 운동 등이 좋다.

일상생활에서도 물건을 들 때 팔로만 들지 말고 하체와 몸통을 이용하여 최대한 몸 가까이 붙이며 들도록 하고, 몸을 회전시키는 운동을 할 때에도 최대한 팔다리를 몸통에 붙이며 몸을 돌리려는 노력이 필요하다. 예를 들어 골프 스윙을 할 때에도 팔을 몸통에 최대한 밀착시키면 큰 근육을 사용하여 작은 근육에 무리가 덜 오며, 균형력도 유지한 채 멋진 샷을 구사할 수 있다.

통증 예방을 위해 근육의 긴장을 풀어주는 18가지 방법

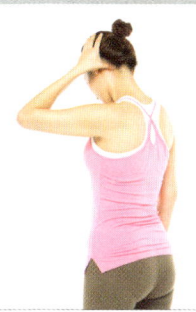

Excercise 001

고개를 천천히 좌·우로 돌리거나 앞·뒤·좌·우로 숙인다. 이때 걸리는 곳이 있다면 손가락으로 가볍게 마사지하듯이 풀어준 후 다시 시도한다.

* 각각 10회 실시

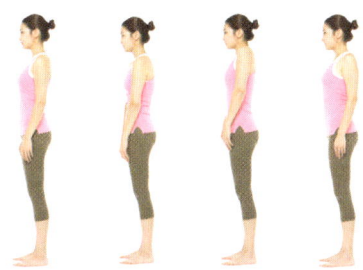

Excercise 002

어깨에 힘을 빼고 원을 그리듯이 날개뼈 돌리기 운동을 한다.
어깨에 힘을 빼고 앞·뒤·위·아래로 날개뼈가 움직이도록 밀어준다.

* 각각 10회 실시

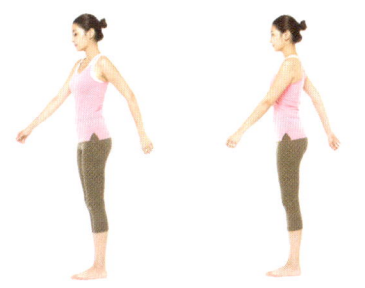

Excercise 003

팔에 힘을 빼고 걸을 때처럼 팔을 앞뒤로 가볍게 천천히 흔들어준다.

* 3분 동안 실시

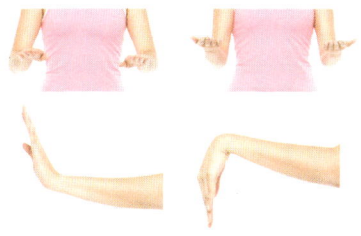

Excercise 004

팔뚝 근육의 긴장을 풀기 위해 손목을 엎었다 뒤집었다 하는 동작을 한다.
손목을 가볍게 털듯이 구부렸다 폈다 하는 동작을 한다.

* 각각 10회 실시

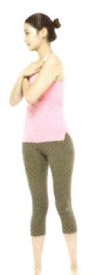 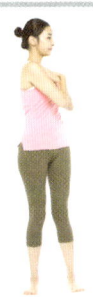

Excercise 005

팔을 가슴 앞에 교차하거나 두 손을 머리 뒤에 붙이고 좌·우로 가볍게 몸통 돌리기를 한다.
+ 각각 10회 실시

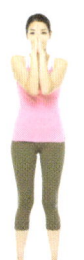 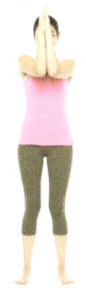

Excercise 006

가슴 앞쪽으로 팔을 붙인 후 위·아래로 가볍게 움직여준다.
+ 10회 실시

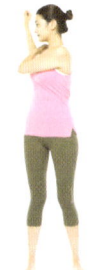 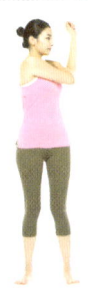

Excercise 007

한쪽 손을 반대편 어깨에 올리고, 어깨 올린 방향으로 몸통을 가볍게 돌려준다. 같은 방법으로 반대쪽도 실시한다.
+ 각각 10회 실시

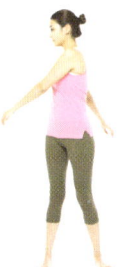 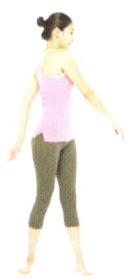

Excercise 008

서서 팔에 힘을 빼고 몸통을 회전하여 팔을 좌·우로 움직여준다.
+ 각각 10회 실시

Excercise 009

서서 발을 붙이고 훌라후프 하듯이 허리를 좌·우로 돌린다. 걸리는 부분이나 통증이 있으면 범위를 제한하여 걸리거나 통증을 없게 하는 것이 좋다.
다리를 어깨 너비로 벌려서 허리를 좌·우로 돌린다.
골반의 근육을 풀어주기 위해 다리를 어깨 너비보다 더 넓게 벌려 허리를 좌·우로 돌린다.

* 각각 10회 실시

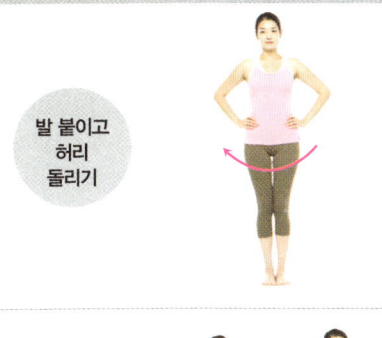

발 붙이고 허리 돌리기

어깨 너비로 벌려서 돌리기

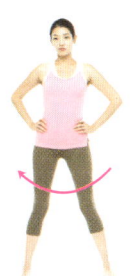

다리 넓게 벌려서 돌리기

Excercise 010

발을 어깨 넓이로 하고 허리 통증 없는 범위에서 골반을 좌·우·앞·뒤로 민다.

* 각각 10회 실시

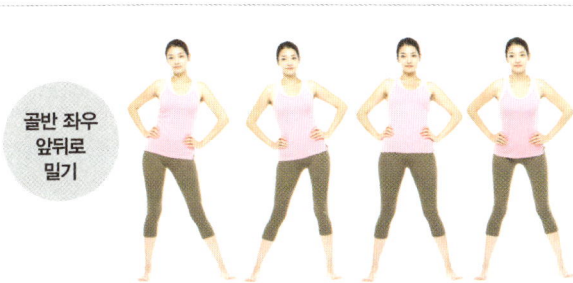

골반 좌우 앞뒤로 밀기

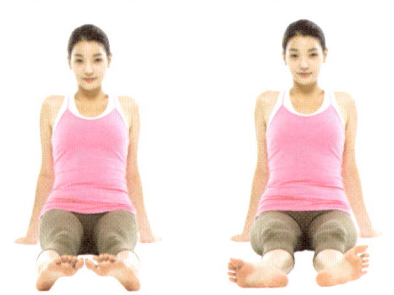

Excercise 011
앉아서 다리를 펴고 다리를 안쪽, 바깥쪽으로 돌려준다.
* 각각 10회 실시

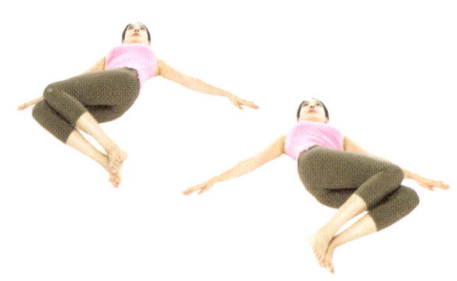

Excercise 012
누워서 무릎을 세우고 허리 통증 없는 범위에서 좌·우로 돌려준다.
* 각각 10회 실시

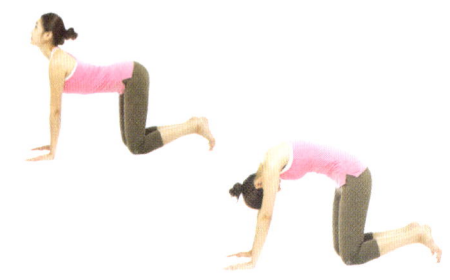

Excercise 013
고양이 자세로 30초, 낙타 자세로 30초씩 실시한다.
* 각각 3회 실시

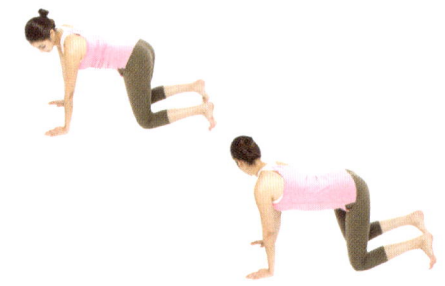

Excercise 014
고양이 자세에서 골반을 좌·우로 밀어준다.
* 각각 10회 실시

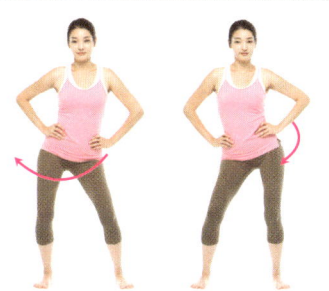

Excercise 015
무릎을 20~30도 구부리고 엉덩이를 뒤로 빼고 기마자세처럼 해서 허리, 골반, 무릎에 최대한 힘을 빼고 통증 없는 범위에서 좌·우로 가볍게 돌려준다.
* 각각 10회 실시

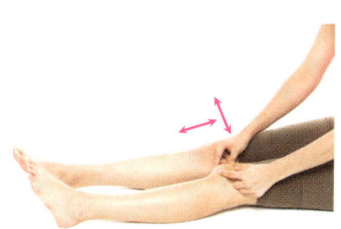

Excercise 016
무릎에 힘을 빼고 무릎 뚜껑뼈를 위·아래·좌·우로 밀어준다.
* 각각 10회 실시

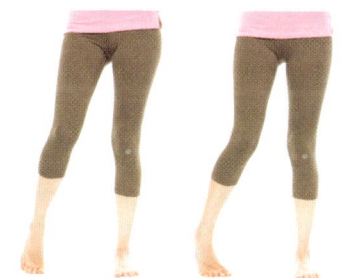

Excercise 017
발끝을 땅에 대고 축으로 하여 다리를 회전시킨다.
* 10회 실시

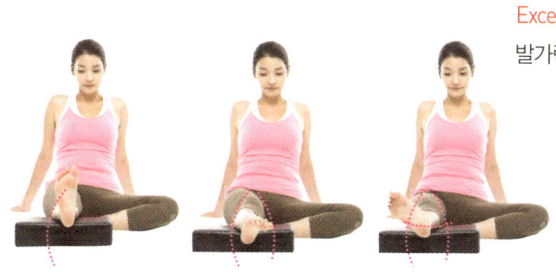

Excercise 018
발가락으로 알파벳 쓰기를 한다.

손과 기구를 이용한 통증 예방 자가 마사지법

머리

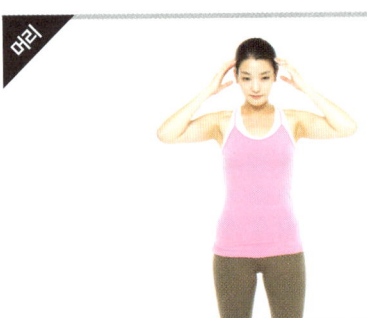

Excercise 001
손가락을 이용하여 두피를 누르며 마사지한다.

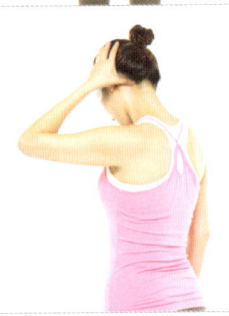

Excercise 002
머리 뒤의 머리카락이 끝나는 부분을 엄지손가락으로 누른다.

목

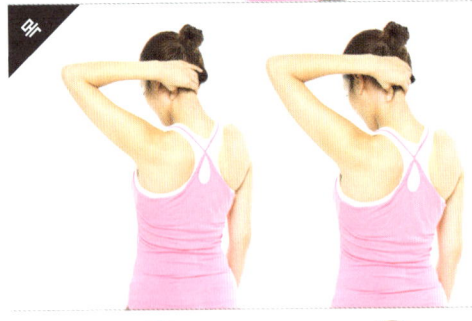

Excercise 001
네 손가락을 모아 손가락 끝으로 목 뒤쪽 근육을 잡아당긴다.

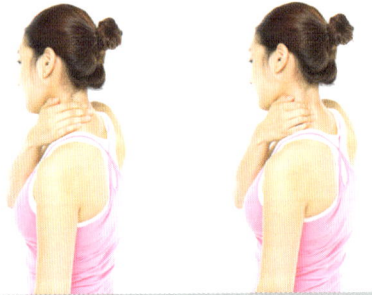

Excercise 002
목 척추 바로 옆 근육을 누른다.

Excercise 003

목을 살짝 옆으로 돌린 상태에서 귀 밑에서 잡히는 근육을 마사지한다.

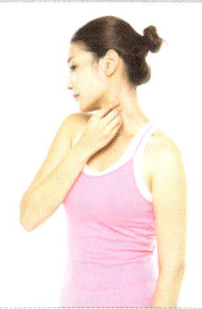

Excercise 004

봉을 이용하여 밀가루 반죽 밀듯이 마사지한다.

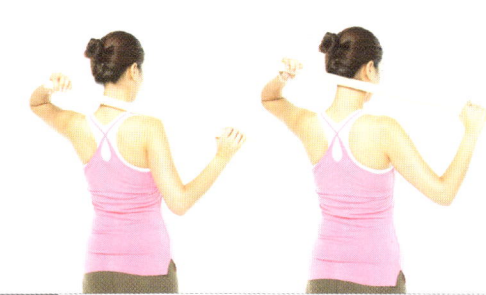

Excercise 001

손가락으로 반대쪽 어깨 상승모근을 누르면서 앞으로 당긴다.

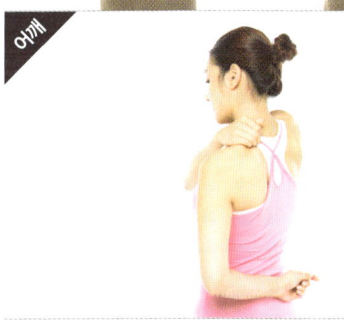

Excercise 002

네 손가락으로 반대편 어깨 뒤쪽을 마사지한다.

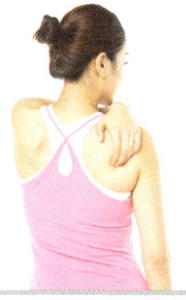

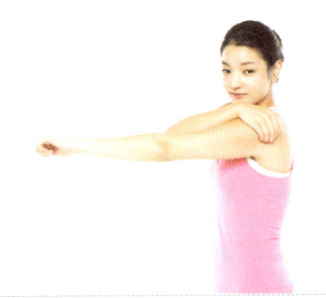

Excercise 003
엄지와 네 손가락으로 어깨 밑 뒷부분의 근육을 잡아 눌러준다

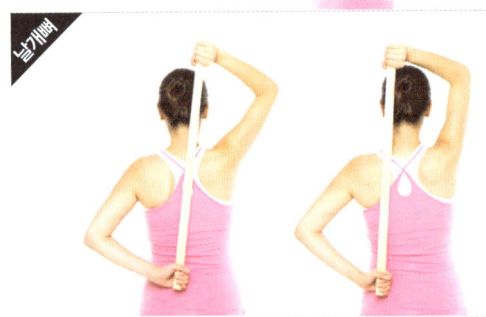

Excercise 001
봉을 이용하여 날개뼈 사이 근육을 마사지한다.

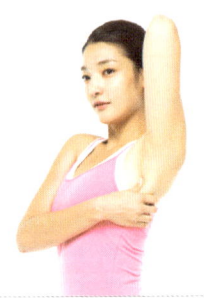

Excercise 002
어깨 밑 몸통 옆에 잡히는 광배근육을 마사지한다.

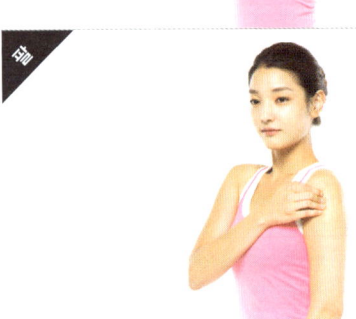

Excercise 001
네 손가락으로 어깨관절 바로 밑 삼각근을 마사지한다.

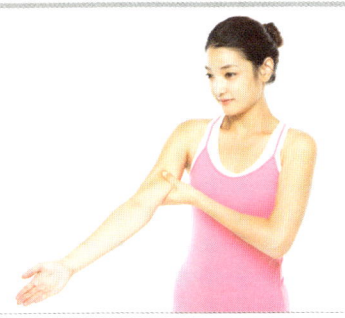

Excercise 002

엄지손가락을 이용해 이두박근을 마사지한다.

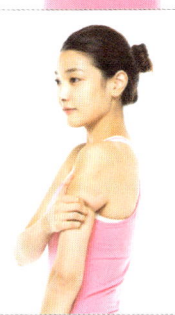

Excercise 003

엄지손가락을 이용해 삼두박근을 마사지한다.

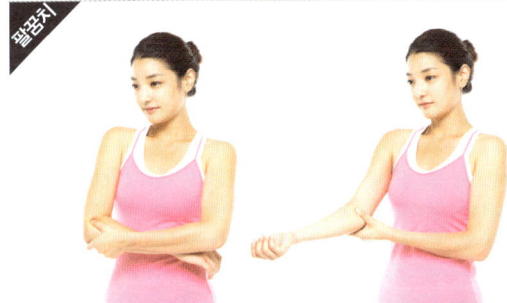

Excercise 001

엄지손가락으로 팔꿈치 바깥쪽과 안쪽의 튀어나온 뼈 부분을 마사지한다.

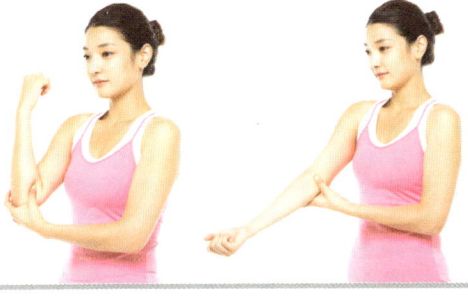

Excercise 002

팔꿈치를 구부린 뒤 팔꿈치를 세게 누른 상태에서 팔꿈치를 편다.

Excercise 003
반대 손가락 또는 팔로 팔뚝 앞뒤를 마사지 한다.

손목

Excercise 001
엄지손가락으로 엄지 쪽 손목을 위아래로 마사지한다.

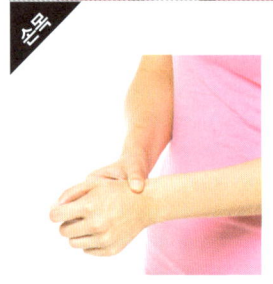
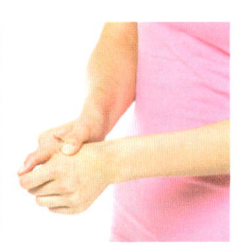

Excercise 002
엄지와 검지를 이용하여 손목을 앞뒤로 잡고 마사지하듯이 위아래로 움직인다.

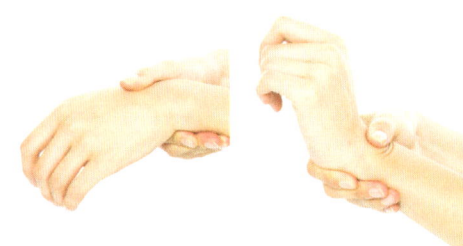

손가락

Excercise 001
손가락을 뒤로 젖힌 후 하나씩 엄지손가락으로 눌러준다.

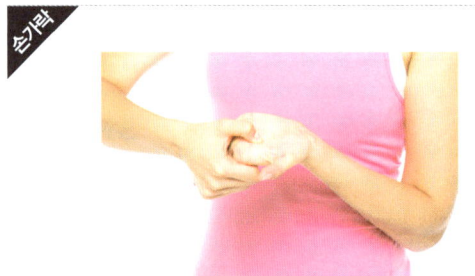

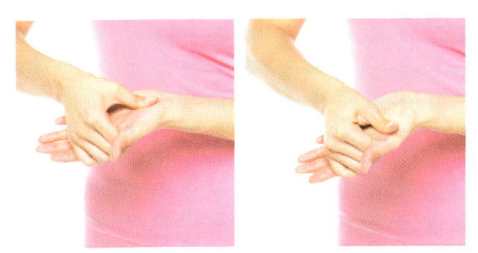

Excercise 002
엄지손가락으로 반대 엄지가 시작되는 손바닥 쪽을 눌러준다.

배

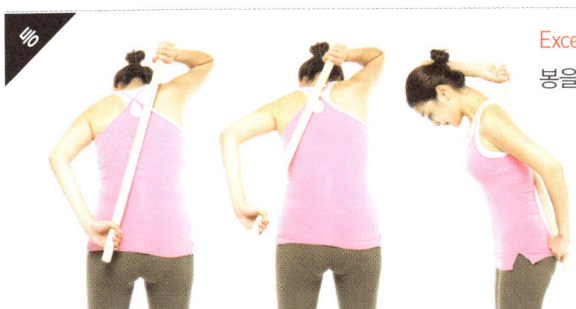

Excercise 001
봉을 이용하여 좌우로 마사지한다.

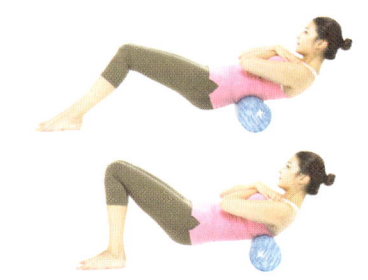

Excercise 002
폼 롤러를 바닥에 대고 좌우, 위아래로 몸을 움직여준다.

허리

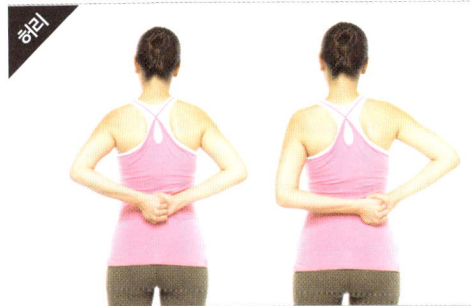

Excercise 001
주먹을 쥐고 주먹의 가장 튀어나온 부분을 허리 근육에 대고 마사지한다.

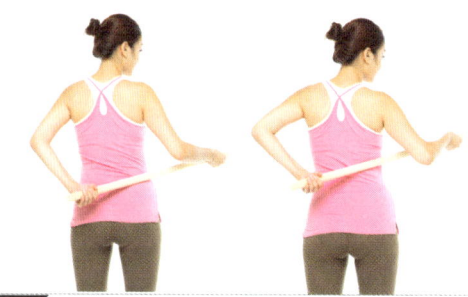

Excercise 002
봉을 이용하여 허리 근육을 마사지한다.

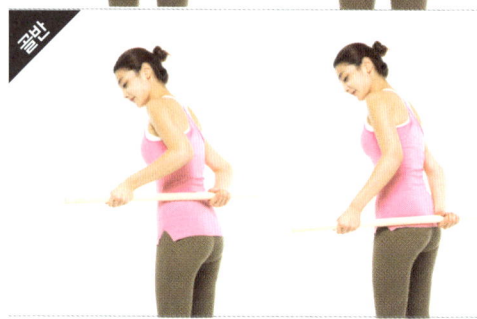

Excercise 001
봉이나 폼 롤러를 이용하여 근육을 마사지한다.

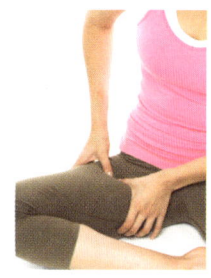

Excercise 002
다리를 옆으로 벌리고 힘을 뺀 후 손가락으로 골반의 앞쪽, 옆쪽을 눌러준다. 혹은 팔꿈치로 누른다.

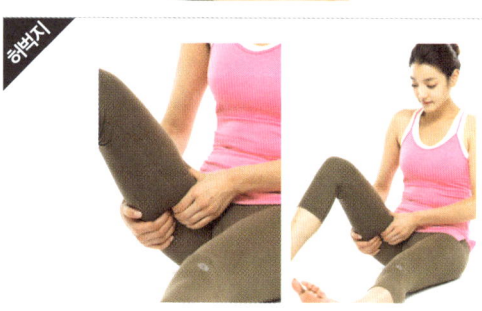

Excercise 001
두 손의 손가락을 모아 허벅지 뒤의 근육을 좌우로 마사지한다.

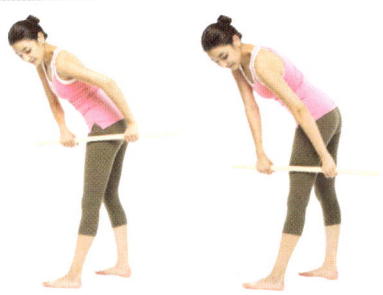

Excercise 002
손가락, 봉이나 폼 롤러를 이용하여 허벅지 바깥쪽 근육을 마사지한다.

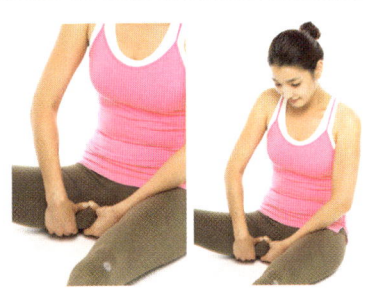

Excercise 003
앉아서 허벅지 내측을 손바닥으로 누르면서 마사지한다.

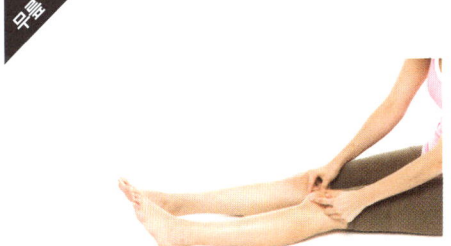

Excercise 001
슬개골(뚜껑뼈)의 위아래, 좌우를 누르면서 마사지한다.

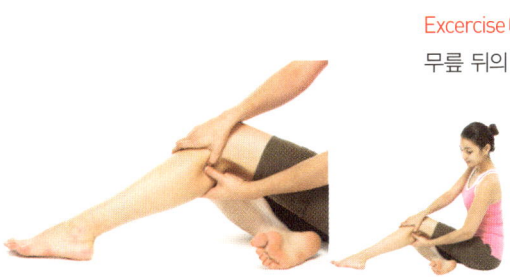

Excercise 002
무릎 뒤의 근육을 손가락으로 풀어준다.

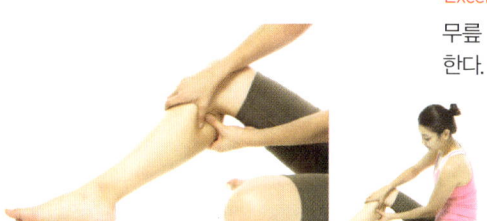

Excercise 003
무릎 안쪽 아래 부분을 손가락으로 마사지 한다.

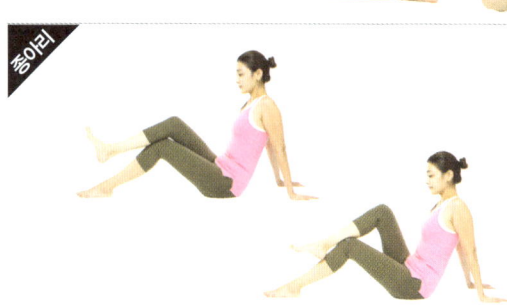

Excercise 001
앉아서 종아리를 반대쪽 무릎 위에 올리고 위아래로 움직이면서 마사지한다.

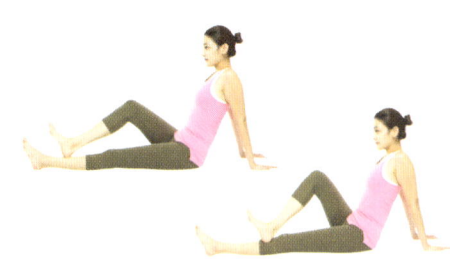

Excercise 002
발뒤꿈치로 반대쪽 정강이 앞쪽 근육을 위아래로 마사지한다.

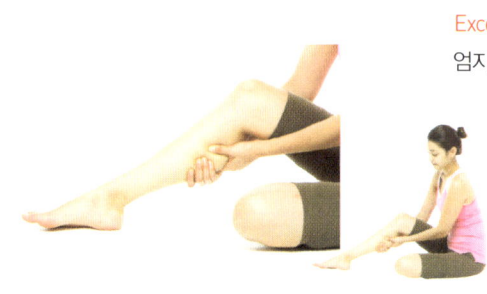

Excercise 003
엄지손가락으로 종아리 근육을 눌러준다.

Excercise 004

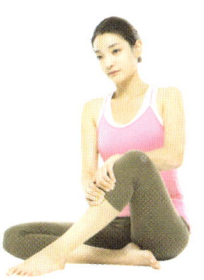

네 손가락으로 정강이 앞쪽 근육을 마사지한다.

Excercise 001

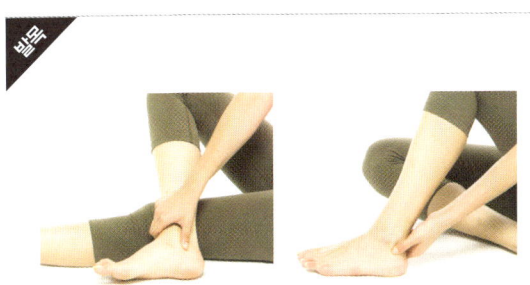

발목의 내측, 외측 복숭아뼈 뒤의 힘줄을 마사지한다.

Excercise 002

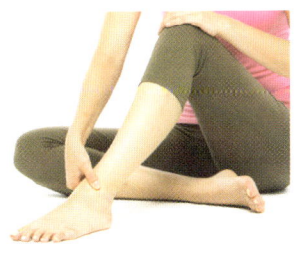

발목 바로 위 힘줄 등을 손가락으로 마사지한다.

Excercise 001

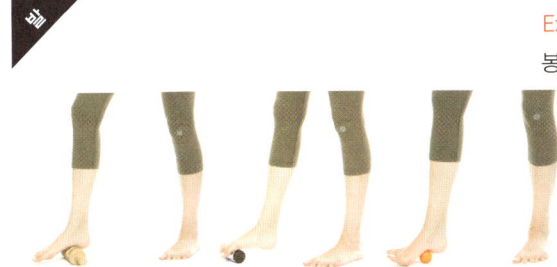

봉을 발바닥 밑에 놓고 발을 앞뒤로 민다.

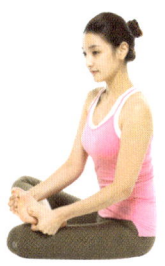 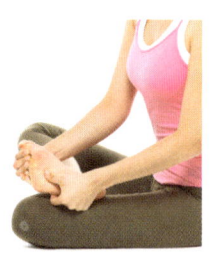

Excercise 002
발가락을 젖힌 채 손가락으로 발바닥을 눌러준다.

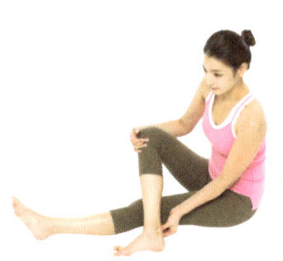 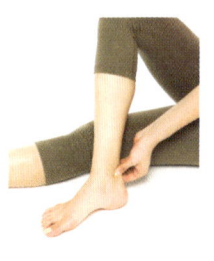

Excercise 003
발뒤꿈치의 아킬레스건이 붙는 부위를 손가락으로 마사지한다.

통증 예방을 위한 폼 롤러 마사지와 스트레칭

※ 폼 롤러 마사지 수칙

1) 부위마다 천천히 마사지한다.
2) 자세가 틀어졌을 경우에는 자세를 다시 고친 후 실시한다.
3) 하루 중 수시로 마사지한다.
4) 피부 질환, 피부 손상이 있을 경우에는 마사지를 피한다.

폼 롤러 마사지

양쪽 종아리 마사지하기

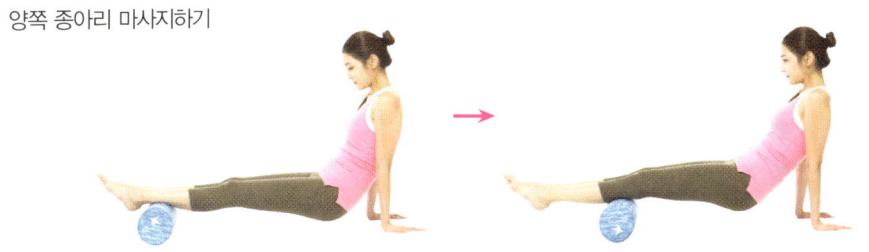

양쪽 허벅지 뒤 근육 마사지하기

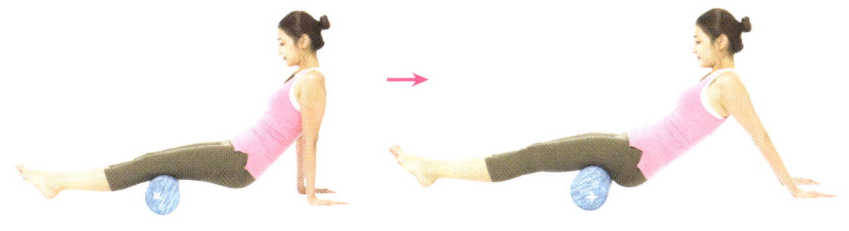

한쪽 허벅지 뒤 근육 마사지하기

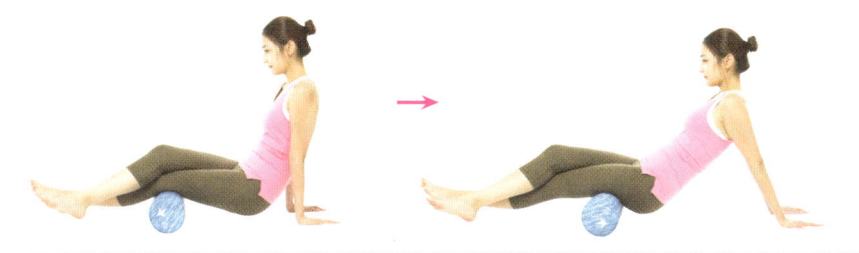

허벅지 옆 근육 마사지하기

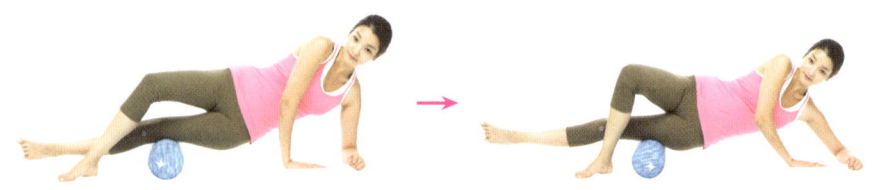

허벅지 앞 근육 마사지하기

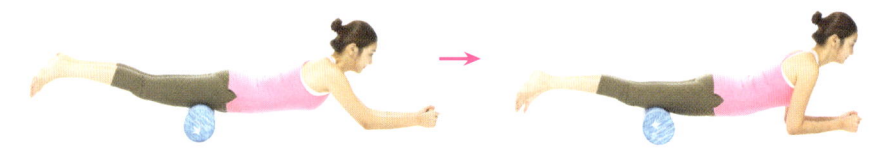

허벅지 안쪽 근육 마사지하기

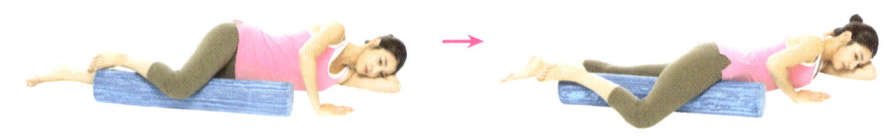

엉덩이 근육 마사지하기

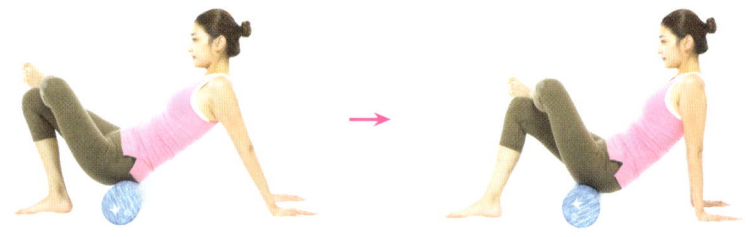

허리 및 등 근육 마사지하기

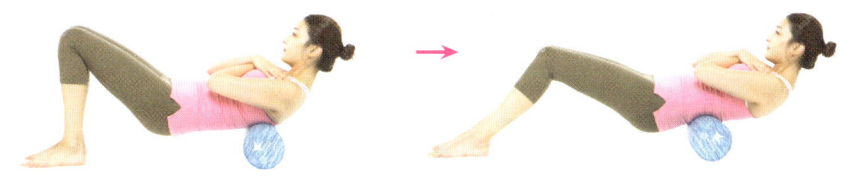

몸통 옆 근육 마사지하기

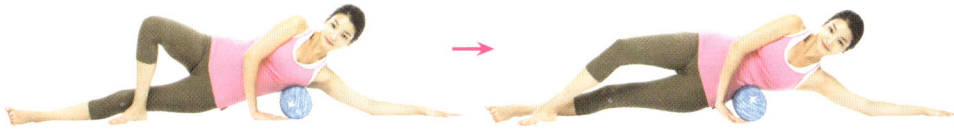

스트레칭

목(경부) 스트레칭

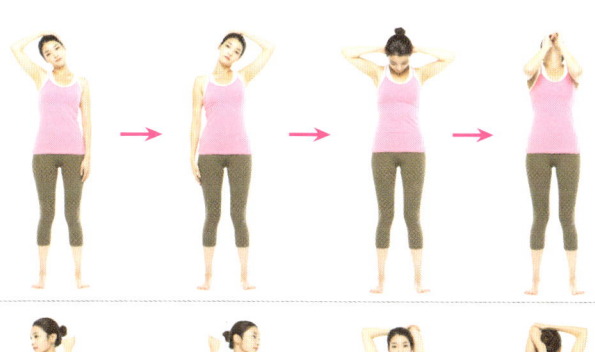

어깨(견관절) 스트레칭

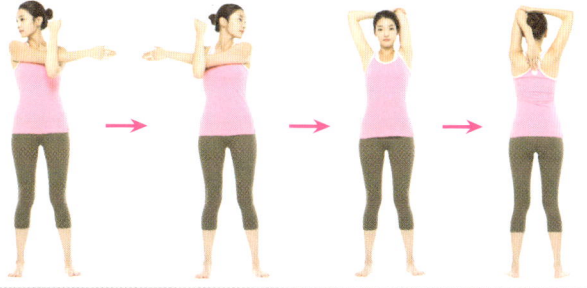

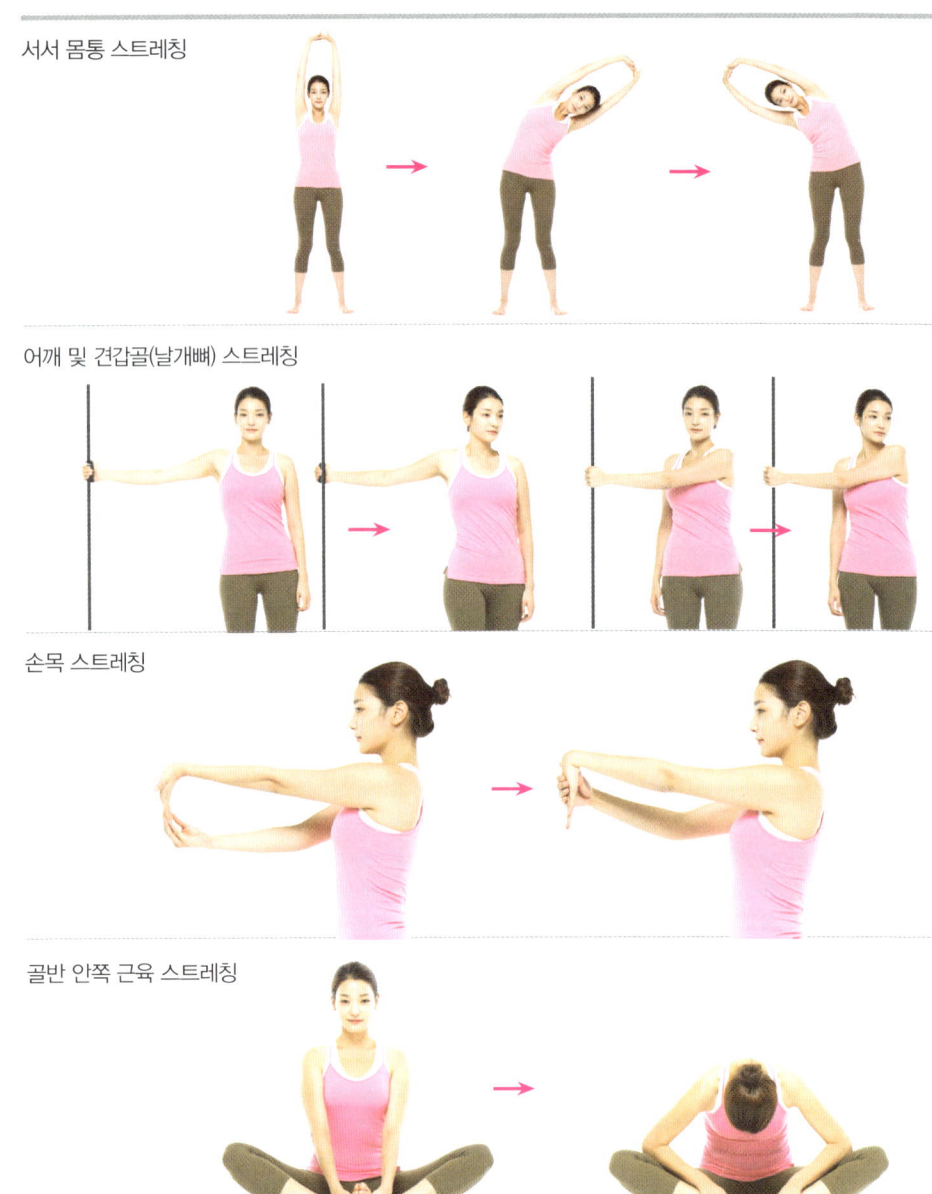

허벅지 뒤쪽 근육 스트레칭

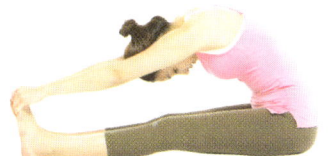
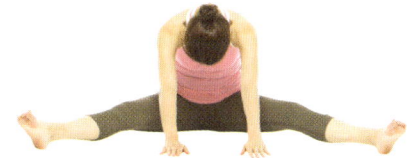

엉덩이(둔근) 스트레칭

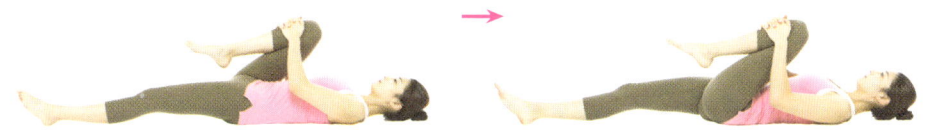

골반 바깥쪽과 허리 스트레칭

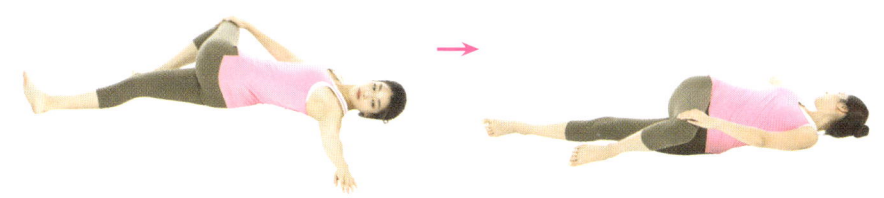

골반 안쪽(이상근) 스트레칭 – 발목 걸침

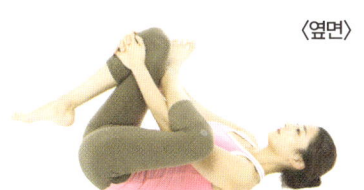
〈옆면〉

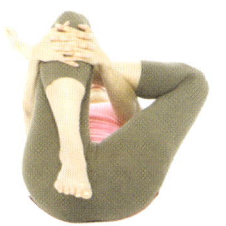
〈정면〉

골반 안쪽(이상근) 스트레칭 – 무릎 걸침

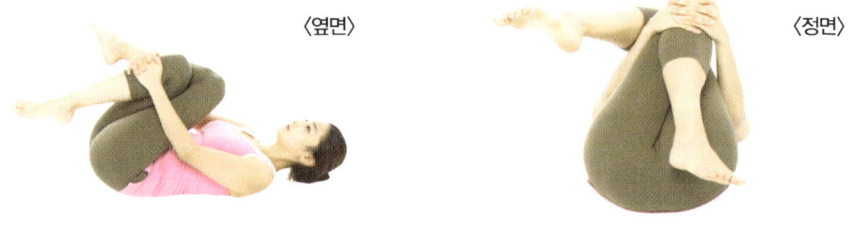

허벅지 앞쪽 근육 스트레칭

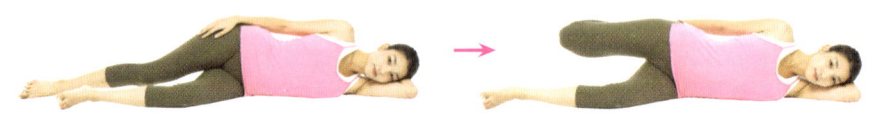

하지 앞쪽 근육 스트레칭

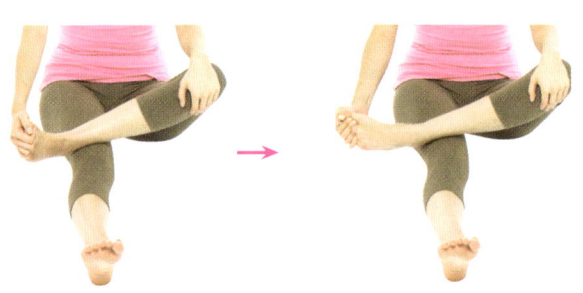

종아리 근육 스트레칭

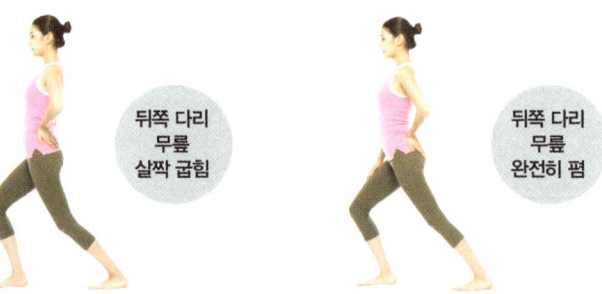

뒤쪽 다리 무릎 살짝 굽힘

뒤쪽 다리 무릎 완전히 폄

발바닥 스트레칭

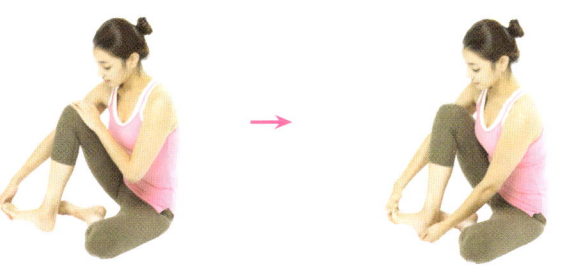

앉아서 몸통 스트레칭

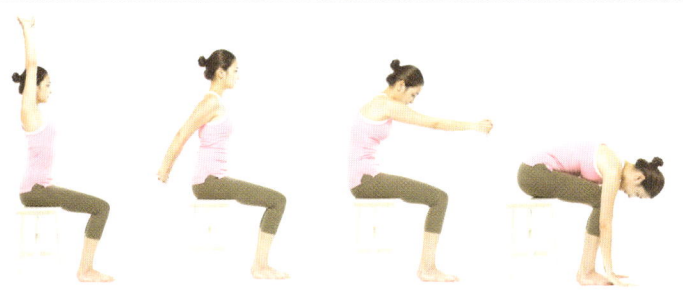

통증을 예방하는 근력 강화 운동법

척추: 목, 등, 허리

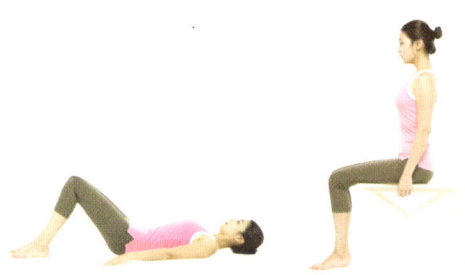

드로우 인 운동

복횡근, 골반 하부 근육, 다열근을 강화하는 운동이다. 누워서 혹은 앉아서 배꼽을 10~20% 정도 안쪽으로 집어 넣고 항문을 오므린다. 그 상태로 6~10초간 유지한 다음 계속하여 반복한다.

* 10회 3세트 실시

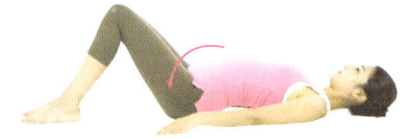

골반 기울이기 운동

누워서 무릎을 세우고 골반을 하방으로 회전하여 허리에 공간이 생기도록 실시한다.

* 15회 3세트 실시

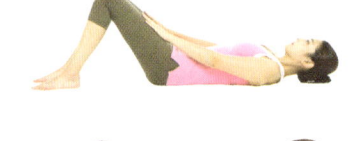
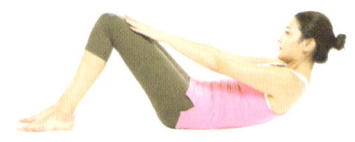

작은 윗몸일으키기

무릎을 세우고 손을 허벅지 위에 올려놓고서 손이 무릎까지만 가도록 배의 힘으로 몸통을 살짝 들어올린다.

* 15회 3세트 실시

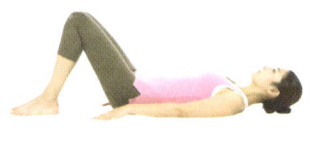
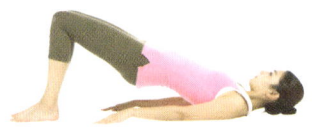

브리지 운동

누워서 무릎을 세운 뒤 손은 바닥에 대고 골반을 위로 들어올린다.

* 15회 3세트 실시

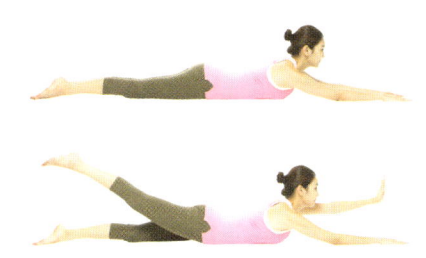

슈퍼맨 운동

바닥에 엎드려 한 팔과 반대 발을 펴서 올린 상태로 6초 정지 후 반대쪽도 같은 방법으로 실시한다.

* 10회 3세트 실시

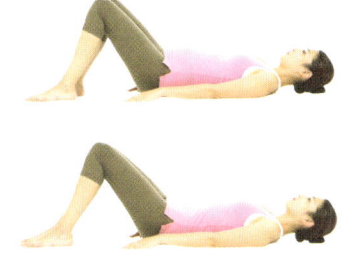

바닥에 누워서 복식호흡

복식호흡

누워서, 앉아서 혹은 서서 숨을 들이 마시면서 배를 부풀려 앞으로, 옆으로 배가 퍼지는 느낌이 되도록 한다.
숨을 내쉬면서 배를 쑥 들어가게 한다.

* 15회 3세트 실시

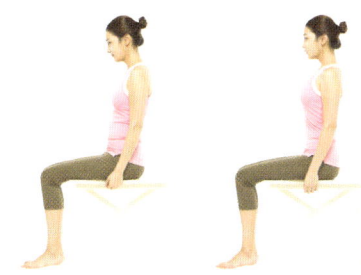

의자에 앉아서 복식호흡

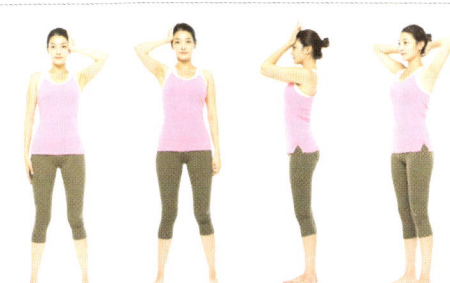

목의 등척성 운동

손으로 머리를 밀고, 머리는 손을 민다. 6초 정도 밀고 살짝 힘을 뺏다가 다시 힘을 주는 방식으로 실시한다.

* 10회 3세트 실시

골반, 엉덩이

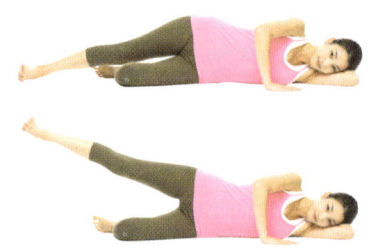

다리 들기(SLR) 운동

누워서 다리를 펴고 위로 올리기, 엎드려 다리 올리기, 옆으로 누워 다리 올리기를 한다. 올린 상태로 10초 정지 후 시작 위치로 돌아간다.

* 10회 3세트 실시

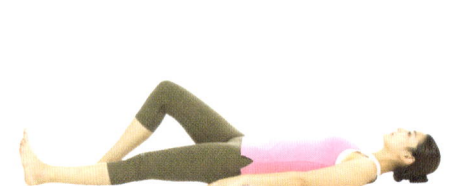 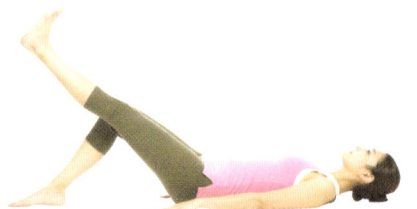

고관절 내회전 및 외회전

의자에 앉아서 엉덩이를 축으로 해서 발을 바깥으로 돌리기, 안쪽으로 돌리기를 한다.

* 15회 3세트 실시

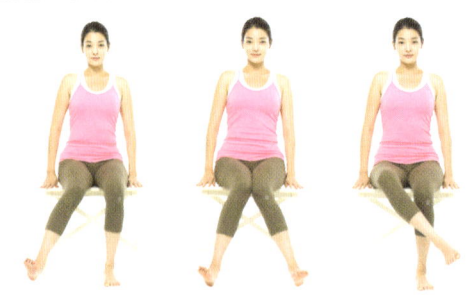

엉덩이 근육 조이기

괄약근에 힘을 줘서 엉덩이 근육을 조인 상태로 6초 정지 후 살짝 힘을 뺏다가 다시 힘주기를 반복한다.

* 10회 3세트 실시

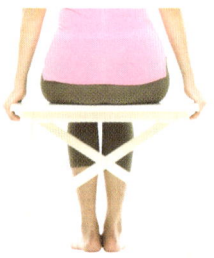

허벅지, 무릎

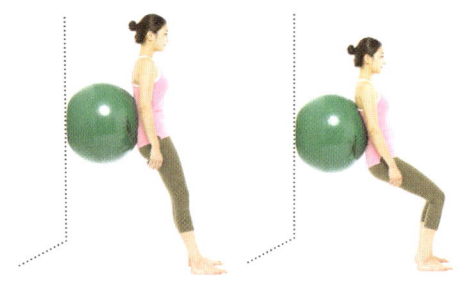

미니 스쿼트 운동

서서 벽에 기대어 무릎을 30도 정도 구부렸다 폈다 한다. 몸이 오르내린다.
* 15회 3세트 실시

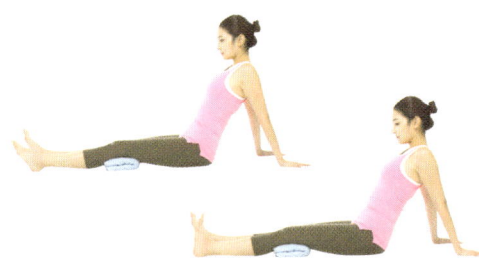

쿼드셋 운동(수건 이용 동작)

앉거나, 서거나, 누워서 다리를 펴고 허벅지에 6초 정도 힘을 줬다가 살짝 빼기를 반복한다.
* 10회 3세트 실시

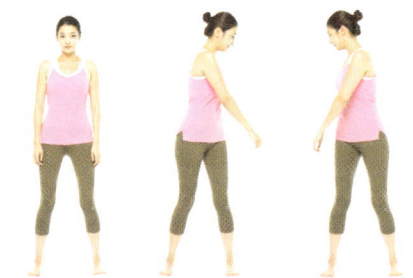

몸통 회전하기 운동

서서 발가락을 바닥으로 밀며 몸통 회전을 한다.
* 좌우 10회 실시

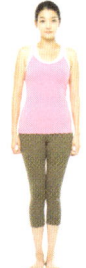

바로 서서 무릎 모으기 운동

무릎을 펴고 모으며 10초 정도 힘을 줬다가 빼기를 반복한다.
* 10회 3세트 실시

하지

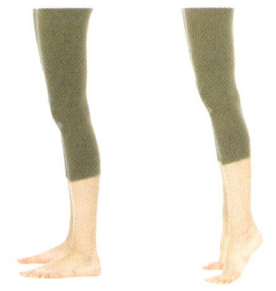

힐 레이즈
서서 뒤꿈치를 들었다 내렸다 한다.
* 15회 3세트 실시

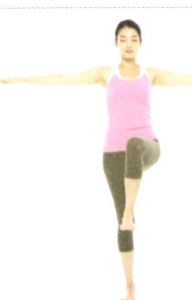

한 발 서기
한 발을 들고 1분 동안 서 있는다.

발목

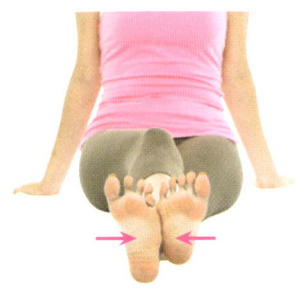

발목 밀기
발목을 겹쳐 6초 동안 서로 밀었다 빼기를 반복한다.
* 10회 3세트 실시

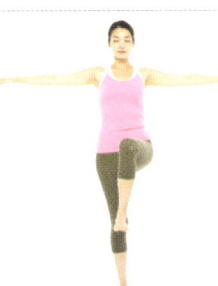

한 발 서기
한 발을 들고 1분 동안 서 있는다.

어깨

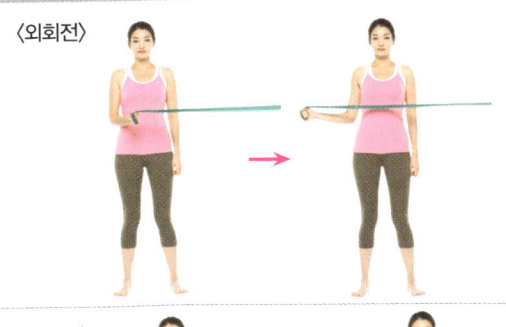

〈외회전〉

밴드를 이용한 외회전 및 내회전 강화 운동
고무밴드를 이용하여 팔꿈치를 몸통에 고정한 채 외·내회전으로 움직여준다.
* 15회 3세트 실시

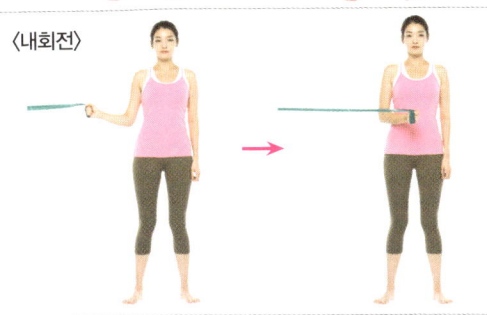

〈내회전〉

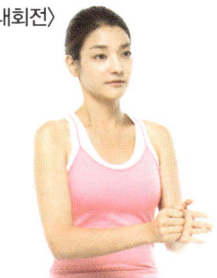

〈외회전〉   〈내회전〉

맨손을 이용한 외회전 및 내회전 강화 운동
팔꿈치를 몸통에 붙이고 반대쪽 팔을 이용하여 저항을 주며 좌우로 움직인다.
* 15회 3세트 실시

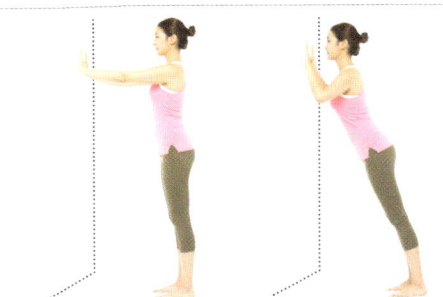

벽을 이용한 푸시업
벽에다가 팔을 대고 팔굽혀펴기를 한다.
* 15회 3세트 실시

팔꿈치, 팔

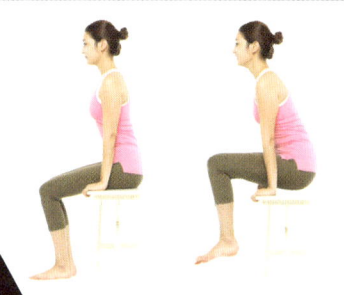

프레스 업
의자나 바닥에 앉아 팔로 바닥을 누르면서 상체를 들어올린다.
* 15회 3세트 실시

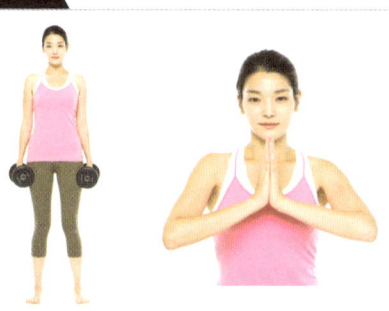

덤벨 들고 서 있기
덤벨을 들고 5분 동안 서 있는다.
* 2세트 실시

손바닥 밀기
손바닥을 붙이고 6초 정도 손가락을 서로 밀었다 빼기를 반복한다.
* 10회 3세트 실시

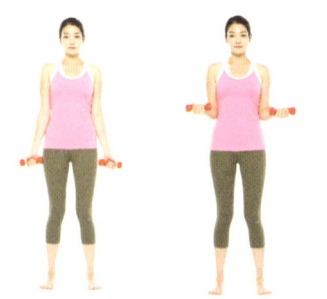

덤벨 들기
덤벨을 들고 팔꿈치를 접었다 폈다 한다.
* 15회 3세트 실시

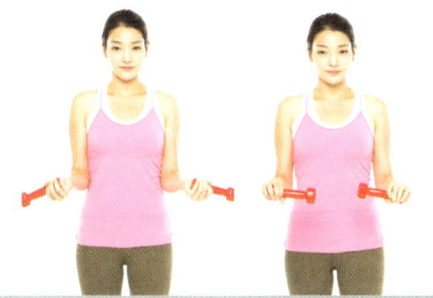

덤벨을 이용한 손목 운동
덤벨을 들고 손목을 좌우로 움직인다.
* 15회 3세트 실시

국가대표 주치의 나영무 박사의
수술 없이
통증 잡는 법

1판 1쇄 발행 2012년 11월 10일
1판 4쇄 발행 2019년 8월 26일

지은이 나영무
펴낸이 고병욱

기획편집실장 김성수 | **편집** 양춘미 이세봄 김소정
마케팅 이일권 송만석 현나래 김재욱 김은지 이애주 오정민
디자인 공희 진미나 백은주 | **외서기획** 이슬
제작 김기창 | **관리** 주동은 조재언 | **총무** 문준기 노재경 송민진

펴낸곳 청림Life | **출판등록** 제2010 - 000315호
본사 135-816 서울시 강남구 도산대로38길 11번지(논현동 63)
제2사옥 413-756 경기도 파주시 교하읍 문발리 파주출판도시 518-6번지 청림아트스페이스
전화 02)546-4341 | **팩스** 02)546-8053
홈페이지 www.chungrim.com | **이메일** life@chungrim.com
블로그 blog.naver.com/chungrimlife | **페이스북** www.facebook.com/chungrimlife

보조집필 정희성 윤탁용 | **교정교열** 이기홍 | **일러스트** 이명선 | **사진** 필립(Seven Point) | **모델** 김수림

ISBN 978-89-97195-21-3 13510

* 책값은 뒤표지에 있습니다. 잘못된 책은 바꾸어 드립니다.
* 청림Life는 청림출판㈜의 논픽션 · 실용도서 전문 브랜드입니다.